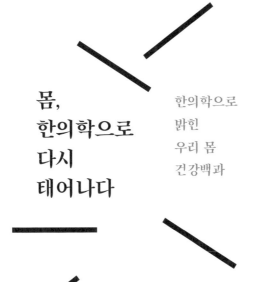

몸,
한의학으로
다시
태어나다

한의학으로
밝힌
우리 몸
건강백과

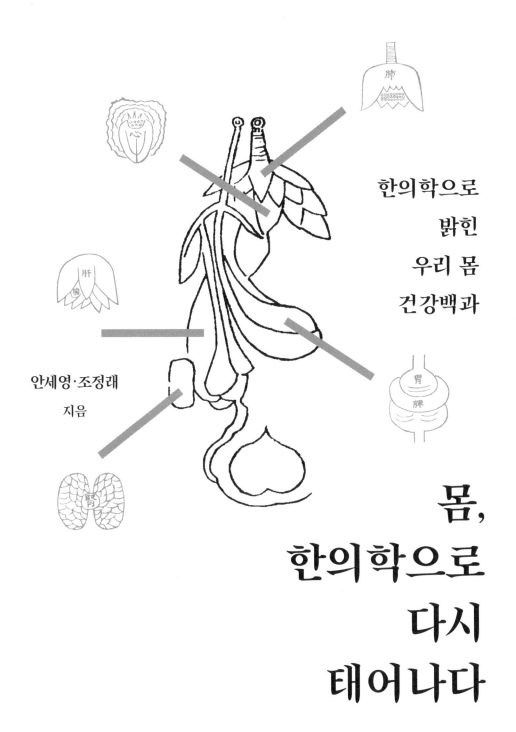

한의학으로
밝힌
우리 몸
건강백과

안세영·조정래
지음

肺

肝
膽

胃
脾

腎
命

몸,
한의학으로
다시
태어나다

와이겔리

한의학에 입문한 지 어언 30여 년이 되어갑니다. 강산이 세 번 바뀔 동안 줄곧 한의학을 공부해 온 것입니다. 당연히 지금쯤이면 학생들과 환자들을 자신 있게 가르치고 치료해야 하건만, 아직까지도 강단에 설 때나 진료실에 앉아 있을 때면 매번 지식과 능력의 부족을 절감합니다. 넓고도 깊은 한의학의 참 묘미를 터득했다고 말하기에는 여전히 많이 모자라기 때문입니다. 그렇지만 '건강'에 대해서만큼은 감히 틀림없는 '통찰(洞察)'을 얻었노라 확신합니다. 그래서 누가 한마디 할 기회를 제공한다면, "건강은 의학에 대한 정확한 지식 정보와 그에 따른 실천이다"라고 단언하렵니다. 의학에 대한 올바르고도 정확한 지식 정보! 건강을 위한 첫걸음이자 저희가 이 책을 구상한 출발점입니다.

사실, 의학에 대한 지식과 정보는 이루 헤아릴 수 없이 많습니다. TV·라디오 등의 영상매체에서도, 신문·잡지 등의 인쇄매체에서도 하루가 멀다 하고 질병과 건강에 대한 이야기들이 쏟아져 나오지 않습니까? 이유는 극히 분명합니다. 인생역정을 헤쳐나가려면 삶의 근본으로 작용하는 심신(心身)의 건강에 대해 누구든 관심을 갖게 마련이고, 또 가져야만 하기 때문입니다. 조금 잃는 돈보다, 많이 잃는 명예보다, 전부를 잃는 건강이 가장 중요한 까닭입니다.

그런데 요즈음 매스미디어를 통해 접하게 되는 건강 관련 정보들은 대부분 서양의학적 내용들입니다. 인체(의 건강과 질병)를 설명하는 지식 정보 체계가 의학이고, 우리나라에는 이 의학의 하위 개념으로서 한의학과 서양의학이 공존하고 있음에도 불구하고, 매스컴은 서양의학 쪽으로 많이 치우쳐 있습니다. "사람은 누구나 보고 듣고 배운 대로 판단하고 행동한다"는 점을 상기하면, 심각한 문제가 아닐 수 없습니다.

서양의학이 틀렸다거나 무의미하다는 게 아닙니다. 17세기 이후 소위 '근대 과학'을 바탕으로 비약적인 발전을 거듭해 온 서양의학은 최근 극미세의 유전자까지 밝힌 것도 모자라 이 유전자를 구성하는 30억 쌍의 염기 서열마저도 모두 해독할 만큼 실로 엄청난 성과를 거두지 않았습니까? 이토록 인체를 속속들이 파헤치는 서양의학이 생로병사의 비밀을 푸는 데 많은 도움이 될지언정 어찌 불필요하겠습니까?

하지만, 지금껏 신체의 세분화에 집중해 온 서양의학만이 정답은 아닙니다. 아시다시피 인체는 몸과 마음이 결합된, 정신과 육체가 합일된, 시간과 공간이 한데 어우러진, 이른바 '소우주(小宇宙)'인 까닭입니다. 그리고 바로 이 점에서 인체에 대한 한의학적 지식 정보 체계는 찬란한 빛을 발합니다. 한의학은 사람이 나고 자라 늙어 죽는 삶의 과정에서 나타나는 온갖 생명현상을 수천 년 동안 견지해 온 '인체=소우주'라는 관점으로 해석하기 때문입니다.

원래 이 책을 시작할 때에는 『동의보감』의 편제를 흉내내어 머리부터 발끝까지 인체의 거의 모든 부분을 빠짐없이 살피려 했습니다. 그렇지만, 한의학도가 아닌 바에야 이해하기 쉽지 않을뿐더러 오히려 불필요한 지식이라고 여겨지는 것들도 적지 않아서, 필자들이 임의로 꼭 필요한 내용들만을 모아 모두 60조목(條目)이 되도록 구성했습니다. 각 조목의 핵심은 한 문장의 한자 원문을 원전에서 그대로 인용해 마치 표어마냥 수록했고, 해당 조목을 설명할 때에도 원문 역시 각주의 형태로 모두 실었습니다. 자칫 어렵게 보일 것임에도 불구하고 굳이 이런 방식을 취한 까닭은, '술이부작(述而不作)'이라는 공자님의 충고를 받들고자 한 면도 없지 않지만, 그보다는 한의학적 풀이 내용이 저희의 독단적인 해석에서 비롯된 게 아니라 문헌적 근거가 있음을 강조하고자 한 것이고, 또 한편으로는 혹여 그릇된 해석이 있다면 독자 제현께서 바로잡아주시고자 하는 간절한 바람 탓입니다.

"아는 만큼 보인다!"고 했습니다. 아직도 적지 않은 분들이 한의학을 비과학(非科學)으로 오인하는 가장 큰 이유는 한의학을 잘 모르기 때문일 것입니다. 부디 이 책이 한의학을 알고자 하는 모든 분들에게 재미있고 유익하게 읽히기를 기원합니다.

2010년 4월 안세영·조정래 謹識

차례

1

머리카락
── 모발(毛髮)

머리카락은 빗질을 자주 하는 게 좋다

髮宜多櫛 발의다즐

　그야말로 털북숭이인 사람도 없지 않지만, 동물에 비하면 우리 인간의 체모는 굉장히 빈약하다. 한의학에서 인간을 '벌거벗은 동물', 곧 '나충(裸蟲)'이라고 표현하는 이유이기도 한데, 머리카락을 위시해 전신에 분포한 털의 주된 작용은 털이 자리 잡은 곳의 열을 조절하는 것이다. 한겨울에 이발하고 나서 한결 오싹한 느낌이 드는 경험으로 보아 털의 주작용을 보온(保溫)으로 생각하겠지만, 사실은 체내에서 발생한 열을 발산하는, 주로 방열(放熱)의 역할을 담당한다. 인간을 제외한 동물에게는 확실히 보온의 역할이 더 크지만.

　유인원의 털은 온 몸을 휘감고 있는 반면 사람의 털은 특히 머리에 집중해 있다. 뇌의 발달과 밀접한 관련이 있기 때문이다. 인간의 뇌는 그 무게가 1.4kg 정도에 불과하면서도 신경세포는 무려 136억 5천만 개 이상이라는데, 이 복잡한 신경회로에서 발생하는 열이 실로 엄청난 까닭에 뇌의 열을 식히기 위해 머리카락만 발달하고 체모는 대부분 쇠퇴한 것이다. 물론 겨드랑이·가슴·배꼽 주위·불두덩 언저리·정강이 등에서도 비교적 많은 열이 발생하기 때문에 이 부위에 털이 수북한 사람들도 가끔씩 관찰할 수 있지만, 확실히 유인원을 포함한 여타 동물들에 비하면 인간은 '나충'임이 분명하다.

　인간을 유인원과 같은 다른 영장류(靈長類)와 확연하게 구분하는, 다시 말해서 인간이 만물의 영장이라는 표지(標識)인 머리카락은 남녀노소에 따라 확연하게 차이가 난다. 한의학에서는 남녀가 7~8세가 되면 머리카락의 성장속도가 빨라지고, 35~40세가 되면 머리카락의 윤기가 없어지면서 생기는 것보다 빠지는 개수가 늘어나며, 42~48세가 되면 흰머리가 많아지게 되는데[1], 이러한 머리카락의 영고성쇠(榮枯盛衰)는 '신(腎)'과 밀접한 관련이 있다[2]고 설명한다.

　'신'은 간·심·비·폐·신으로 구성되는 오장(五臟) 가운데 하나로서, 한의학 최고의 문헌인 『황제내경(黃帝內經)』에서는 "신은 '칩거(蟄居)'를 주관하는 '봉장(封藏)'의 근본으로 '정(精)'이 머무는 곳이다"[3]라고 했으니, 한마디로 사계절 중 겨울과 같은 작용을 수행하는 장부(臟腑)이다. 겨울을 콕 집어 한 단어로 표현하면 "춥다"고 할 수 있는데, 이러한 겨울의 작용, 즉 추위에 대한 만물의 반응은 대개 움츠러들어 콕 틀어박히는 것이다. 냅다 퍼주기보다는 내부의 중심점으로 방향을 정하고 바깥을 꽁꽁 동여맴으

---

1) 女子七歲 腎氣盛 齒更髮長 …… 四七筋骨堅 髮長極 身體盛壯 五七陽明脈衰 面始焦 髮始墮 六七三陽脈衰於上 面皆焦 髮始白 …… 丈夫八歲 腎氣實 髮長齒更 二八腎氣盛 …… 五八腎氣衰 髮墮齒槁 六八陽氣衰竭於上 面焦 髮鬢頒白 ……

2) '腎主髮', '髮屬腎', '腎華在髮'

3) 腎者主蟄 封藏之本 精之處也

로써 무엇이든 갈무리하는 저장능력을 발휘하는 것이다.

그런데 극(極)과 극은 통하게 마련인 만물의 이치[4]대로, 내부에서 저장이 원활하고 충실하게 이루어지면 이제까지와는 반대의 방향성을 띠게 된다. 곧 내부로 한없이 갈무리하다가 돌연 방향을 바꾸어 밖으로 그 힘을 드러내는 것이다. 이런 까닭에 '신'이 올바르게 임무를 수행하면 머리카락 역시 촉촉한 윤기와 함께 탄력을 지니게 된다. 따라서 가장 외부로 드러난 머리카락의 건강 여부는 역설적으로 가장 내부 깊숙하게 자리 잡은 '신'에 달려 있는 셈인데, 한의학에서는 '신'에서 저장하는 그 무엇을 총괄해 '정(精)'이라 일컫는다.

정은 우리 몸의 근본이며 가장 소중한 보배이다[5]. 물론 한의학에서 '정'이라는 용어는 그 내포하는 의미가 너무 커서 한마디로 규정하기 힘들지만, 형이하학적으로 이해하기 쉽게 비유한다면 남자의 정액이라 할 수 있다. 또 중년의 남성 환자들이 사정(射精) 시 정액의 양이 줄어들었음을 흔히 호르몬이 줄었다고 표현하는 만큼, 호르몬도 '정'과 유사한 개념이다. 그렇다면 여성에게는 정이 없다는 말인가? 여성에게도 당연히 여성호르몬이나 유즙(乳汁) 등으로 비유 가능한 '정'이 존재한다. 아무튼 우리 몸에서 가장 귀중하면서도 매우 적게 들어 있는 — 한 번도 사정하지 않은 성인 남성의 경우 고작 1되 6홉밖에 없다는 — 이 '정'은[6] 인체의 기혈(氣血) 대사가 한층 업그레이드되어 만들어진다.

"보이는 것만이 전부는 아니다"라고 하지만, 사실 눈에 보이는 것은 정확히 절반밖에 되지 않는다. 쉽게 수긍하지 못하겠지만, 적어도 음양론

---

4) 陰極似陽 陽極似陰
5) '精爲身本', '精爲至寶'
6) 夫精者 極好之稱 人之精 最貴而甚少 在身中 通有一升六合 此男子二八未泄之成數

(陰陽論)에 입각한 한의학적 관점에서는 이 세상에 눈에 보이는 것이 절반이라면 눈에 보이지 않는 것 또한 절반임이 틀림없다. 우리 인체의 구성 역시 마찬가지이다. 눈에 쉽게 보이는 피, 곧 혈(血)이 엄연히 존재하기에, 눈에 보이지 않지만 끊임없이 작용하고 있는 기(氣) 또한 실재(實在)한다. 그리고 우리가 현실적으로 살아가는 데 필요 불가결한 것은 바로 이 '기혈(氣血)'이다. 그러나 '기혈'을 조절하는 것은 '기혈'로부터 생성된 '정'이다. 반대로 '정'을 조절하는 것은 다름 아닌 '기혈'이다. 합당치 않은 논리로 들릴지 모르지만, 이러한 현상은 이 글을 쓰고 있는 우리 필자들에게도, 또 이 글을 읽고 있을 독자들에게도, 공히 우리 몸에서 벌어지고 있는 현재 진행형이다.

겨울의 황량한 들판에 앙상하게 서 있는 나무를 생각해 보자! 가을 잎사귀를 낙엽이란 이름으로 모두 떨쳐내고서 생명작용을 휴지(休止)한 것처럼 보이는 겨울나무도, 뿌리에서는 여전히 소리 소문 없이 꾸준하게 일을 한다. 땡볕이 내리쬐는 여름철에 잎사귀에서 열심히 일해 만든 영양분을 엄동설한에 갈무리하는 것이다. 그리고 기나긴 겨울 동안 갈무리 과정을 거친 결과물을, 이듬해에 보기에도 앙증맞은 새싹을 틔우는 데 이용한다. 이를 인체에 비유하면, 여름철 잎사귀에서 만든 영양분은 인체의 '피[血]'에 버금하고, 겨울철 갈무리 과정을 거친 결과물은 인체의 '정'에 다름 아니며, 봄에 잔설(殘雪)을 헤치고 움트는 새싹은 바로 인체의 '기'인 것이다.

우리는 흔히 어린이를 빗대어 무럭무럭 자라나는 어린 새싹이라고 한다. 앞서 새싹을 '기'에 비유했지만, 사실은 이제 막 '정'에서 '기'로 변화(變化)가 이루어지는 단계이기 때문에 어린이는 오히려 '정'덩어리로 비유할 수 있다. 그래서 7~8세 이전 어린이들의 몸을 구성하는 모든 기관들은 '기'보다는 '정'에 가깝다. 어린이들의 오동통한 볼살, 아장아장 걷는 조막만 한 발, 고사리 같은 손가락, 한 점 티 없이 맑은 눈망울, 그리고 윤기를 머금고

반짝반짝 빛나는 머릿결 등 어린 아이의 신체 모두는 똘똘 뭉친 '정'덩어리
인 것이다. 젖먹이 아이의 오동통한 귀여운 '볼살'을 '젖살'이라 부르고, 여
성의 유즙(젖)을 '정'에 비유했음을 상기하면 한층 이해하기 쉬울 것이다.

    무성하게 돋아나 흡사 전쟁터의 깃발처럼 휘날리던 머리카락이, 중년
을 넘기면서부터 서서히 민둥산으로 변하는 까닭은 무엇일까? 어느 누구
를 막론하고 엄마·아빠를 닮지 않고 태어나는 사람은 하나도 없으니, 유
전적 요인으로 유발되는 대머리를 제외하면 역시 가장 큰 원인은 '허로(虛
勞)'로 귀결된다.

    '허로'는 '허손(虛損)' 등과 혼용되는 병증(病證)으로, 구태여 구분하면
'허(虛)'는 "병이 오래되어 몸이 약해진 것"[7]이고, '손(損)'은 "허한 상태가 오
래되어 회복되지 않는 것"[8]이며, '로(勞)'는 "허와 손의 상태가 오래된 것"[9]
이라 할 수 있다. 하지만, 그냥 쉽게 "허약(虛弱)하고 피로(疲勞)한 상태"의
준말로 받아들여도 무방하다. 한의사들은 '허로'야말로 현대인들의 숙명적
인 병증이라고 규정하기를 주저하지 않는데, 허로의 발생 원인을 한마디로
꼬집으면 현대인들은 너무나도 바쁘기 때문이다. 그야말로 정신 없이 바
쁜 까닭에 자신의 능력치를 넘어서게 되고, 당연한 결과로서 과로가 뒤따
르며, 궁극적으로 '허로'가 발생하는 것이다.

    우리는 상대방이 겉으로 드러내는 모습만으로 그의 최근 정황을 유
추하곤 한다. 그런데 신체의 가장 외부에 자리 잡은 기관은 두말할 나위 없
이 피부와 터럭인 까닭에, 조심하지 않으면 불과 하룻밤 사이에 있었던 일
까지도 고스란히 들킬 수밖에 없다. 속을 부글부글 끓였거나 시도 때도 없

---

7) 病久體弱
8) 久虛不恢復
9) 虛損日久

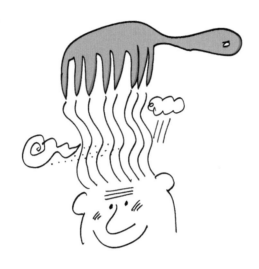

건강한 머릿결을 간직하기 위해서는 '정'과 '기혈'이 올바르게 사용되도록,
불필요하게 남용되지 않도록, 평소부터 주의를 기울여야 한다.
아울러 머리카락 본연의 임무는 머리 부위의 열을 식혀주는 것이므로,
열이 손쉽게 날아가도록 틈날 때마다 자주 빗질을 해주는 게 좋다.

이 무리해서 과로가 누적되면, 신체 최전방에 위치한 피부와 터럭에 어김없이 변화가 나타나기 때문이다. 몰라보게 까칠하게 변한 얼굴이나, 푸석푸석한 느낌도 모자라 머리 감은 후 평소보다 더 많이 빠지는 머리카락은, 상대방이나 자신을 도저히 속일 수 없는 뚜렷한 증거이지 않은가? 따라서 최근 들어 유난히 탈모(脫毛)가 심해졌다고 느끼는 사람은 요즘 인구(人口)에 회자(膾炙)되는 '느림의 미학'을 한번쯤 음미해 봐야 한다. 특히 유전적인 소인이 있는 경우에는 더더욱 명심해서 탈모를 최대한 지연시키도록 노력해야 한다.

사람의 모든 행동은 체내의 에너지원을 필요로 한다. 보고, 듣고, 말하고, 움직이는 소위 시청언동(視聽言動)은 우리 몸에 있는 '정'과 '기혈'의 덕

택으로 이루어지는 것이다. 끊임없이 음식물을 섭취하지 않으면 안 되는 것도, 살아 있다는 것 자체가 이렇게 매시 매초 '정'과 '기혈'을 소모하기 때문이리라! 따라서 생명활동을 영위하는 한, 즉 목숨을 부지하는 한 '정'과 '기혈'은 소모되기 마련인데, 이러한 소모가 일정 한도를 벗어나면 영락없이 '허로'의 상태로 빠져들며 그에 따른 당연한 결과로서 탈모 또한 가속화된다.

건강한 머릿결을 간직하기 위해서는 '정'과 '기혈'이 올바르게 사용되도록, 불필요하게 남용되지 않도록, 평소부터 주의를 기울여야 한다. 아울러 머리카락 본연의 임무는 머리 부위의 열을 식혀주는 것이므로, 열이 손쉽게 날아가도록 틈날 때마다 자주 빗질을 해주는 게 좋다[10]. '정'과 '기혈'이 충만하고, 적절한 빗질로 숨통을 트여준다면, 머리카락 또한 튼실하고 윤기가 더해질 것이다.

---

10) 髮宜多櫛

2

머리
— 머리(頭)

사람의 머리는 하늘의 계곡에 비유되며 정신을 간직한다

頭爲天谷以藏神 두위천곡이장신

인체에 있는 대표적 구형(球型) 기관은 무엇일까? 당연히 머리이다. 머리가 구형인 것은 오로지 사람을 사람이게끔 하는 '정신'을 잘 굴리기 위함이다. 공과 머리는 구형을 유지해 잘 구른다는 점은 같지만, 내용물에서는 크게 차이가 난다. 공은 내부가 텅 비어 있지만, 머리는 뇌(腦)로 꽉 들어차 있기 때문이다. 뇌 속에는 고차원적인 정신활동을 관장하는 '신(神)'이 깃들어 있다. 물론 사람의 몸에는 수많은 '신'들이 존재하지만, 가장 근원적인 '신'은 뇌에 든 까닭에 한의학에서는 이를 "으뜸이 되는 신"이라 해서 '원신(元神)'이라 일컫는다[11]. 그리고 우리는 이 '원신'이 존재하는 덕택에 머리보다 몇 배나 큼지막한 몸통을 적절히 통제할 수 있다. 몸에 가해지는 자극

---

11) 腦爲元神之府

은 모두 뇌에 전달되고, 뇌에서는 다시 눈 깜짝할 순간에도 적절한 판단을 내림으로써 몸으로 하여금 합당한 행동을 취하도록 지령을 내리기 때문이다. 바로 이런 기전(機轉)이 작동하는 덕분에, 인체는 내·외부의 자극에 대해 적당한 반응을 표출하는 것이다.

머리와 몸통은 인체가 내·외부의 환경에 적응하고 또 조절하는 데 유기적으로 긴밀한 관계를 지니고 있다. 살아 있는 생명체, 그것도 만물의 영장인 인간에게 머리 없는 몸통, 몸통 없는 머리란 도저히 상상할 수 없으니, 머리와 몸통은 단두대에 의하지 않고서야 떼려야 뗄 수 없는, 문자 그대로 불가분(不可分)의 관계에 있는 것이다.

중풍(中風)을 예로 들어보자. "바람 맞았다", 혹은 "바람[風]에 적중[中]되었다"라는 뜻의 중풍은 서양의학의 뇌혈관장애(CVA; Cerebral Vascular Accident)와 유사한 병증으로 크게 뇌경색(腦硬塞; infarction)과 뇌출혈(腦出血; hemorrhage)로 나뉜다. 즉 뇌 속의 혈관이 막히거나 터졌다는 것인데, 이렇게 되면 뇌에 적절한 영양을 공급하지 못하는 까닭에 팔다리를 비롯한 몸통을 제대로 움직이지 못하게 된다. 이와 반대로 몸통이 제 기능을 수행하지 못하면 뇌에 필수 불가결한 산소와 영양분을 충분히 제공하지 못해서 뇌의 정신활동에 심각한 영향을 주게 된다. 사나흘 밤낮을 굶었다면 먹고 싶다는 것 이외에 다른 생각이 없지 않겠는가? 머리와 몸통은 가냘픈 목을 경계로 서로 떨어져 있지만, 머리와 몸통, 곧 정신과 육체는 오직 나라고 하는 한 생명을 위해 일심동체(一心同體)로 존재하는 것이다.

선현들은 "하늘은 둥글고 땅은 네모지다"라고 생각했다. 실체를 중요시하는 서양 과학적 입장에서는 얼토당토않은 이야기로 들리겠지만, 동양의 '지도지사(知道之師)'들은 드러난 현상에 깃들인 '상(象; image)'을 취하는 데 중점을 두었으니, 한의학에서는 이를 '천원지방설(天圓地方說)'이라

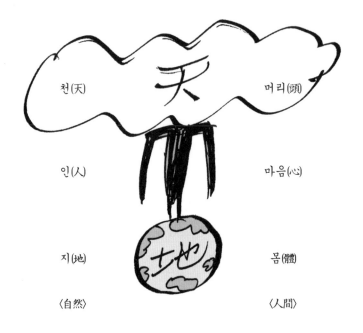

천(天)　　　　　머리(頭)

인(人)　　　　　마음(心)

지(地)　　　　　몸(體)

〈自然〉　　　　〈人間〉

일컫는다.

우리 인간이 살고 있는 자연(自然)은 크게 하늘과 땅, 그리고 인간으로 구성된다. 즉 위로는 텅텅 빈 듯한 하늘이, 아래로는 두 발을 딛고 서 있는 땅이 자리 잡으며, 그 사이에 하늘을 하늘로 간주하고 땅을 땅으로 간주하는 우리 인간들이 있는 것이다. 『동의보감』 첫머리에 등장하는 "하늘과 땅 사이에 사람이 가장 귀하다. 머리가 둥근 것은 하늘을 본받은 것이고 발이 모난 것은 땅을 본받음이다"[12]라는 구절을 들지 않더라도, 사람이 있음으로 해서 천지간의 만물 또한 비로소 존재 가치를 지니게 됨을 아무도 부인하지 못할 것이다.

---

12) 天地之內 以人爲貴 頭圓象天 足方象地

하늘과 땅, 그리고 그 사이에 존재하는 사람 역시 이렇게 상호 불가분의 관계에 있으니, 한의학에서는 이를 일러 세 가지 근본, 곧 '삼재(三才)'라 한다. 한 걸음 더 나아가 한의학에서는 "인간(人間)은 소천지(小天地)요, 소우주(小宇宙)다"라는 것을 기본적인 명제로 삼는다. 인간을 시간과 공간이 한데 어우러진[13] 온전한 하나의 자연이라고 파악하는 것이다. 따라서 인간에서도 천·지·인 '삼재'를 찾을 수 있으니, 머리는 천(天)이고, 몸은 지(地)이며, 머리와 몸통을 연결해 주는 보이지 않는 마음은 인(人)이 된다. 하늘과 땅이 사람이 존재함으로 인해 의미를 부여받는 것처럼, 사람의 머리와 몸통 역시 보이지 않는 마음이 존재하는 까닭에 가치를 발휘하는 것이다.

총명함을 바탕으로 올바른 판단을 내리기 원한다면, 틈나는 대로 하늘을 올려다 보라! 눈부시게 푸른 날이면 더더욱 좋을 것이다. 하늘에 무엇이 보이는가? 구름 한 점 없이 맑은 하늘에는 아무것도 없는 듯하지만, 한 번만 더 생각하면 '허공(虛空)'으로 가득 차 있음을 알 것이다. 사념(邪念)으로 가득 찬 머리를 깨끗이 비워야만 비로소 맑디맑은 신기(神氣)가 가득 찰 수 있으리라!

---

13) 四方上下謂之宇 往來古今謂之宙

3

머리
― 정신(神)

신(神)은 몸의 주인이다

神爲一身之主 신위일신지주

　귀신은 영화 속에서만 방방 뛰고 날아다니는 게 아니다. 전혀 상관이 없을 것 같은 의학의 영역에서도 '카메오'나 조연이 아닌 주연급으로 당당히 활동하고 있기 때문이다. 물론 의학에서 논의되는 '귀신'은 차원이 많이 다르니, 일찍이 정몽주[14]가 유무(有無)에 전혀 개의치 않았던 '넋'이 곧 의학에서의 귀신이다. 비운의 포은(圃隱)께서도 설파한 적이 있는 이 넋은 산 사람뿐만 아니라 죽은 사람과도 연관되어 있는데, 산 자에서는 의식의 주체가 되어 목숨이 붙어 있게 하는 반면, 죽은 자에서는 정신과 육체가 분리된 까닭에 형체 없는 귀신으로 탈바꿈하게 된다.

　'단심가'[15]에서도 드러나듯이, 넋은 한자로 '혼백(魂魄)'이다. 즉 '혼

---

14) 정몽주(鄭夢周, 1337~1392) : 시조 〈단심가(丹心歌)〉로 잘 알려진 고려 말기의 문신 겸 학자. 의창을 세워 빈민을 구제하고 유학을 보급했으며, 성리학에 밝았다.

'(魂)'과 '백(魄)'이 결합해 이루어진 게 넋인 것이다. 그런데 넋, 혹은 혼백의 정확한 의미를 재차 파악하려 하면 쉽게 해결되지 않는다. 답답해 사전까지 찾아보아도 넋·혼백·정신(精神)·의지(意志) 등등의 용어가 한꺼번에 등장해서 더욱 혼란스러울 뿐이다. 본디 사람의 생사(生死)와 무관한 귀신은 문자 그대로 신출귀몰(神出鬼沒)하고 자유자재해서 변화를 헤아릴 수 없기 때문이라고 치부하기에는 석연치 않은 구석이 너무 많다.

한의학의 가장 큰 특징은 심신일여(心身一如)의 전일(全一)의학이라는 것이다. 앞에서도 언급했지만, 몸과 마음, 정신과 육체가 떼려야 뗄 수 없는 불가분의 관계에 있으면서 일심동체(一心同體)로 생명활동을 영위한다고 인식하기 때문이다. 우리들의 의식이나 잠재의식, 때론 무의식과 같은 소위 정신활동은 간·심·비·폐·신의 오장(五臟)으로 대표되는 우리의 몸통과 밀접한 관련이 있다. 따라서 '혼백'에 대해 정확히 파악하기 위해서는 우선 오장과의 관계에서 그 실마리를 찾아야 한다.

먼저 혼백 중의 '혼'은 한마디로 역동적인 힘이다. 잠시도 가만히 있지 못하고 뛰어 나가기 위해 호시탐탐 기회만 엿보는 놈인 것이다. 실제 싸움에서는 패배할지언정, 그래서 대드는 모습을 보고 "간덩이가 부은 것 아니냐"라는 말을 들을지언정, 장군의 기개로써 굴하지 않고 전진하는 힘이 혼인 것이다. '혼'은 싸움터에서 임전무퇴(臨戰無退)로 씩씩하게 나아가는 장군과도 같은 힘인데, '유유상종(類類相從)'이라고 몸통을 이루는 오장 중에서는 간장(肝臟)에 유숙(留宿)한다[16].

---

15) 〈단심가(丹心歌)〉: "此身死了死了 一百番更死了 白骨爲塵土 魂魄有也無 向主一片丹心 寧有改理也歟(이 몸이 죽고 죽어 일백 번 고쳐 죽어, 백골이 진토 되어 넋이라도 있고 없고, 임 향한 일편단심이야 가실 줄이 있으랴)." 『圃隱集』

16) 肝藏魂. 肝者 將軍之官 謀慮出焉. 魂者 神氣之輔弼也.

한편 '백'은 소위 '갈무리'하는 힘을 말한다. 여름철에 피땀 흘려 가꾼 곡식을 가을철에 단 한 톨이라도 버리지 않고 챙겨서 간수하는 것이 갈무리인즉, 뿔뿔이 흩어진 것을 모으고 정리해 간직하는 완숙미가 '백'인 것이다. 본디 씩씩하고 진취적인 기상, 즉 '기백(氣魄)'은 충분한 갈무리가 이루어지고 난 후에야 발휘될 수 있다. 유리하다고 해서 촐싹대며 깝죽거리지 않고, 불리하다고 해서 연옹지치(吮癰舐痔)를 마다 않으며 비굴해지지 않는 힘을 갖춘 까닭이다. 따라서 '백'은 마음에 든다고 득달같이 달려가지 않고, 마음에 들지 않는다고 손쉽게 배척하지 않는 객관성을 발휘한다. '백'은 추상(秋霜) 같은 눈빛으로 문무백관을 지휘하는 재상과도 같아서 공(公)과 사(私)를 엄격히 구분하곤 하는데, 우리 몸통에서는 폐장(肺臟)에 둥지를 튼다[17]. "Birds of a feather flock together!"[18]라고, 우리 인체가 뜨끈뜨끈 열이 날 때 라디에이터처럼 시원하게 식혀주는 장기 역시 폐장임은 물론이다.

　이 혼과 백, 즉 '혼백'은 앞서 이야기한 것처럼 우리 사람의 생사에 관계없이 존재한다. 물론 살아 생전에는 몸통 속에 다소곳이 깃들어 있지만, 죽어서는 육신이라는 껍질을 벗어 던지고 오직 혼백만으로 남아 있으면서 다시금 각각의 길을 모색한다[19]는 것이 다르지만……. 그렇다면 혼백과 유사어로 자주 사용되는 '정신' 또한 생사를 초탈해서 존재하는 걸까? 일부 종교에서는 살아남는다고 주장하지만, 한의학에서는 관점이 조금 다르다.

　우선 정신 중의 '정(精)'은 몸의 중요한 보배로서 가장 순수한 것, 진짜

---

17) 肺藏魄. 肺者 相傳之官 治節出焉. 魄者 精氣之匡佐也
18) 부정관사 'a'가 여기서는 'same'의 의미이며, 영문법 책에 단골로 등장한다. "같은 깃털의 새들은 함께 모인다"라는 뜻이니, 한자성어 유유상종(類類相從)과 같다.
19) 魂飛於天 魄落於地

알맹이를 말한다. 따라서 관점에 따라서는 물질석인 요소가 강하세 내포된다. 혹자는 의문을 제기할 것이다. 의식의 차원을 논하면서 얼토당토않게 물질을 끌어들이는 게 말이 되느냐고……. 물론 정신은 두말할 나위 없이 기능에 속한다. 하지만 기능이란 구조와 물질이 전제되어야만 나타날 수 있다. 마찬가지로 구조와 물질은 기능을 통해서만 존속될 수 있다.

이해를 돕기 위해 음식을 예로 들어보자. 정신이 물질인 음식으로 길러지지 않는다면 정상적으로 작용할 수 없다는 건 주지의 사실이다. 솔직히 배고프면 아무 생각이 없지 않은가? 마찬가지로 물질인 음식 또한 정신으로 통제되지 않는다면 적절히 소화·흡수될 수 없을 뿐만 아니라 때론 내 몸을 해치는 적(敵)으로, 또 독소로 작용하게 된다.

바로 이러한 이유로 '정'은 육신 자체를 의미하기도 한다. 아울러 죽은 이후라면 육신은 백 년(百年)이 못 가 썩어 문드러지는 까닭에 사후에는 '정'이 존재할 수 없다. 곧, '정'은 인체를 구성하는 가장 순수한 물질적 알갱이인 소위 '에센스(essence)'로서 의식 사유 활동의 기반을 제공하는데, 몸뚱이를 이루는 오장에서는 가장 아래에 위치한 신장(腎臟)에 저장된다[20].

그렇다면 '신(神)'은 무엇인가? 정반대의 글자가 결합해서 정신(精神)이라는 하나의 단어를 이룬다는 점을 파악했다면, '신'은 위로 방방 뜨는 의미가 있음을 짐작할 것이다. 즉 혼백 중의 '혼'은 하늘로 날아가는 반면 '백'은 땅으로 떨어지는 것과 같이, 정신 중의 '정'은 한데 모여 아래로 고요히 가라앉는 반면 '신'은 훤히 드러나 보이도록 위로 펼치는 무엇인 것이리라! 물론 "신난다", "신바람 난다", 혹은 "신명난다" 등의 표현에서도 그 의미의 유추가 가능한데, 신(神)이란 한자어를 파자(破字)풀이해도 보이도록 펼치

---

20) 腎藏精. 腎者 作强之官 技巧出焉

는 것(神=示[보일 시]+申[펼칠 신])임을 알 수 있다.

젊은이들이 자신의 육체를 불태울 듯이 격렬하게 춤을 추는 것도 신이고, 무당이 처절하도록 내림굿을 추는 것도 신이며, 하다 못해 생각만 해도 즐거운 탓에 입가에 잔잔히 머금게 되는 미소 역시 신이다. 이는 모두 경계 안의 세계를 경계 밖으로 펼쳐 보이는 것이기 때문이다. 이렇게 '신'은 내면의 감추어진 세계를 외부로 드러내는 모습 자체인데, 체내에서는 심장이 끊임없이 자기 자신을 바깥으로 확장하고자 하는 장기인 까닭에 심장을 거처로 삼는다[21].

혼백과 정신! 일상생활에서는 거의 같은 의미로 쓰이지만, 한의학적으로 따지고 보면 이들 각각에도 미묘한 차이가 있음을 파악했다. 이제 한 걸음 더 나아가 보자. 정신과 혼백은 무엇으로부터 나왔고 종국에는 무엇으로 귀결되는지. 정답은 '뜻', 곧 '의(意)'이다. 어찌어찌 하려고 속으로 품은 마음, 즉 마음속에 간직한 의견이나 의사가 바로 뜻이기 때문이다[22]. 뛰쳐나갈지 아니면 갈무리할지, 혹은 아래로 축 가라앉을지 아니면 위로 방방 뜰 것인지는 전적으로 본인의 뜻에 달려있지 않은가? 이런 까닭에 뜻은 정신의 실질적인 내용이 되는 한편 혼백과 정신을 모두 포괄한다. 따라서 '뜻', 즉 '의'는 세상만사 모든 일에 관여하며 철저히 기억되어 한순간도 잊혀지지 않는 것이다[23]. 바로 이런 이유로 '뜻 의'는 모든 것을 포괄하고 통합하는 힘으로써 간단(間斷)없는 생각을 불러일으키는데, 우리 몸통에서는 육체에 영양을 공급해 주는 비장(脾臟)에 뿌리를 둔다[24]. 생각에 생각을 더

---

21) 心藏神. 心者 君主之官 神明出焉. 神者 精氣之化成也

22) 心有所憶 謂之意

23) 意者 記而不忘者也

24) 脾藏意. 脾胃者 倉廩之官 五味出焉.

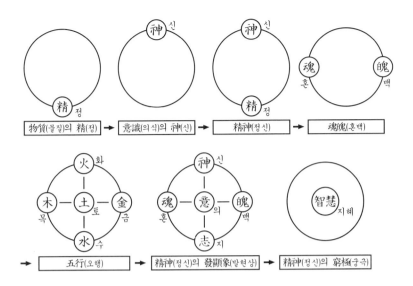

하기도 하고 빼기도 하며 경우에 따라서는 곱하기도 하고 나누기도 하다 보면 슬기·지혜·꾀 등은 자연스레 생기기 마련이리라[25]!

　이제 마지막으로 '의지'가 남았다. 주위를 살펴보면 이른바 "의지의 한국인"이 적지 않은데, '의지' 중의 '지(志)'는 '의'에 대한 연장선상에서 파악할 수 있다. '뜻'을 한 가지로 확고부동하게 하여 절대적으로 바꾸지 않는 것이 '지'이기 때문이다[26]. 물론 원칙과 신념을 꿋꿋하게 지키려는 굳은 의지 '지조(志操)'와, 말도 되지 않는 '아집'은 분명하게 구분해야 한다. 아무튼 사람이 '지조'가 있으면 흐지부지 되지 않기에, 성공 신화 등과 같은 가시적인 결과를 이끌어내곤 한다. 이렇게 무형의 굳은 의지가 유형의 결과를 만들어내므로, 곧 비물질에서 물질을 도출해 내므로 '지'는 '정'과 더불어 신장

---

25) 因慮而處物 謂之智也. 脾藏意與智.
26) 志者 專意而不移者也.

(腎臟)을 주소(住所)로 삼는다[27].

　　이상으로 우리 인간들의 정신활동, 의식세계와 관계되는 여러 가지 용어들을 간략히 살펴보았다. 흔히 동일한 의미로 사용되지만, 넋·혼백·정신·의지 등은 나름대로 뚜렷한 차이가 있음을 파악했을 것이다. 그런데 이들 모두를 아우르는 한마디는, 한자로는 "불가사의한 것"이라는 '신(神)'이요, 우리말로는 바로 '마음'이다. 한의학에서는 이를 "마음에 담고 있는 불가사의한 것"이라 해서 '심장신(心藏神)'이라 하며, 이것이야말로 우리 육체를 이끌고 다니는 주체이므로 "내 몸뚱이의 주인은 신(神)이다"[28]라고 표현한다. 혼백·정신·의지 등이 몸통 속 오장의 각각 다른 곳에 거처를 두지만, 즉 '오장장칠신(五藏藏七神)[29]'하지만, 이는 모두 마음속에 담긴 불가사의한 '신'에 의해 잠시 가면을 쓰고 있을 뿐인 것이다.

---

27) 腎藏精與志
28) 神爲一身之主
29) 五藏所藏 心藏神 肺藏魄 肝藏魂 脾藏意與智 腎藏精與志

4

머리
— 꿈(夢)
혼백의 작용으로 꿈을 꾼다

魂魄爲夢 혼백위몽

우리가 살아가는 세계는 해가 뜨고 짐에 따라 낮과 밤이 갈마들며 온전한 하루를 이룬다. 절기에 따라 낮과 밤의 길이가 달라지긴 하지만, 교대로 찾아오는 것만은 변하지 않는다. '소우주(小宇宙)'인 인간 역시 태양계로 대표되는 '대우주(大宇宙)'의 변화에 발맞추게 되니, 인체의 양기(陽氣) 중의 하나인 '위기(衛氣)'가 낮에는 양 부위를 흘러 눈이 떠져 깨어 있고, 밤에는 음 부위를 흘러 눈이 감겨 자게 된다[30]. 낮에는 뻑적지근하게 몸[肉體]을 움직이고 밤에는 조용히 정신(精神)을 움직임으로써, 낮에는 일을 하고 밤에는 잠에 빠져드는 것이다[31].

이렇게 낮과 밤처럼 일정한 규율을 가지고 움직이는 것을 일러 '율동

---

30) 衛氣之行 晝行於陽則目張而寤 夜行於陰則目瞑而寐
31) 形接而爲事 神遇而爲夢

(律動)'이라 한다. 태양의 이동에 따라 낮과 밤이 형성되는 자연도 율동을 갖고, 낮과 밤에 따라 일과 잠을 교대로 반복하는 인간도 율동을 갖는데, 이러한 율동을 한의학, 아니 동양철학에서는 '운(運)'이라 통칭한다. "사람은 운을 잘 타고나야 한다"고들 하는 그 운 말이다.

사실 생물과 무생물의 가장 근본적인 차이는 바로 이 운에 달려 있다. 무생물은 운이 없어서 오직 외부의 조건에 의해서만 변화가 일어나는 반면, 생물은 어느 정도 스스로의 운에 따라 여러 가지 다른 모습을 나타내기 때문이다. 가령 무생물인 바위는 오로지 외부적인 힘에 의해 모든 것이 결정된다. 비바람이 몰아치면 소위 '풍화작용'에 의해 깎여지고, 도로를 만드는 데 가로막으면 다이너마이트에 의해 산산 조각나며, 수석(壽石)에 일가견이 있는 사람의 눈에 들면 정든 곳을 속절없이 떠날 수밖에 없지 않은가?

생물은 다시 식물과 동물로 나뉜다. 우선 식물은 무생물과는 비교할 수 없을 정도로 운이 좋은 놈이다. 봄이면 파란 새싹을 틔우고, 여름이면 아름다운 꽃망울을 터트리며, 가을이면 탐스런 열매를 맺기 때문이다. 그러나 식물의 운 또한 한계가 있다. 뿌리를 단단히 땅에 박고서 지내야 하는 까닭이다. 물을 필요로 하면서도 습기(濕氣)가 지나치게 많은 땅에서는 뿌리가 썩어버리고, 햇빛을 간절히 원하면서도 그것이 너무 강렬하면 말라죽을 수밖에 다른 도리가 없는 것이다.

목숨이 단 하루뿐인 '하루살이'일지라도 동물의 운은 식물과 도무지 비교가 되지 않는다. 무엇보다 구속되지 않고서 자유자재로 몸을 놀릴 수 있기 때문인데, 때에 따라서는 사람보다 동물이 더 운이 좋다고 여겨지는 경우도 적지 않다. 나는 맥주병 신세를 면치 못하건만 물고기는 쏜살같이 헤엄쳐 다니고, 나는 연인 곁으로 날아갈 수 없건만 나비는 우아한 날개로 사뿐히 옮겨 앉을 수 있지 않은가.

그럼에도 천지간(天地間)에 운이 가장 세고 좋은 존재는 바로 우리 인간이다. 이 세상에 인간으로 태어났다는 것 자체가 운수대통(運數大通)한 일인 것이다. 두 발로 걸어 다니기에 자유로운 두 팔은 연인을 감싸 안고, 의사소통을 원활하게 해주는 언어를 구사하기에 감미로운 사랑을 속삭이는 존재가 또 어디 있겠는가? 인간이야말로 신의 축복을 받은, 정말 운 좋은 영물(靈物)인 것이다.

물론 인간의 자유 의지에 바탕한 이토록 좋은 운이 항상 좋은 결과만을 이끌어내는 것은 아니다. 강하고 좋은 운을 타고났음을 지나치게 믿고서 걸핏하면 '도리(道理)'에 벗어난 행동을 일삼기 때문이다. 즉 자연에 대한 면밀한 관찰을 통해 쌓아 올린 지혜와 지식을 오히려 대자연의 도도한 변화를 거스르는 데 사용하기 때문이다. 대표적인 예는 낮과 밤, 곧 일과 잠이라는 율동을 무시하고 위반하는 것이리라!

인간은 낮과 밤이라는 가장 기초적인 자연의 율동을 깔봄으로써 타고난 좋은 운을 아무렇지도 않게 망가뜨리곤 한다. 하지만 술이나 매에 장사가 없는 것처럼, 아무리 강철 같은 체력을 지닌 사람일지라도 몇 날 며칠 주야장천(晝夜長川) 수면과 각성의 리듬을 무시할 수는 없다. 흔히 건강이라 일컫는 육신의 뒷받침이 무한정 계속되지는 않기 때문인데, 이렇게 건강을 해치게 되면 이번에는 스스로를 통제할 수 있는 운 또한 사라지게 된다. 그리고 그에 따른 당연한 결과이지만, 운이 떨어지면 이제는 자고 싶어도, 또 깨어 있고 싶어도 도통 쉽지가 않다. 오죽하면 불면증으로 혹독하게 고생하는 이들이 단 10분만이라도 푹 잤으면 원이 없겠다고 하소연할까?

낮과 밤, 수면과 각성의 리듬에 지장을 받는 사람이라면 무엇보다 자신의 율동, 즉 운을 되찾는 데 주력해야 한다. 주야의 리듬이 흔들리면 운 또한 사라지는데, 운이 없어진다는 건 앞에서도 살펴보았듯이 무생물로 가는 지름길이기 때문이다. 서글픈 이야기이지만 늙는다는 것은 점차 인간으로서의 운이 떨어진다는 것이니, 노인이 되면 잠이 없다는 사실이 이를 잘 뒷받침한다. 인간의 운이 소멸되는 순간 한 줌 흙으로 변해 자연으로 되돌아갈 것임은 분명하다.

한편, 꿈은 잠을 통해서만 이루어질 수 있다. 인생사 '일장춘몽(一場春夢)'이라 하지만, 진정한 의미의 꿈은 오직 잠들었을 때에만 찾아오는 법이다. 그리고 누구나 아는 사실인데, 꿈의 가장 큰 미덕은 시공을 초월해 불가능이 없다는 점이다. 천진난만·유치찬란했던 어린 시절로 되돌아가기도 하고, 백발이 성성한 미래의 내 모습을 보기도 하며, 가까운 친지들이 현재 진행형으로 겪는 일을 생생하게 관찰하기도 하는 등, 꿈에서라면 타임머신에 올라탄 것마냥 과거-현재-미래를 가리지 않고 돌아다닐 수 있기 때문이다.

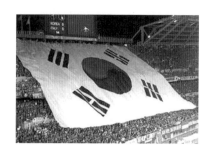

여기서 잠깐 우리나라 국기인 태극기(太極旗)를 살펴보자. 보다시피 태극기는 건곤감리(乾坤坎離)의 괘(卦), 청홍흑백(青紅黑白)의 색(色), 그리고 태극(太極)이라 일컫는 둥근 원(圓)으로 구성된다. 즉 태극기의 흰색 바탕 네 귀퉁이에는 검은색으로 각각 건(乾)·곤(坤)·감(坎)·리(離)라는 이름의 '괘'가 그려져 있고, 중앙에는 청색과 홍색으로 나뉜 절묘한 반원이 서로 결합해서 하나의 둥근 원이 그려져 있다.

필자들처럼 소위 '음양오행(陰陽五行)'이라는 안경을 쓰고 세상을 바라보는 한의사들은 태극기에서 우주의 삼라만상(森羅萬象)을 발견하곤 한다. 파랑·빨강·하양·검정의 네 가지 색깔은 각각 목(木)·화(火)·금(金)·

수(水)를 의미하고, 사각 모퉁이의 네 가지 괘는 각각 하늘[天]·땅[地]·물[水]·불[火]을 상징해서 우리가 살아가는 공간 및 그곳에서 벌어지는 현상을 의미하며, '새 을(乙)'이라는 한자와 비슷한 곡선으로 나뉜 둥근 원은 문자 그대로 '여환무단(如環無端)'·'무유종시(無有終始)'의 시간을 의미한다고 파악하기 때문이다. 물론 둥근 원의 한가운데를 날고 있는 '새[乙]'의 의미는 너무 어려워 지도지사(知道之師)들께서도 이루 헤아릴 수 없다[32]고 하셨지만…….

우리는 '우주(宇宙)'라고 하는 시간(時間)과 공간(空間) 속에서 살아간다. 우리 인간이 사는 세상은 광대무변(廣大無邊)해서 측정하기 어려운 공간과, 눈에 보이지 않고 귀에 들리지 않으며 손에 잡히지 않는 시간으로 이루어진 것이다. 태극이라 일컫는 둥근 원을 자세히 들여다보면 이 시간과 공간에 대한 감(感)을 잡을 수 있다. 정중앙을 S자 모양으로 힘차게 날아오르는 새는 원을 정확히 절반으로 나눔으로써 동그라미를 질서 있게 재배치하기 때문이다. 그렇다! 시간은 공간에 질서를 제공하는 것이다. 다시 말해 시간은 공간 속에 자리 잡은 내부의 질서인 셈이다. 시간을 과거-현재-미래 등으로 쉽게 설정하면서도 시간 그 자체로는 인식할 수 없는 까닭에, 우리는 항상 코흘리개 때의 모습이나 흰머리 휘날리게 될 때의 모습, 즉 유형의 존재, 공간을 통해서 인식하는 것이다.

이제 다시 꿈으로 되돌아오자. 앞서 낮에는 육체[身]를 움직여 일을 하고 밤에는 정신[神]을 움직여 잠에 빠져드는 것이 대자연의 율동에 순응하는 올바른 모습이라 했다. 또한 앞 장에서는 정신과 육체가 한데 어우러진, 곧 심신일체(心身一體)의 존재가 사람이며, 껍데기인 육체를 이끌고 다

---

32) 太乙未詳

니는 것은 다름 아닌 '신(神)'이라 했다. 바로 이런 까닭에 '신'의 움직임은 때와 장소, 즉 시간과 공간의 제한을 훌쩍 뛰어넘어 버린다. 천리만리 떨어진 곳일지라도, 과거-현재-미래를 불문하고, 천하(天下)를 주유(周遊)할 수 있는 것이다.

　　인간은 꿈꾸며 사는 동물이다. 비록 '로또 복권 1등 당첨' 등과 같은 허황된 꿈일지라도 힘든 현실을 잠시나마 잊게 해주는 힘을 발휘하기 때문이다. 따라서 지치고 힘든 때일수록 숙면(熟眠)을 취해야 한다. 잠으로 진기(眞氣)를 보충하는 한편, 잠든 사이에 겪는 꿈에서나마 시공을 초월해 불가사의한 능력을 발휘함으로써 고단한 현실을 잠시 잊을 수 있다.

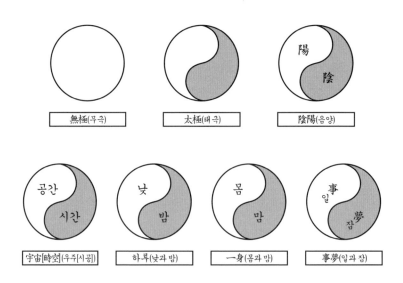

無極(무극)　　太極(태극)　　陰陽(음양)

宇宙[時空](우주[시공])　　하루(낮과 밤)　　一身(몸과 맘)　　事夢(일과 잠)

5

머리
— 두통(頭痛)

머리가 차가워서 생기는 두통은 없다

頭無冷痛 두무냉통

머리는 인체의 가장 높은 곳에 위치한 까닭에 맑디맑은 정수만 올라오고, 그에 부응하기 위해 항상 밝디밝은 상태를 유지해야 한다. 하지만 이론과 실제는 별개인 것처럼, 현실의 생활과 철저히 연계된 머리는 전혀 그렇지 못하다. 진부한 인간 사회에서 살고 있고, 살아가야만 하기 때문이다. 매일 매일 동서남북에서 새로운 뉴스가 생겨나고, 용납하기 힘든 사건·사고가 점철되며, 그 여파가 사회의 구성원인 내 머리까지 짓누르는 게 현실이지 않은가? 용케 매스컴을 철저히 차단하더라도 직장생활은 또 어떠한가? 그야말로 골치 아픈 일과의 전장(戰場)일 뿐더러 그 속에서 필연적으로 맺어지는 인간관계 역시 기찻길의 양 철로처럼 팽팽한 긴장의 연속이지 않은가?

등산은 이렇게 머리가 복잡해 골치가 아플 때 큰 도움이 된다. 산을 오르자면 자연히 팔다리를 움직일 수밖에 없는데, 팔다리를 움직이는 과정 중에 생긴 맑디맑은 고갱이가 머리를 채워 하늘의 계곡을 청정(淸淨)한 상태로 만들어 주기 때문이다. 원심분리기[33]를 돌렸을 때 크기와 밀도가 작은 것은 위로 떠오르고 크기와 밀도가 큰 것은 아래로 가라앉듯이, 몸통 또한 숨이 턱에 차고 땀이 줄줄 흐르도록 가동시키면 체내에서 자연스레 '승청강탁(升淸降濁)'의 현상이 이루어지는 까닭이다. 가파른 산을 오름으로써 하체의 힘을 기르고, 숨을 할딱거림으로써 심폐 기능을 강화하며, 비지땀을 흘림으로써 체내에 쌓인 노폐물도 배출할 수 있다.

전깃불도 들어오지 않던 1950~60년대에 아침밥을 하러 정재에 들어가신 우리 할머니들께서는 무쇠 솥에 밥을 앉히기 전에 꼭 하시던 일이 있었다. 바로 부뚜막에 정화수(井華水)를 떠놓고 비는 것이었다. 물론 기원을 할 때에는 항상 "천지신명(天地神明)께 비나이다……"로 시작하곤 하셨다. 할머니들의 기원(祈願)·주문(呪文)에 등장하는 이 '천지신명'은 무엇인가? 사전적 의미로는 일체의 '조화(造化)'를 맡은 '신령(神靈)'이지만, 그냥 문자 그대로 '하늘[天]과 땅[地]을 신비롭게[神] 밝혀 주는 것[明]'이라고 보아도 무방하다. 그리고 어두컴컴한 하늘과 땅에 태초부터 밝음을 부여해 온 것은 두말할 나위 없이 해와 달과 별, 즉 일월성신(日月星辰)일 것이다.

해와 달, 그리고 별이 '밝음'의 상징이라면, 밝음이란 도대체 무엇인가? 어둡지 않고 환한 것도 밝음이고, 흐리지 않고 또렷한 것도 밝음이며, 시력·청력이 좋은 것도 밝음이지만, 무엇보다 사리분별이 뚜렷하고 공명정대한 것이 밝음에 딱 들어맞는 것일 게다. 따라서 할머니들께서 소원한 것은 사랑하는 가족이 세상을 '밝게' 살아가게 해 달라는 것이다. '밝음'의 주

---

33) 원심분리기(遠心分離機, centrifugal separator) : 원심력을 이용해 성분이나 비중이 다른 물질들을 분리·정제·농축하는 기계.

체인 '일월성신'에게 당신들을 흉내내도록 도와 달라는 것이다.

그렇다면 현실적으로 해와 달에 가깝게 가기 위해서는 어떻게 해야 할까? 땅 밑으로 가는 건 해와 달의 위치와는 멀어지는 방향이지 않겠는 가? 산을 오르는 등산이 밝음의 상징인 해와 달, 그리고 별에 가까워지는 방법인 것이다. 일상생활에서 우매해지고 녹슬어 버린 머리를 밝히기 위해 육체적으로는 고단할지언정 정신적으로는 한껏 발양(發揚)되는 등산을 즐기게 되는 것이다. '지혜'를 동경하는 이들이 무의식중에 산을 찾는 것도 이와 같은 이유에서이리라!

"인자요산 지자요수(仁者樂山 智者樂水)"라는 한자성어를 떠올리며 혹 의문을 제기하는 사람이 있을지 모르니, 내친김에 피서법에 대해서도 살펴보자. 여름철 소위 '바캉스 시즌'이 되면 사람들은 더위를 피하기 위해 산이나 바다를 찾는다. 그런데 바다로 향하는 것은 이열치열(以熱治熱)의 의미가 강한 방법이다. 이글거리는 백사장의 모래를 밟으면 발에 작열감을 느끼는데, 이때 이내 차가운 바닷물 속으로 뛰어들어서 열을 순식간에 식혀버리는 것이기 때문이다. 즉 내리쬐는 땡볕을 피하지 않고 오히려 배가(倍加)시켰다가 한 순간에 해소하는 방법인 것이다. 따라서 바다에서 더위를 피하는 건 '한열(寒熱)'의 교대 속에서 잠깐의 한기(寒氣)를 이용하는 것에 불과하다. 바다는 실질적으로 서늘한 곳이 아니기 때문이다.

한편 더위를 이겨내기 위해 산으로 향하는 것은 대자연의 법칙에 순응하는 아주 좋은 방법이다. 무성한 나무가 만들어 주는 그늘에서 청량(淸凉)한 기운을 온몸으로 받아들임으로써 더위를 물리치기 때문이다. 물론 차가운 기운은 고도(高度)가 높아질수록 더해진다. 평지(平地)보다는 고산(高山)으로 올라갈수록 기온이 내려가는 법인데, 방위(方位)로 따지면 남쪽 방향의 땅보다는 북쪽 방향의 산이 더욱 차가운 법이다. 따라서 산에서 더위를 피하는 것은 실제로 서늘한 산 속에 널려 있는 순수한 한기를 자연스레 이용하는 것이다.

지혜로운 사람이 물을 좋아한다는 건 사리에 밝아 막힘이 없는 것이 흐르는 물과 비슷하기 때문이라는 말이다. 또 어진 사람이 산을 좋아한다는 건 매사 신중하게 도의(道義)를 따라서 행하는 것이 태산과 같기 때문이라는 말이다. 주어진 여건을 잘 헤아려서 순종(順從)의 미덕을 발휘하는 것이다. 무조건적인 '복종(服從)'보다 자신을 공손히 낮추는 '순종'이 더욱 아름다움을 일러 무엇하랴!

한편, 우리는 추운 곳을 연상할 때 흔히 시베리아나 개마고원을 떠올린다. 두 지역이야말로 북방(北方)의 대명사이기 때문이다. 연장선상에서, 눈보라가 휘몰아치는 시베리아 지방은 생각만 해도 오싹할 만큼 북방은 차가운 기운, 즉 '한기'에 둘러싸여 있다. 그리고 그게 정상이다. 자칫 이상고온이 발생한다면 정상적인 상태를 벗어난 만큼 크나큰 위험이 초래될 수밖에 없다. 북극을 뒤덮은 빙하가 녹을 것이고, 그에 따라 해수면이 높아질 것이며, 이후로는 상상불허의 재앙이 찾아들지 않겠는가?

인체에서의 머리 또한 마찬가지이다. 신체의 북쪽에 자리 잡은 머리 역시 북방이라는 위치에 걸맞게 차가운 기운을 지녀야 되는 것이다. 만약 시쳇말로 "열 받는" 일이 계속되면, 그래서 머리가 정상 온도를 벗어나 필요 이상으로 뜨거워지면 두통(頭痛)은 어김없이 찾아들게 마련이다. 북극 지방은 추워야 정상이고 적도(赤道) 지방은 더워야 정상이듯, 소우주인 인체 역시 북방의 머리는 차가워야 되고 남방의 배는 따뜻해야 되는 법이니, 이를 일러 한의학에서는 "두무냉통 복무열통(頭無冷痛 腹無熱痛)"이라고 한다. 머리가 아플 때는 일단 찬 수건을 이마에 얹어 놓는 것도, 한의학에서 두통을 치료할 때 차가운 성질을 가진 약물을 빈용(頻用)하는 것도 이러한 맥락이다.

산에 오르면 적당히 불어대는 바람도 상큼함에 단단히 한 몫한다. 인체의 북쪽에 위치한 머리에서도 적당한 바람이 불어야만 소통이 원활해 총기(聰氣)가 발휘될 수 있다. 하지만 세상에서 중도(中道)를 맞추기란 낙타가 바늘귀를 통과하는 것만큼이나 어려운 일이라서 머릿속의 바람은 넘치거나 모자라기 마련이다. 그래서 머릿속에 이는 바람이 너무 지나치면 "바람 맞았다"는 중풍(中風)이 나타나고, 너무 부족하면 그야말로 '꽉 막힌' 사람이라는 평가를 면하기 어렵다.

본디 바람이란 빽빽한 정도가 다른, 즉 밀도가 다른 두 공기가 평형을 일으키려 할 때 발생한다. 따라서 바람이 적당히 불어주면 다행이지만, 불지 않을 때는 스스로 만들어 낼 수밖에 다른 도리가 없다. 이것이 바로 '풍두선(風頭旋)'[34]이라는 병증이다. 머리에 바람이 부족한 까닭에 스스로 바람을 생성시킬 목적으로 본인도 알지 못한 채 쳇머리를 흔드는 것이다.

세상만사 모든 것이 과유불급(過猶不及)이다. 넘치거나 모자라거나 중도를 벗어났다는 점에서는 매양 한 가지인 것이다.

---

34) 風頭旋者 別無疾痛 不自覺之 常常頭自搖者 是也

6

머리
— 어지러움(眩暈)

허약하지 않으면 어지러움이 나타나지 않는다

非虛不作眩 비허불작현

한의학에서는 어지러움을 '현운(眩暈)'이라는 병증(病證)으로 표현한다. 기왕 질병과 건강에 대한 한의학적 관점을 알아보는 만큼, 이 기회를 빌려 한의학에서 사용되는 언어, 곧 '한자'에 대해서도 잠깐 살펴보기로 하자. 한자는 지구 상의 가장 대표적인 표의문자(表意文字), 즉 문자 자체에 어떤 의미가 담긴 글자이다. 그리고 비록 한자의 창조 이전에 있었던 규정은 아니지만, 한자는 흔히 상형(象形)·지사(指事)·회의(會意)·형성(形聲)·전주(轉注)·가차(假借)라는 소위 '육서(六書)'의 범주를 벗어나지 않는다. 아울러 한자의 80% 이상은 뜻을 나타내는 의부(意符)와 소리를 나타내는 음부(音符)가 결합되어 만들어진 '형성'에 속하는 까닭에, 우리는 모르는 한자가 등장했을지라도 글자를 다시금 쪼개서 해석하는, 이른바 파자(破字)풀이를 통해 그 한자가 뜻하는 바를 어느 정도 미루어 짐작할 수 있다.

그럼 이상의 예비지식을 가지고 '현운'의 의미를 헤아려보자. 먼저 현(眩)을 '파자'하면 눈이 검다(眩=目[눈 목]+玄[검을 현])이니, '현'은 곧 눈앞이 컴컴해진다는 말이다. 이어서 운(暈)이란 글자를 분석하면 해가 군대처럼 무리로 있다(暈=日[해 일]+軍[군대 군])이니, '운'은 해가 하나만 해도 눈이 부실 지경인데 무리로 있는 만큼 쳐다보기 아찔해 어지럽다는 말이다. 따라서 '현운'이라는 용어는 우리가 어지러울 때 실제로 겪는 느낌 그대로를 생생하게 표현한 것이다[35]. 서양의학에서 어지러움의 원인을 대개 귀에 있는 세 개의 반고리관과 전정기관의 기능장애에서 찾는 것과는 상당한 거리가 있다.

인간은 시(視)·청(聽)·후(嗅)·미(味)·촉(觸)의 오감(五感)을 통해 외부의 정보를 수집하고 그에 따른 적절한 반응을 나타냄으로써 생명활동을 영위한다. 그런데 외부 정보 수집의 대부분이, 구체적으로는 80% 이상이 시각에 의존한다. "보는 것이 믿는 것"이라는 금언(金言)이 나오는 것도, 현대 사회가 거의 모든 면에서 시각적 효과를 극대화하는 쪽으로 발전해 가는 것도 모두 이 때문이다. 아무튼 이토록 중차대한 시각이 제대로 형성되기 위해서는 우리 몸속 모든 기관의 도움을 총동원해야 한다. 앞서 설명했지만, 인간의 시청언동(視聽言動)은 체내의 '정(精)'과 '기혈(氣血)'을 바탕으로 이루어지기 때문이다.

시각을 수용하는 눈은 얼굴의 앞쪽에 위치하지만, 시력을 형성하는 통로는 뒤통수 아래에 자리한다[36]. 이러한 사실을 응용한 대표적 예는 — 아름답지 않은 예를 들 수밖에 없어 몹시 아쉽지만 — 이른바 '퍽치기'들의 상용 수법이다. 표적으로 삼은 사람의 뒤로 살며시 다가가 목 뒷덜미를 사

---

35) 眩暈 或云眩冒 眩言其黑 暈言其轉 冒言其昏 其義一也
36) 目系 上屬於腦 後出於項中

정없이 내려치는 것! 이렇게 뒷골에 강한 충격을 가함으로써 시각의 주 통로를 일시 마비시키면, 애꿎은 피해자는 어지러움을 느끼며 쓰러질 수밖에 다른 도리가 없다. 사람을 살리는 게 목표인 의학을 사람을 해(害)하는 데 도용한 치사한 수법!

한편 펀치기들의 무도한 힘을 빌리지 않고 스스로 어지러울 수도 있다. 꼭 한 손으로 코를 움켜잡고 다른 손으로 땅바닥을 짚어 어지러움을 극대화시키려 하지 않더라도, 서 있는 자리에서 그냥 몇 바퀴 빙빙 돌다보면 어지럽게 마련이기 때문이다. 빙빙 도는 과정에서 눈을 뜨고 있었다면, 눈을 통해 들어오는 시각정보는 몸을 고정하고서 볼 때보다 3배 이상 많아지는 까닭에, 눈에 보이는, 아니 보이기보다는 그냥 스쳐 지나가는 사물을 뇌가 미처 분석할 수 없어 어지러움은 더욱 심해진다. 물론 눈을 감고 돌더라도 어지럽기는 마찬가지이다. 이번에는 신체의 평형을 조절하는 기관들이 몸이 도는 속도를 따라잡지 못하고 요동치기 때문이다. 차·배·비행기 등을 탈 때 메스껍고 어지러운 멀미 역시 흔들리는 운송수단에 내 몸이 적응하지 못해 평형을 잡지 못한 까닭이며, 현기증을 영어로 'motion sickness'라 표현하는 것도 이 때문이다.

또 몸을 움직여 빙빙 돌지 않고 얌전하게 가만히 있는데도 어지러울 때가 있다. 원인은 머릿속의 뇌에 영양을 공급해 주는 혈액이 절대적 혹은 상대적으로 부족한 탓인데, 혈액의 절대량이 부족해 어지러운 경우는 흔히 일컫는 빈혈(貧血; anemia)이 대표적이다. 오장을 비롯한 우리 몸의 기능이 원활하게 이루어지지 못해 신체가 필요로 하는 혈액을 충분히 생산하지 못한 결과 적혈구 숫자가 절대적으로 모자라는 것이다. 반면 몸 안의 혈액이 부족하기는커녕 오히려 넘칠 정도임에도 불구하고 정작 머리로는 제대로 공급되지 못해서, 즉 상대적으로 부족해서 어지러운 경우도 있는데, 대표적인 예로는 '중풍'의 일종인 '일과성 뇌허혈 발작'[37)]을 들 수 있다. 수도꼭지를 틀어도 물이 나오지 않는 것은 수원(水源) 자체가 말랐을 수도 있지만, 잠시 수도관이 막혔을 수도 있지 않은가?

어지러움, 즉 '현운'은 앞 장에서 살펴본 '두통'과는 사촌간이다. 같은 할머니·할아버지를 두었지만 부모는 다른 것이 사촌인 것처럼, 현운과 두통은 똑같이 머리에서 발생하지만 그 원인은 좀 다르기 때문이다. 즉 머리가 아픈 두통은 대개의 경우 나쁜 기운인 사기(邪氣)가 실(實)한 까닭에 발생하고, 어지러운 현운은 보통 좋은 기운인 정기(正氣)가 허(虛)한 까닭에 나타나는 것이다. 이러한 맥락으로 한의학에서 두통을 치료할 때에는 삿된 기운의 제거에 주력하고, 현운을 치료할 때에는 올바른 기운의 보강에 치중하게 된다. "허약하지 않으면 어지러움이 나타나지 않는다"[38)]라는 구절이 등장하는 것도 이 때문이다.

하늘에는 무수한 구름들이 출몰하면서 다양한 기상변화를 일으킨다. 때론 추워서 옷깃을 바짝 여미게도 하고, 때론 더워서 웃통을 활짝 벗어 젖히게도 한다. 장대비를 쏟아 부어 이재민을 내는가 하면, 타는 듯한 가뭄으로 농작물을 말라죽게도 한다. 하지만, 시간이 좀 지나면, 원망의 눈길을 보낼 수밖에 없었던 이런 다양한 기후변화가 결국은 지구를 살리고자 했던 우주 대자연의 마음이었음을 어렴풋이 알게 된다.

소우주인 인체에서 나타나는 증상도 마찬가지이다. 지금 내가 느끼는 어지러움이 궁극적으로는 내 몸을 위험으로부터 구해내려는 신호인 것

---

37) 일과성 뇌허혈 발작(一過性 腦虛血 發作, TIA; Transient Ischemic Attack) : 뇌로 공급되는 혈액의 흐름이 일시적으로 중단되었다가 다시 이어져 순간적으로 뇌가 쇼크 상태에 빠지는 질환.
38) 非虛不作眩

이다. '정'과 '기혈'을 재료로 몸의 기능을 하나로 취합해 온전한 감각을 이루려는 데도 불구하고, 외계의 정보를 적절히 파악할 수 없다면 당연히 이상이 있음을 알려야 하기 때문이다. 어지러움을 느껴야만 그에 합당한 조치를 취하지 않겠는가?

평소 현기증으로 고생하는 사람이라면 혈액이 충만하고 잘 소통되도록 양생(養生)에 더욱 주의를 기울여야 한다. 원래가 어지럽고 골치 아픈 세상이지 않느냐며 노력을 등한시해서는 안 되기 때문이다. 노력한다고 해서 꼭 이루어진다는 보장은 없기에, 흔히 "일을 도모하는 것은 사람에 달려 있고, 그 일이 이루어지는 것은 하늘에 달려 있다"[39]고들 말하지만, 그래도 '진인사 대천명(盡人事 待天命)'의 자세를 취하는 게 바람직하지 않겠는가?

---

39) 謀事在人 成事在天 : 『삼국지』에서 유래된 고사성어. 제갈량이 위나라의 숙적 사마의의 부대를 호로곡으로 유인해 화공(火攻)을 펼치자 사마의와 그의 아들들은 자신들의 죽음을 슬퍼하며 슬피 울었다. 그러나 때마침 폭우가 쏟아져 화공이 불발로 그치자 제갈량을 이를 통탄하며 "謀事在人 成事在天"이라 말했다.

7

머리
— 중풍(中風)

바깥으로 드러나는 형체만 무성하면,

사람 몸을 유지시켜 주는 진기(眞氣)는 쇠약해진다

形盛氣衰 형성기쇠

    지금은 많이 바뀌었지만, 옛날 농촌에서는 의식주 대부분을 자급자족했다. 그리고 아무 곳이나 누울 수 있고, 아무것이나 걸칠 수 있음에 비하면, 먹을거리는 상당한 준비가 필요했다. 물론 야외활동이 가능한 계절에는 식재료 또한 쉽게 구할 수 있어서 큰 불편이 없었다. 하지만 찬바람이 쌩쌩 부는 겨울철은 미리 대비해서 찬거리를 마련해 놓지 않으면, 거의 맨밥만으로 끼니를 해결해야 했다.

    무는 이런 겨울나기에 아주 유용하다. 우선 가을걷이한 무의 잎사귀를 남김없이 손질해 없앤다. 이후 물이 잘 빠지고 햇빛이 잘 드는 텃밭에 구덩이를 크고 널찍하게 판 다음, 구덩이 밑면과 측면에 볏짚을 깔아 놓는다. 이 아늑한 공간에 이미 손질을 거친 무를 차곡차곡 쌓고서 윗면을 다시 볏짚으로 덮어 지붕을 만든다. 이렇게 해 놓으면 제 아무리 심한 엄동설한이

닥칠지라도 반찬 걱정은 하지 않아도 된다. 미리 적립(積立)해 놓은 무를 필요할 때마다 꺼내 먹으면 되기 때문이다.

그런데 개구리가 겨울잠에서 깨어나는 이른 봄 어느 날, 겨우내 미처 다 먹지 못했던 무를 꺼내 보면 햇빛을 보지 못한 탓인지 새순이 노랗게 변해 버렸음을 발견하게 된다. 그나마 이 정도는 괜찮다. 말라비틀어진 '단무지'의 외양을 띠는 무 가운데 몇몇은 속이 텅 비어버려 폐기 처분할 수밖에 없는 것들도 있기 때문이다. 다름 아닌 바람이 든 탓이다. 무가 식용으로 갖추어야 할 덕목은 말랑말랑한 속살에 밴 매콤한 단맛일진대, 누구에게 자신의 속 알맹이를 잔뜩 퍼주었는지 오직 휑한 바람만이 대신 들어 있는 것이다.

속이 텅 빈, 그래서 "바람 들었다"라는 평판을 듣는 것은 무뿐만이 아니다. 식용으로는 물론 약용으로도 쓰이는 늙은 호박은 말할 것도 없고, 여름철 과일의 대표주자인 수박도 반절로 잘랐을 때 간혹 바람이 들었음을 발견할 때가 있기 때문이다. 또 식물만이 아니다. 살다보면 주변 환경에 걸맞지 않게 실없이 행동하거나 웃어대는 통에 "허파에 바람 들었다"라고 밖에 표현할 수 없는 사람도 종종 마주치기 때문이다.

하지만 '바람 난' 아니 '바람 든' 무는 가을걷이를 했을 당시부터 속이 텅 비어 있었던 것은 아니다. 오히려 그 반대로 속이 꽉 찬 무들만을 골라 엄동설한을 대비하지 않았던가? 그럼에도 무의 입장에서는 혹독한 환경을 이겨내기가 여간 힘들었다. 눈보라를 피해 따뜻한 땅속에서 볏짚을 이불 삼아 지내긴 했지만, 햇빛 한 줄기·물 한 모금 없는 곳에서 가을걷이 때의 충실(充實)함을 유지하기란 너무 어려웠던 것이다. 자신의 정체성, 즉 무로서의 외양과 맛을 잃지 않도록 온갖 유형의 지난한 몸부림을 쳤지만, 결국 겉모습을 보존하기 위해 무 본연의 얼큰 달콤한[辛甘]한 '기미(氣味)'를 꼬치에서 곶감 빼 먹듯 해서 속이 비어버린 것이다. 그리고 "바늘구멍으로 황소 바람 든다"고, 이 틈을 탄 바람은 기회를 놓치지 않고 무의 속을 자신의 안방마냥 차지해 버린 것이다.

바람은 도통 종잡을 수 없으며, 허(虛)한 곳을 헤집고 들어가는 그만의 특성이 있다. 따라서 사소한 빈틈이라도 보이면 절대 놓치지 않는데, 그래서인지 우리들은 바람에 대한 감정이 썩 좋지 않다. 술기운에 객기 한번 부렸다가 호주머니만을 노리는 호객꾼 '바람잡이'에게 금전적 손실을 입기도 하고, 실상보다 지나치게 과장하는 '허풍선이'를 친구랍시고 믿었다가 큰 낭패를 보기도 하며, 허구한 날 난봉을 일삼는 '바람기' 많은 사람을 좋아했다가 신세를 망치는 일도 적지 않기 때문이다. 그중에서도 최고봉은 바로 '바람 맞는' 것일 게다. 선남선녀들이 맞는 바람이야 일시적으로 기분이 조금 상할 뿐 다른 큰 문제는 없다. 문제는 대개 중·장년기를 넘긴 분들이 맞는 바람이다. 한쪽 팔다리를 제대로 못 놀리기도 하고, 말을 더듬거나 못하기도 하며, 심한 경우에는 목숨까지 잃기도 하는 바람, 중풍(中風) 때문이다.

어쩔 수 없는 일이지만, 골치 아프고 어지러운 세상을 살아가야만 하는 현대인들은 너나 누구 없이 '두통(頭痛)'이나 '현운(眩暈)'을 종종 겪게 마련이다. 그런데 흔히 경험하는 이 두통이나 현운이 경우에 따라서는 중풍의 중간 과정이나 전조라는 데 문제의 심각성이 있다. 즉 머리 아프거나 어지러운 것 그 자체가 내가 고통받는 증상의 전부일 수 있지만, 간혹 중풍의 예고편으로도 나타난다는 것이다. 따라서 일상생활에 지장을 받을 만큼 두통이나 현운의 정도 및 빈도가 심할 때에는 그 원인을 철저히 파악해 조기에 근치를 해야지, 대수롭지 않게 여겨 마음놓고 있으면 어느 날 갑자기 '바람'이라는 불청객을 맞을 가능성이 높다.

앞 장에서 지적했듯이 두통을 위시한 제반 증상은 몸뚱이의 주체에게 적절한 조치를 취해 달라는 일종의 구조요청 신호이다. 하지만 주체의 지시를 받아 대처하기에는 시간이 너무 촉박한 경우도 없지 않아서, 몸뚱이 또한 의지와 무관하게 나름대로의 불편증상 해소방안을 강구하곤 한다. 그리고 여러 가지 방법이 동원되어 자체의 방어기전이 이루어지면, 고통스런 증상은 어느 한순간 말끔히 사라진다. 증상이 가볍거나 병의 초기에는 이러한 신체의 자체방어기전에 힘입어 넘어가는 경우가 많다. 물론 이상 신호, 곧 병적 증상을 일으키는 원인이 계속되면, 인체 역시 정상적인 기능과 구조를 유지하기 힘들다.

이해를 돕기 위해 예를 들어보자. 부어라 마셔라 과음을 하고서 집에 가는 길이다. 그런데 갑자기 속이 메스껍고 울렁거리며 머리가 아프기 시작한다. 경험상 이럴 때는 토해 버리는 것이 가장 속효임을 안다. 뱃속에서도 도로 반납해 버릴 것을 계속 종용한다. 반면 몸통을 지배하는 의지는 더욱 꾹 참을 것을 요구한다. 길거리에서 먹었던 것을 다시 확인하는 추태를 보이지 말라는 의미이다. 하지만 술과 안주로 뒤범벅된 뱃속은 주체자의 의지를 따르기가 너무 벅차다. 이어서 무리하게 소화시키기보다는 차라리 내뱉으라는 자체의 방어기전이 작동한다. 이내 의지와는 무관하게, 아니 오히려 상반되게 토물(吐物)이 쏟아진다. 그리고 일순간 두통, 복통 등 온갖 고통이 씻은 듯 해소된다. 물론 이러한 일이 반복되면 '알콜성 간염'이나 '위궤양' 등이 발병하는 것은 시간문제이겠지만…….

머리가 아프거나 어지러운 증상 또한 마찬가지이다. 두통이나 현운이 분명 이상 신호임이 틀림없지만, 병의 초기에는 머리 자체가 발휘하는 여러 가지 방법의 자체방어기전에 힘입어 자연 소실되는 경우가 많다. 하지만 두통과 현운을 일으키는 원인이 체내에서 끊이지 않고 계속 제공되면, 머리는 정상적인 기능과 구조를 유지하기 힘들어 서서히 왜곡되기 시작한다. 그리고 왜곡의 역치[40]를 넘어서는 순간 머릿속은 바람 든 무마냥 텅 비는 '공동화(空洞化)' 현상이 일어난다. 중풍이 발생하는 것이다.

머리와 몸통은 목을 경계로 구분되지만, '나'라고 하는 한 생명을 유지하기 위해 나뉘어 있는 만큼 상호 영향을 주고받는다. 따라서 중풍이 발생하면 머리뿐만 아니라 몸통에도 이상이 나타난다[41]. 머릿속이 텅 빈 까닭에 머리 자체의 증상, 예를 들어 갑자기 쓰러져 인사불성이 되기도 하고, 꿈인지 생신지 분간 못할 정도로 정신이 흐려지기도 하며, 말을 더듬거나 아예 못하기도 하는 등의 증상도 초래되지만, 몸에도 심각한 이상 증상이 나타나는 것이다. 가령 눈과 입이 돌아가기도 하고, 목에 가래가 가득 차 숨쉬기조차 힘들기도 하며, 팔다리에 힘이 빠져 축 늘어지기도 하고, 아예 못 쓰세도 되는 것이다. 게다가 이런 증상들 중 몇몇은 '후유증(後遺症)'이라는 이름으로 평생을 따라다니기 십상이다.

그럼 이토록 무섭고 두려운 중풍을 예방하려면 어떻게 해야 할까? 원인만 알면 답은 자연스레 도출될 것인데, 중풍의 원인은 의외로 간단하다. 한마디로 힘이 모자라기 때문이다. 즉 머리와 몸통이 정상적인 구조와 기능을 유지하도록 해주는 나의 '기운'이 부족하기 때문에 중풍이 발생하는 것이다.

다시금 바람 든 무를 생각해 보자. 외부 환경이 적절했다면 무는 봄여름에는 외양(外樣)을 가꾸며, 또 가을겨울에는 내실(內實)을 다지며 무 본연의 모습을 잃지 않았을 것이다. 그런데 겨울나기 목적의 희생양으로 햇빛

---

40) 역치(閾値, threshold value) : 생물이 외부환경의 변화, 즉 자극에 대해 어떤 반응을 일으키는 데 필요한 최소한의 자극의 세기로 '문턱값'이라고도 한다.

41) 風中於人 曰卒中 曰暴仆 曰暴瘖 曰蒙昧 曰口眼喎斜 曰手足癱瘓 曰不省人事 曰語言蹇澁 曰痰涎壅盛

과 물이 전혀 공급되지 않는 열악한 조건에 놓이자, 무는 오직 생존만을 염두에 두고 자신의 속살마저 마다 않고 파먹은 것이다. 그 결과 무는 달고 매운 본연의 기미(氣味)를 잃는 대신 겉모습만 간신히 유지함으로써 사람들에게 여전히 무라는 사실을 인식시킬 수 있었던 것이다. 비록 바람 든 무라며 버려질지언정……

중풍도 똑같다. 인간 사회에서 나라고 하는 인간이 그럴듯하게, 풍성하게 보이도록 하기 위해 자기 역량 이상으로 일을 무리하게 하다 보면, 결국 내가 지니고 있는 내부의 힘을 파먹을 수밖에 없기 때문이다. 이를 일컬어 한의학에서는 '형성기쇠(形盛氣衰)'라 하니, 표현 그대로 외부적인 형체는 풍성한 반면 그 형체를 통제하는 내부적인 기운은 쇠약하기 때문에 중풍이 발생한다는 것이다[42]. 중풍이 특히 50세 이후에 많이 나타나는 것도 그 무렵이 생리적으로도 기력이 쇠약해지는 시기인 까닭이다[43]. 근래에는 복잡다단한 사회생활을 영위하느라 기(氣)를 많이 빼앗긴 탓인지 30대 후반의 중풍 환자도 드물지 않는데, 이 역시 멀쩡한 허우대를 유지시킬 수 있는 힘이 모자라기 때문이다.

원인이 밝혀진 만큼 예방법은 명약관화하다. 특히 중풍은 한 번 걸렸다 해서 면역이 생기지 않을 뿐더러 더욱 심한 형태로 재발하는 경우가 많으므로 더욱 발병 및 재발 방지에 주의해야 한다[44]. 예방법 역시 한마디로 하자면 기운이 모자라지 않게끔 하는 것이다. 즉 자신의 정신과 육체를 어떤 조건에서도 적절히 제어 가능한 힘을 기르는 것이다. 또 힘이 충분하다면 몸속 구석구석까지 잘 소통되도록 하는 것이다. 뚱뚱한 사람이 중풍에

---

42) 是形盛氣衰而然也
43) 凡人 年逾五旬 氣衰之際 多有此疾
44) 風病雖愈 必再發 再發則必重

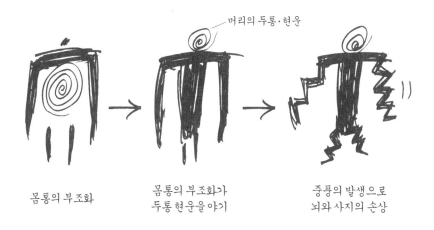

머리의 두통·현운

몸통의 부조화

몸통의 부조화가
두통 현운을 야기

중풍의 발생으로
뇌와 사지의 손상

잘 걸리는 이유는 기운 자체가 부족하기보다 기운의 소통이 원활하지 않기 때문이다[45]. 내부의 기운이 빈틈없이 충실함은 물론 흐름까지 물 흐르듯 자연스럽다면, 아무리 강력한 바람이라도 절대 헤집고 들어오지 못할 것이다.

---

45) 肥人多中風者 肥則腠理緻密 而多鬱滯 氣血難以通利 故多卒中也

8

얼굴
— 명당(明堂)

환자를 보기만 하고서도 병증을 파악하는

최고의 의사를 신의(神醫)라고 한다

望而知之 謂之神 망이지지 위지신

명당은 말 그대로 '밝은[明] 집[堂]'이다. 원래는 봉건제도의 나라에서 임금이 신하들의 '아침 알현[朝見]'을 받는 정전(正殿)을 뜻했는데, 언제부턴가 풍수지리(風水地理)에서 더 빈번하게 사용하는 용어가 되었다. 태조 이성계에게 한양 천도를 권고한 왕사(王師) 무학대사[46]처럼, 풍수지리에 밝은 신하가 차용했던 것이 그 시초였을 것이다.

흔히 '명당'이라고 하면 대부분의 사람들은 묏자리를 먼저 떠올린다. 하지만, 명당은 죽어서 묻히는 무덤뿐만 아니라 살아서 거처하는 집까지를 모두 포함한다. 음양이라는 잣대로 구분하면, 죽은 사람이 머무는 명당은 '음택(陰宅)'이고 산 사람이 거주하는 명당은 '양택(陽宅)'인 것이다. 그

---

46) 무학대사(無學大師, 1327~1405) : 조선 개국 직후 왕사를 지낸 조선의 승려. 도읍을 한양으로 옮기려는 태조의 뜻에 찬성했다.

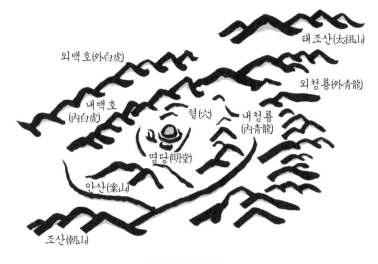

태조산(太祖山)

외백호(外白虎)

외청룡(外靑龍)

내백호
(內白虎)

혈(穴)

내청룡
(內靑龍)

명당(明堂)

안산(案山)

조산(朝山)

〈 풍수지리의 명당 〉

리고 엄밀히 말하면 명당은 '좋은 무덤'보다는 '좋은 집'을 찾고자 하는 바람에서부터 출발했다.

　잠시 원시시대로 돌아가 보자. 전기(電氣)로 대표되는 문명의 혜택이 전무한 상태에서 삶의 터전을 마련하고자 할 때 최우선적으로 고려할 사항은 무엇이었을까? 천지 자연의 위해(危害)는 되도록 적게 받고, 혜택은 되도록 많이 받는 곳을 선정하는 것일 게다. 즉 식수를 쉽게 얻을 수 있고, 따가운 땡볕과 매서운 추위를 피할 수 있는 등 이왕이면 기후까지 온화해 식량으로 삼는 초목과 가축들도 잘 자랄 수 있어야 좋을 것이다. 하지만 이런 곳일지라도 '태풍(颱風)'으로 요약되는 바람과 물, 곧 풍(風)과 수(水)는 여전히 삶을 위협하곤 했다. 따라서 보다 좋은 곳은 앞의 조건을 두루 갖추면서도 거센 바람을 방패막이 삼기에 가능한 곳, 하천의 범람과 같은 물난리를 피할 수 있는 곳이어야 했다.

이후 입지 조건이 좋은 곳을 찾을 때는 이렇게 '풍'과 '수'의 화(禍)를 피할 수 있을 뿐만 아니라 오히려 혜택을 입을 수 있는 곳인지를 지형과 더불어 꼼꼼하게 관찰하는 습관이 생겼을 터이니, 이로써 소위 '풍수지리(風水地理)'가 탄생했다. 명당 중의 '양택', 곧 '집터'에 대한 선정 작업이 풍수지리의 모태인 것이다.

명당 중의 '음택', 즉 '묘 터'에 대한 설명은 따로 필요 없을 듯하다. 비 오는 날이면 강가에 자리한 엄마의 봉분(封墳)이 떠내려 갈까봐 개골개골 슬피 울어댄다는 청개구리 우화만 떠올려도 충분하기 때문이다. 다만 풍수지리의 원리 중 하나인 이른바 '발복(發福)'에 대한 개념 — 조상의 묏자리를 명당에 모시면 그곳에서 일어나는 좋은 기운이 후손에게 미친다 — 이 추가될 뿐이다.

결론적으로, 풍수지리란 인생에서의 행복과 발전을 구함에 천지 대자연의 도움을 받고자 하는 것이다. 살아생전에는 거처하는 주택을 좋은 곳에 지어 그곳에 사는 사람이 환경의 도움을 받도록 하는 것이고, 죽어서는 길지(吉地)에 묻혀 발복함으로써 자손의 번영에 도움을 주고자 하는 것이다. 물론 후손들의 성공 여부는 조상님들이 무덤에서 내뿜는 좋은 기운보다는 본인의 의지에 따른 노력이 더욱 중요하겠지만…….

그럼 인체에서는 어디가 명당일까? 명당이 '밝은 곳'임을 염두에 두면 어렵지 않게 '얼굴'이라는 사실을 알 수 있다. 눈이 밝고, 귀가 밝으며, 총명해서 사리에 밝다는 것 등을 떠올리면 이들 기관이 자리 잡은 얼굴이 명당임에 분명한 것이다. 우리가 부지불식간에 어떤 사람의 인상을 결정지을 때 키의 크고 작음이나 몸통의 살찌고 마름보다는 주로 얼굴의 표정에 의존하는 것도, 따지고 들면 얼굴이 밝게 드러나는 명당이기 때문이리라! 물론 문헌에 따라서는 명당이 얼굴 전체를 의미하는 경우도 있고, 이마 위 머리카락이 돋아난 곳에서부터 코까지의 부위라고 말하는 경우도 있으며, 심하게는 코 하나만을 지칭하는 경우도 있다.

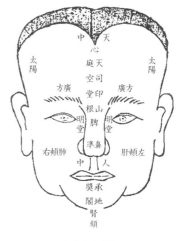

〈 인체의 명당 〉

얼굴은 지정학적으로도 높은 곳에 위치해 몸 전체의 기능을 외부로 훤히 드러낸다. 따라서 인체의 명당인 얼굴 상태를 파악하는 것은 몸 전체의 기능을 파악하는 것과 매일반이다. 굳이 머릿속이나 몸통 안을 들여다보지 않더라도, 얼굴에 발현된 기운을 통해서 신체의 대체적인 상황에 대한 유추가 가능한 것이다. 옛 사람들이 보고·듣고·묻고·만지는 이른바 망(望)·문(聞)·문(問)·절(切)의 네 가지 진단법[47] 중 망진(望診)을 첫째로 삼는 섯은 환자의 형색(形色)을 관찰하는 '관형찰색(觀形察色)'만으로도 신체의 이상 여부를 상당부분 알아낼 수 있기 때문이다. 아픈 곳을 이야기하지도 않았는데 "척 보면 압니다"라며 귀신같이 알아맞혔다면, 의사의 최고 경지인 '신의(神醫)'[48]라 칭해도 손색이 없을 것이다.

얼굴은 눈·코·귀·입 등이 자리하는 머리의 앞부분인데, 눈·코·귀·입, 곧 이목구비(耳目口鼻)는 외부의 정보를 시청후미(視聽嗅味)의 감각으로 수용하는 감각기관이다. 다시 말해 얼굴은 외계의 정보를 수용하는 한편 체내의 정보까지 속속들이 발현하는 곳이다. 눈앞에 놓인 산해진미의 향긋

---

47) 望而知之者 望見其五色 以知其病也 聞而知之者 聞其五音 以別其病也 問而知之者 問其所欲五味 以知其病所起所在也 切脉而知之者 診其寸口 視其虛實 以知其病在何藏府也
48) 望而知之 謂之神

함에 입맛 다시는 모습이 펼쳐지는 곳도 얼굴이지만, 눈곱이 끼고 누런 콧물을 질질 흘리며, 역겨운 구취를 내뿜는 곳도 얼굴이지 않은가? 내외의 정보교류가 활발하게 일어나는 얼굴이야말로 '망진'의 대상으로 안성맞춤인 것이다.

망진의 구체적인 방법은 얼굴의 각 부분을 다시 몸통에 든 간·심·비·폐·신의 오장과 연관시켜 파악하는 것인데, 특히 모양과 색깔, 곧 형색(形色)을 제일 중요시한다. 이마[額]에서는 심장[心]의 이상 여부를 관찰하고, 턱밑[頦]에서는 신장[腎]의 상태를 유추하며, 얼굴의 중앙에 버티고 있는 코[鼻]에서는 비장[脾]의 건강을 살피는 것이다. 또 왼쪽 뺨[左頰]에서는 간장[肝]의 안부를 알아보고, 오른쪽 뺨[右頰]에서는 폐장[肺]이 제 역할을 하는지 탐색하는 것이다[49].

한편, 얼굴의 이목구비는 외부의 정보를 열린(?!) 마음으로 받아들여야 하는 까닭인지 뻥 뚫린 '구멍'의 형태를 취한다. 거리상으로 제일 멀리 떨어진 두 귀, 비교적 가까이 위치한 두 눈, 한 지붕 두 가족 형태의 두 콧구멍, 짝 없는 외톨이 신세의 입 하나 해서 모두 7개의 구멍, 즉 '칠규(七竅)'가 자리하고 있는 것이다. 반면 몸통에는 단 2개의 구멍뿐이다. 음식물의 찌꺼기를 소변의 형태로 앞쪽에서 쏟아버리는 '전음(前陰)'과 대변의 형태로 뒤쪽에서 밀어내는 '후음(後陰)'만이 있는 것이다. 구멍도 구멍 나름인지라 얼굴의 일곱 구멍은 외부의 새로운 것을 받아들임에 중점을 두고, 몸통의 두 구멍은 내부의 낡은 것을 내보냄에 치중하는 것일까?

이목구비의 일곱 구멍, 곧 칠규에서 나타나는 변화는 심신(心身)의 변화를 그대로 반영한다. 그러므로 우리는 상대방 얼굴에 드러난 칠규의 변

---

49) 額爲天庭屬心 頦爲地閣屬腎 鼻居面中屬脾 左頰屬肝 右頰屬肺 此五藏部位也 察其色以辨其病

화를 통해서 그 사람의 상태를 짐작할 수 있다. 육신(肉身)을 이끌고 다니는 '원신(元神)'을 직접적으로 파악할 수는 없지만, 원신의 수하들이 펼쳐 보이는 행동거지에서 시사하는 바가 있기 때문이다. 비유컨대 하늘의 시간을 직접적으로 측정하기란 불가능하지만, 북쪽 하늘에 놓인 일곱 개의 별, 이름하여 북두칠성의 회전을 통해 시간의 경과를 파악하는 것처럼……. 아니 이렇듯 어렵게 설명할 필요도 없다. 눈을 부릅뜨면 화가 난 것이고, 눈물 콧물 범벅이며 엉엉 소리내어 울면 슬픈 것이며, 히죽히죽 웃으면 기분 좋다는 뜻이지 않겠는가? 눈이 시뻘겋게 충혈되거나, 걸쭉하고 누런 콧물을 흘리거나, 입술이 바짝 말라붙었다면 신체의 기능이 좋지 않다는 뜻 아니겠는가?

'인신소천지(人身小天地)'는 만세(萬歲)토록 틀림없는 원리이다. 하늘에 박힌 북두칠성의 움직임을 통해 1년 12달 365일이라는 시간의 경과를 알 수 있듯이, 얼굴에 있는 칠규의 변화를 통해 한 사람의 '십이경맥(十二經脈)'과 '삼백육십오락(三百六十五絡)'을 관통하는 '기혈'의 흐름을 짐작할 수 있지 아니한가? 하늘 기운의 흐름에 따라 춘하추동의 사계절이 탄생하듯이, 체내 양기(陽氣)의 흐름에 따라 이목구비에서 시청후미의 감각이 발생하지 아니한가? 천기의 움직임에 따라 바람 불고 비 내리며 천둥·번개 치는 소위 풍우뇌전(風雨雷電)의 변화가 나타나듯이, '원신'의 상황에 따라 기쁘고 성내며 콧물 나고 눈물짓는 소위 희노체읍(喜怒涕泣)이 나타나지 아니한가?[50]

사람은 하늘과 땅의 기운을 먹고 살아가기 때문에, 천지에서 일어나는 모든 변화는 몸속에서도 그대로 일어난다. 하늘에 있는 무형(無形)의 공

---

50) 孫眞人曰 …… 天有九星 人有九竅 天有十二時 人有十二經脉 …… 天有三百六十五度 人有三百六十五骨節 …… 天有雷電 人有喜怒 天有雨露 人有涕泣 ……

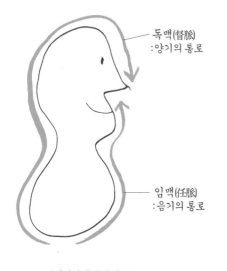

독맥(督脈)
：양기의 통로

임맥(任脈)
：음기의 통로

〈양기와 음기의 통로〉

기를 코로 들이마시고 땅에서 나는 유형(有形)의 음식물을 입으로 섭취하는 까닭에, 몸에서는 당연히 유·무형의 기혈이 생성되는 것이다. 그리고 이렇게 만들어진 혈기(血氣)가 십이경맥과 삼백육십오락을 타고 얼굴로 올라와 빈 구멍을 찾아 들어감으로써 시청후미의 감각이 탄생하는 것이다. 정미(精微)로운 기운이 눈에 들어가 시각[視]을 만들고, 다시 귀로 들어가 청각[聽]을 만드는 한편, 주된 기운인 '종기(宗氣)'는 코로 나가서 후각[嗅]을 형성하고, 위(胃)에서 출발한 나머지 '탁기(濁氣)'는 입술과 혀로 가서 미각[味]을 형성하는 것이다[51].

이제 마지막으로 얼굴에 있는 이목구비의 생김새를 분석해보자. 누구나 아는 사실이지만, 눈과 입은 종(縱)으로, 즉 옆으로 늘어져 있고, 귀와 코는 횡(橫)으로, 곧 위아래로 드리워져 있다. 바꿔 말하면 눈과 입은 한자의 '一(한 일)'자의 모양을 취하고, 귀와 코는 ' ㅣ(뚫을 곤)'자의 모양을 취하는 것이다. 이목구비의 이러한 생김새 탓에, 한의학에서는 귀와 코는 하늘을 닮았고 눈과 입은 땅을 닮았다고 해석한다.

무슨말인지 어리둥절하겠지만, 한번만 더 생각하면 전혀 어렵지 않다. 귀와 코는 항상 열려 있는 반면, 눈과 입은 필요에 의해 여닫는 '개합(開闔)'작용을 한다는 의미에 불과하기 때문이다. 가령 귀와 코는 일부러 틀어

---

51) 人之十二經脉 三百六十五絡 其血氣 皆上於面而走空竅 其精陽氣 上走於目而爲睛 其別氣 走於耳而爲聽 其宗氣 上出於鼻而爲臭 其濁氣 出於胃 走脣舌而爲味

막지 않는 한 듣기 싫은 소리와 맡기 싫은 냄새로부터 자유로울 수 없지만, 보기 싫은 모습은 눈만 감으면 그만이고 먹기 싫은 음식은 입만 다물면 그만이지 않은가? 귀와 코, 눈과 입은 그 생김새가 각각 하늘과 땅을 본뜬 까닭에 기능에 있어서도 이런 차이가 생기는 것이다. 하늘로부터는 한시도 자유로울 수 없는 반면, 땅에서는 취사선택이 가능하다는…….

살면서 늘 밝은 얼굴을 유지하기란 거의 불가능하다. 하지만 우리 몸의 명당이 이름값, 아니 얼굴값은 해야 하지 않을까? 얼굴이 명실상부(名實相符)할 수 있도록 작은 웃음인 미소나마 자주 짓도록 하자.

9

얼굴
— 안색(顔色)
병을 파악하는 다섯 가지 색깔은 오직 얼굴에서 결정된다

五色獨決于明堂 오색독결우명당

별들의 나이는 제각각이다. 갓 첫돌을 넘긴 아주 어린 별도 있고, 태양처럼 중년의 나이에 접어든 별도 있으며, 많이 늙은 탓에 목숨이 바람 앞에 등불인 별도 있다. 나이에 걸맞게 별들의 색깔 또한 가지각색이다. 태어난 지 얼마 안 된 별은 푸른색이고, 나이가 들면서 점차 붉은색·노란색·흰색을 띠며, 임종을 눈앞에 두면 검은색으로 바뀌는 것이다. 별이 띠는 이런 색깔은 별이 지닌 에너지 총량을 반영한다고 알려져 있는데, 푸른 별과 흰별은 에너지가 많고 붉은 별은 에너지가 적다고 한다.

지구별도 삼라만상이 각양각색이다. 특히 드넓게 자리 잡은 나무들은 더욱 형형색색의 모습으로 자신을 표현한다. 자기의 생명력을 파란 새싹으로 표출하는 봄에는 푸른색으로 치장을 하고, 가진 힘을 거의 소진한 가을에는 만산홍엽으로 바뀐다. 낙엽이란 이름으로 나뭇가지에서 떨어지

면 이내 하얗게 탈색되고, 땅속에 묻히
는 순간 검은색 퇴비로 변하는 것이다.

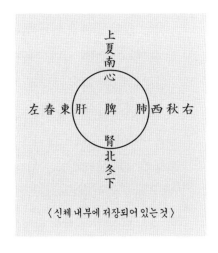

〈 신체 내부에 저장되어 있는 것 〉

　'소우주(小宇宙)'인 인체 역시 온몸
으로 색을 드러낸다. 윤기 머금은 까만
머릿결은 건강을 대변하는 반면, 푸석
푸석한 갈색 머리카락은 영양 불균형을
암시한다. 두주불사로 들이켠 술로 인
해 빨간 딸기코가 되기도 하고, 붉고
촉촉한 입술은 잘 익은 앵두를 연상시

킨다. 또 몸에 큰 이상이 없다면 손톱은 분홍색을 띠고, 소변은 담황색을
띠며, 대변은 황금색을 띠게 마련이다.

　얼굴은 그 사람의 신체 상태를 그대로 반영한다[52]. 얼굴에 드러난 색,
즉 안색은 특히 그 사람의 정신상태 및 감정변화와 밀접한 관련이 있다. "색
은 정신의 깃발"[53]인 까닭에, 얼굴에 어떤 색이 드러난다는 것은 그 색과 관
련된 정신활동에 이상이 있거나 감정 변화가 극심했음을 의미하는 것이다.
또 앞서 설명했듯이 혼·신·의·백·지로 나뉘는 정신은 몸통의 간·심·비·
폐·신 오장에 둥지를 트는데, 노(怒)·희(喜)·사(思)·비(悲)·공(恐)으로 요
약되는 감정 또한 몸통 속 오장에 저장되어 있다. 따라서 얼굴에 드러난 색
을 잘 관찰하면 그 사람의 정신 및 감정 상태와 더불어 오장의 건강여부까
지 파악할 수 있다[54].

　먼저 '혼(魂)'은 간(肝)에 저장되어 있는데, 얼굴에서는 청색(靑色)으로

---

52) 五色獨決于明堂
53) 色者 神之旗
54) 色者 神之旗 藏者 神之舍 故神去則藏敗 藏敗則色見異常之候也

드러난다. 앞서 '혼'을 역동적인 힘으로 비유했던 바, 인간사에 대입하면 파릇파릇한 어린이와 같다. 역동적 힘의 '혼'과 무럭무럭 자라나는 아이들은 이렇게 일맥상통하는 까닭에, 우리들은 강력한 성장력을 지닌 소년들을 흔히 '청소년(靑少年)'이라 일컫는다. "오월은 푸르구나 우리들은 자란다…" 라는 어린이날 노래 또한 이를 방증하는데, 키가 어른 못지 않게 훌쩍 커 버리고 힘 또한 만만치 않을 때는 이미 '청년(靑年)'이 다 된 것이다.

같은 맥락에서 청색은 가장 많은 기운(氣)을 함축하는데, 노·희·사·비·공의 다섯 가지 감정 중에서 가장 무서운 폭발력을 갖는 것도 '노여움[怒]'이다. 그래서 양처럼 순한 사람일지라도 화가 나면 얼굴이 붉으락푸르락 변하면서 '노기(怒氣)'를 일거에 분출시키는 것이다. 물론 성내는 것은 건강에 아주 해롭다. 분노(忿怒)의 감정을 간장(肝藏)에 잘 담고 있는 것이 '장(藏)'의 본의(本意)에 맞는 것일진대, 빈번하게 노출시킨다면 간장이 해(害)를 입을 수밖에 없기 때문이다.

예를 들어보자. 휘황찬란한 금은보석이나 시커먼 석탄이나 생산되는 곳은 다름 아닌 광산이다. 광산에서 이들 광물질을 캐내는 것은 일견 당연하지만, 한편으론 많이 채취하면 채취할수록 쓸모 없는 폐광으로 변하는 것이다. 화내는 것도 마찬가지이다. 노여움[怒]이라는 감정을 꺼내 쓰면 쓸수록 간장[肝]은 망가지기 십상인 것이다.

도로 곁의 시멘트가 단단하게 굳도록 도와주는 것이나, 신체가 건강을 유지하도록 도와주는 것이나 모두 '양생(養生)'이라 일컫는데, 한의학에서 권고하는 으뜸의 양생법 중 하나는 "아침에 화를 내지 말라"[55]는 것이다. 일어나자마자 화를 내는 것은 자신의 기(氣)를 손상시키는 까닭에 스

---

55) 孫眞人養生銘曰 怒甚偏傷氣…… 第一戒晨嗔……

스로 생명을 갉아먹는 행위이기 때문이다.

둘째, '신(神)'은 심(心)에 간직되어 있는데, 얼굴에서는 적색(赤色)으로 나타난다. 앞서 '신'은 경계 안의 세계를 경계 밖으로 펼쳐 보이는 것이라 했는데, '기쁨[喜]'의 감정에 휩싸이면 문자 그대로 '희색만면(喜色滿面)'할 수밖에 없다. 그러나 적색은 겉으로 드러나는 화려함과 달리 내부에 간직된 힘은 오색(五色) 중에서 가장 미약하다. 얼굴이 홍당무처럼 불콰해지는 것은 자신의 속내를 남김없이 다 드러내고 말았다는 수치심 때문이지 않던가? 능력에 부치는 일을 어쩔 수 없이 오랜 시간 하다보면 얼굴이 벌겋게 달아오른 경험이 있지 않던가? 이렇듯 얼굴에 붉은 빛이 나타나는 것은, 내부에 간직했던 기운을 몽땅 소진한 경우이다. 따라서 얼굴이 붉어짐을 느낄 때면 당장 하던 일을 멈추고 감정의 끈을 놓아버려야 한다. 또 연장선상에서 붉은 피가 펄펄 끓는 젊은이들은 매사에 너욱 신중할 필요가 있다. 잘못하면 실속 없는 허장성세(虛張聲勢)로만 끝날 수 있기 때문이다.

셋째, '의(意)'는 중앙의 비(脾)에 터전을 잡고, 얼굴에서는 황색(黃色)을 발한다. 앞서 '의'는 마음속 깊이 담고 있는 뜻으로서 모든 것을 포괄하고 통합하는 힘을 갖춘다고 했으니, 색깔 역시 만물을 감싸 안는 대지의 미덕을 닮아 황색을 띠게 된다. 또 '의'는 위치상으로도 중앙에 자리한 만큼, 어느 한쪽으로 치우치기보다는 통일과 조화를 꾀하기 위해 많은 '생각[思]'을 불러일으킨다. 생각에 생각을 더하고 빼고 곱하고 나누는 가감승제를 함으로써 잘못된 것은 바로잡고 잘된 것은 더욱 발전시키도록 노력하는 것이다.

사실 인생무대에서 조연으로 살아가고픈 사람은 거의 없다. 누구든 주연으로 우뚝 서고자 경주하기 마련인데, 문제는 세상이 모든 사람의 욕심을 다 수용할 수 없다는 것이다. 인체의 각 기관 역시 마찬가지이고, 발로(發露)하는 감정 또한 마찬가지이다. 음식으로부터 얻은 영양분이 어느

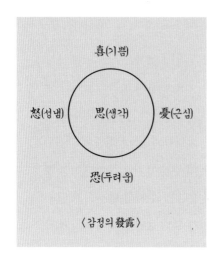

한 기관에만 집중된다면 온전한 생명을 영위할 수 있겠는가? 아무리 웃음과 기쁨이 천하의 명약일지라도 부모를 여읜 상주(喪主)를 마주하고 포복절도(抱腹絶倒)할 수 있겠는가? 인간은 매 순간 자신도 모르게 통일과 조화를 모색하는 '생각'을 하는 까닭에, 정신과 육체가 궤도를 이탈하지 않고 일정하게 유지되는 항상성을 발휘하는 것이다.

넷째, '백(魄)'은 폐(肺)를 둥지로 삼고, 얼굴에는 백색(白色)으로 나타난다. 앞서 '백'은 수확의 계절인 가을에 곡식을 거두어들이는 소위 '갈무리'하는 힘이라 했는데, 감정적으로도 '근심[憂]' 혹은 '슬픔[悲]'이 북받칠 때는 얼굴에 백색이 드러난다.

마지막으로 '지(志)'는 신(腎)에 저장되며, 얼굴에서는 흑색(黑色)으로 드러난다. 앞서 '지'는 뜻을 올곧게 해서 바꾸지 않는 것이라 했는데, '두려움[恐]'의 감정을 떨치지 못해도 얼굴이 까맣게 흑색으로 된다. 원칙과 신념을 지키고야 말겠다는 군은 의지가 곧 지조인데, 이러한 지조가 허약할 때 발생하는 것이 두려운 감정, 공포이다. 두려울 때에는 기(氣)가 아래로 내려가므로 혈액 또한 위쪽의 얼굴로 올라오지 못해 낯빛이 검어지는 것이다.

사람이 죽으면 얼굴에 드러난 색 또한 사라지게 된다. 안색은 생명이 유지될 때에만 나타나기 때문이다. 안색은 생명력이 있을 때 밝게 가꾸도록 해야 한다. 화창한 낯빛은 본인과 타인 모두에게 기분 좋은 일이다.

10

얼굴
— 이마(額)
이마는 하늘 정원이다

額爲天庭 액위천정

    '인생항로'라는 말처럼, 살아가며 겪는 모든 과정이 어떤 의미에서는 여행이다. 아픈 곳 없이 건강하게 사는 것도, 병이 들어 시름시름 앓는 것도 일종의 여행인 셈이다. 때문에 타향과 타국을 넘나들다가도 다시금 내 생활의 보금자리로 돌아오는 것처럼, 혹독한 질병의 고통을 당하다가도 언제 아팠냐는 듯 건강을 되찾곤 한다. 그리고, 특히 어린이들에게서 더 현저하지만, 며칠 앓은 후에는 키가 훌쩍 크거나 정신적으로 훨씬 성숙해진다. 여행 후 세상을 보는 눈이 넓어지는 것처럼……

    2~3년 전 패키지 여행 상품을 선택해 중국 윈난 성(雲南省) 쿤밍(昆明) 시 근처의 '구향동굴(九鄕洞窟)'에 간 적이 있다. 석회암 동굴의 일종이었던 것으로 기억되는데, 우리나라 강원도의 동굴처럼 아기자기하고 올망졸망한 잔재미는 없었으나 크기만큼은 넓은 땅덩이를 닮아 엄청나게 컸다. 또

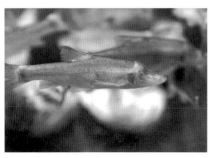

구향동굴의 맹목어

동굴 안에는 여느 동굴과 같이 개울이 흘렀는데, 구향동굴은 덩치에 걸맞게 개울의 정도를 넘어 하천에 버금가는 양상이었다. 관광가이드는 구석기 시대 이전 원시인들의 유물이 많이 출토된 유서 깊은 곳이라 했는데, 과연 1개 사단의 군대라도 거처로 삼기에 충분한 공간이었다.

그런데 구향동굴을 여행했던 추억의 열쇠는 다름 아닌 물고기이다. 동굴 속을 흐르는 하천에서 서식했다는 '맹목어(盲目魚)'라는 물고기! 사진이나 그림을 보지 않고 한자의 의미로만 따지면 그저 시력을 상실한 물고기 정도로 생각하겠지만, 이놈은 생김새가 너무나 특이해 어류(魚類)의 물고기보다는 오히려 포유류(哺乳類)의 돌고래를 연상시키게 만들었으니…….

다 아는 이야기지만 물고기의 형태는 동서고금을 통해 모두 엇비슷하다. 물론 가자미나 넙치처럼 평퍼짐한 모양의 물고기도 있지만 대개는 여객기 형태의 유선형 범주를 벗어나지 않는다. 그러나 구향동굴의 물고기는 유선형과는 한참 거리가 멀었다. 이마 부분이 완전히 잘려져 나가서, 멀리서 보면 주둥이가 튀어나온 흡사 돌고래의 모습이었던 것이다.

이 물고기에 대해 중국인들은 '맹목어'라 이름지었는데, 보다 정확하게 작명한다면 ― 문법적으로 옳을지 모르겠지만 ― '관시력뇌몰유적어(關視力腦沒有的魚)', 즉 시력과 관계된 뇌가 없는 물고기가 더욱 타당할 것 같다. 추측컨대 이 물고기는 그야말로 암흑천지의 동굴 환경에 장시간 놓이다 보니 시력을 점차 상실했고, 몇 세대를 거치면서 시력과 관련된 뇌가 퇴화되는 형태로 계속 진화했으며, 그 결과로써 뇌 용적의 줄어듦이 극심해 이마 부분이 납작하게 찌부러졌음에 분명하다.

　인간은 지구 상에서 운이 제일 좋고 또 가장 강한 존재이다. 그런데 "사람 팔자 운수 소관" 등에 통용되는 이 '운'이라는 말은 '음양오행(陰陽五行)'에 그 뿌리를 두고 있다. 잘 알다시피 목(木)·화(火)·토(土)·금(金)·수(水)를 일컬어 '오행(五行)'이라 하는데, 이 '오행'이 운동성을 가질 때 '오운(五運)'이라 칭하며, 이 '오운'을 약칭한 것이 바로 '운'이기 때문이다. 앞서 살펴본 대로 '운'은 식물 → 동물 → 인간으로 갈수록 좋고 또한 강하다. 땅에 뿌리를 박고 사는 식물에 비하면 자유롭게 자신의 의지대로 움직이는 동물이 훨씬 운이 좋은 것이다. 하지만 동물 역시 운수대통한 인간과 비교한다면 한참 열등하다. 이러한 운의 우열은 혹 이마의 발달 여부와 관계 있지 않을까?

　우리가 살고 있는 지구별에서 인간만큼 이마가 발달한 동물은 없다. 다른 동물들은 대개 납작하고 우묵한 이마를 가진 반면, 인간의 이마는 툭 불거진 모습이다. 인간의 이마는 인간만의 고등한 정신활동을 생산하는 뇌가 확장된 직접적인 결과물로 드러난 것이기 때문이다. 따라서 우리 인간은 발달된 이마를 가지면서부터 자체의 운을 강력히 발휘하며 자신을 천지자연 속에서 더욱더 발전시키지 않았을까?

　인간은 소우주인 까닭에, 또 인신은 소천지인 까닭에 천지 대자연을 지배하는 음양의 법칙은 인체에도 그대로 적용된다. 즉 음양을 잣대로 삼아 사람을 여러 가지로 재단할 수 있는 것이다. 예를 들어 사람을 남자와 여자로 나눌 수도 있고, 노인과 소아로 나눌 수도 있으며, 성년과 미성년으로 나눌 수도 있다. 또 정신과 육체로 구분할 수도 있고, 육체를 다시 머리와 몸통으로 구분할 수도 있으며, 몸통 역시 다시 배와 등으로 구분할 수도 있다. 이렇게 계속 미분(微分)해서 나아가면 한없을 정도인데, 우리는 이

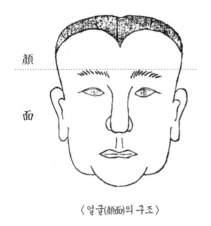

顔

面

〈 얼굴(顔面)의 구조 〉

러한 음양적 관찰법을 통해 대상의 본질을 보다 정확히 파악할 수 있다.

이렇게 하나를 둘로 쪼개기도 하고 둘을 다시 하나로 합치기도 하는 방법이 곧 음양에 입각한 동양적인 관찰법인데, 한의학을 위시한 동양의 거의 모든 학문 ―정치·의학·미술·건축·음악 등 ― 은 이 '음양'이라는 틀을 벗어나지 않는다. 한의학의 최고 경전인 『황제내경』에서도 "음양은 천지만물의 이치로서 삼라만상을 통제한다. 모든 변화를 일으키는 주체인 까닭에 살리고 죽이는 것이 여기서 나온다. 또한 신명이 깃들인 집이니, 인간과 삼라만상의 병은 반드시 음양의 조절을 통해 치료할 것이다"[56]라고 했으며, 공자도 『주역』의 계사전(繫辭傳)에서 "세상 만물의 이치, 즉 '도(道)'는 음양이다"[57]라고 밝혔다.

이제 다시 이마를 살펴보자. 알다시피 이마는 얼굴의 위쪽에 있다. 위와 아래를 하늘과 땅으로 비유하면, 즉 상하(上下)를 천지(天地)로 바꾸면, 이마는 하늘 부분에 있는 셈이다. 여기에 시적 감흥까지 더해지면, 누구라도 "이마는 하늘 정원이다"[58]라고 표현할 것인데, 덕분에 이마는 '하늘'이 갖는 상징성까지 지니게 된다. 관상을 보는 사람이 이마의 관찰을 통해 하늘로부터 부여받은 운, 곧 부모로부터 물려받은 운을 평가하는 것도 이런 연유이다.

---

56) 陰陽者 天地之道也 萬物之綱紀 變化之父母 生殺之本始 神明之府也 治病必求於本
57) 一陰一陽之謂道
58) 額爲天庭

고대의 지도지사(知道之師)들은 무한무형(無限無形)의 하늘[天]은 유한유형(有限有形)의 땅[地]에 의지하고, 유한유형의 땅은 무한무형의 하늘에 의존해서 온전한 천지(天地)를 이룬다고 생각했다. 그런데 인생허무를 통달해서인지 무한무형의 하늘에 더 후한 점수를 주었으니, 하늘을 논할 때는 '천간(天干)'이라는 부호를 사용했고 땅을 논할 때면 '지지(地支)'라는 부호를 사용했다. 나무에 비유한다면, 문자 그대로 하늘은 줄기[干늑幹]에 해당하고, 땅은 가지[支늑枝]에 불과하다고 여긴 것이다.

자식이 부모를 선택하기란 도통 불가능하니, 선천적으로 하늘로부터 부여받는 좋은 운, 곧 부모를 잘 만나는 것은 인생항로를 여행함에 있어서 참으로 중요하다. 하지만 하늘은 땅에 의지하고 땅은 하늘에 의존해서 천지를 이루는 것처럼, 선천적으로 아무리 좋은 운을 타고나더라도 후천적인 본인의 노력이 뒷받침되지 않으면 행복해질 수 없다. 분명 하늘은 줄기이고 땅은 가지에 불과할지라도, 충분히 성장해 분지가 이루어지면 이제는 스스로의 힘으로 독립된 나무의 모습을 갖추어야 하지 않겠는가?

그런데 이마에 해당되는 한자는 '액위천정'이라는 시구(詩句)에 들어 있는 '액(額)'뿐만이 아니다. 얼굴을 의미하는 것으로 알고 있는 '안면(顔面)' 중의 '안(顔)' 또한 이마라는 뜻이기 때문이다. 그리고 우리말 '얼굴'에 해당되는 한자어 '안면'에는, 위에서 언급한 동양의 음양적 관찰법이 고스란히 담겨져 있다. '안면'이란 용어는 눈썹을 기준으로 위에 있는 이마를 '안(顔)'이라 하고, 아래에 있는 눈·코·귀·입 부분을 '면(面)'이라 해서, 얼굴 전체를 다시금 음양으로 구분해 관찰했음으로부터 비롯된 것이기 때문이다.

재미있는 것은 똑같은 사람일지라도 어린이와 어른의 이마 크기가 다르다는 것이다. 어린이는 전체적인 얼굴에서 이마가 차지하는 비율이 큰 반면, 청년을 지나 성인이 되면 이마의 비율이 점차 줄어들기 때문이다. 어린

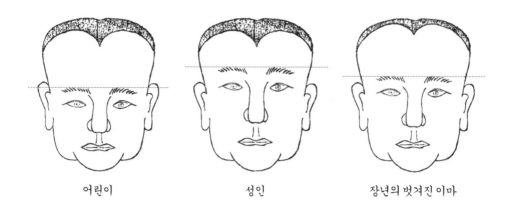

어린이　　　　　　　성인　　　　　　장년의 벗겨진 이마

〈나이에 따른 안면의 변화〉

이의 이마가 넓다는 것 또한 인생항로를 시작한 지, 하늘로부터 품부받은 지 얼마 되지 않았다는 의미로 해석할 수 있지 않을까? 물론 장년기에 접어 들면 다시금 이마가 넓어지는데, 사람에 따라서는 이마 부위를 가늠하기 힘든 대머리가 되기도 한다. 하지만 이때의 넓은 이마는 자신이 지금껏 살아온 인생에 대한 관록과 축적된 지혜를 의미하는 것일 게다.

　선천적으로 훤칠한 이마를 타고났다면 더할 나위 없이 좋겠지만, 그렇지 않다면 그늘지지 않고 주름살 없는 이마가 보기 좋다. 사소한 일에도 짜증을 부리며 잔뜩 찡그리기보다는 매사 긍정적으로, 낙천적으로 보듬어 감싸는 지혜가 필요하다.

11

얼굴
― 땀구멍(玄府)

땀은 현부(玄府)를 적셔준다

汗濡玄府 한유현부

강물이 얼 정도로 기온이 더욱 곤두박질치면, 춥다고 방에만 웅크리고 있던 시골 애들은 오히려 물 만난 물고기로 급변한다. 산간벽지에서 흔치 않은 굵은 철사를 용케 구해 만들어놓았던 썰매로, 보란 듯이 신나게 얼음을 지치기 때문이다. 강가로 줄달음치는 뒤통수 너머로 "숨구멍 조심하거라" 외치시는 부모님 말씀이 빠지지 않았건만, 얼음 지치는 재미에 푹 빠져들면 부모님의 걱정은 현실화되기 일쑤였다. 그리고 춥디추운 겨울날 얼음 구멍에 빠져 발가락이 떨어져 나가는 듯한 아픔을 겪고 나서는 저절로 외경심(畏敬心)이 솟아오른다. 직접 보지도 않으셨는데 얼음판의 숨구멍은 또 어찌 아셨을까 하는……

지금 생각해 보면, 얼어붙은 강물은 외관상 똑같아 보일지라도 얼음판의 두께는 강바닥의 지형 및 강물의 유속(流速)에 따라 다르게 형성되는 까닭에, 무쇠처럼 단단한 곳이 있는가 하면 그야말로 살얼음판인 곳도 있는 게 당연하다. 또 시골 어르신들이 얼음판 군데군데의 구멍을 두고 숨구멍이라 이름 지은 것은, 강물 역시 살아 숨쉬는 생명체로 간주한 것으로 여겨진다.

세상 만물 모든 것에는 구멍이 있다. 갓 태어난 신생아의 두개골이 완전히 봉합되지 않아 생긴 대천문(大泉門)·소천문(小泉門)의 숨구멍은 생명체인 까닭에 재론할 필요도 없지만, 엄연한 무생물인 지상의 각종 건축물역시 구멍이 있다. 보잘것없이 지어진 조그만 움막집이건, 문자 그대로 마천루 빌딩이건, 구멍에 해당되는 출입문 혹은 창문이 있는 것이다. 그리고이들 문이나 창으로 숨통이 트인 덕택에, 여러 가지 건축 구조물 또한 살아숨쉬는 생명을 부여받는다.

그런데 구멍이 있는 세상 만물 중 최고의 걸작을 꼽으라면 다름 아닌인간이라 할 수 있다. 컴퓨터의 프로그램이 업그레이드될수록 기능이 강화되고 버그가 줄어들듯이, 인간 또한 포유류 중에서 최고로 진화된 만물의영장이기 때문이다. 인간에게 뚫려 있는 구멍들의 기능을 자세히 관찰하면,이러한 사실은 더욱 뚜렷하게 드러난다.

엄마의 뱃속, 정확히 말해서 자궁에 있을 때는 오직 하나의 구멍뿐이다. 단단히 붙잡고 있는 생명줄, 탯줄밖에 없는 것이다. 하지만 10개월여정든 곳을 박차고 험한 세상으로 뛰쳐나오면, 탯줄이란 구멍은 배꼽으로이름이 바뀌며 폐쇄되고 대신 9개의 구멍이 본색을 드러낸다. 얼굴에 있는눈·코·귀·입의 7개 구멍, 즉 '칠규(七竅)'와 몸통에 있는 2개의 구멍, 곧 '전음(前陰)'과 '후음(後陰)'을 합쳐 도합 9개의 구멍 '구규(九竅)'가 탄생하는 것이다.

그럼 이들 구멍은 어떤 일을 하는가? 한마디로 하면 생명활동을 영위토록 하는 것이다. 사람이건 건축물이건 구멍이 있음으로 해서 살아 숨쉬는 생명을 부여받는다고 하지 않았던가? 흐르는 물 썩지 않고, 여닫는 문지도리 녹슬지 않듯이, 이 구멍들을 통해 끊임없이 내외의 소통이 이루어짐으로써 생명활동이 유지되기 때문이다.

원래 생명체는 어떤 의미에서 벽(壁; wall)을 가진 존재다. 자기(self)와 자기 아닌 것(non-self)을 구별하는 것이다. 나와 남을 구별해야만 내가 존재할 수 있기 때문이다. 하지만 역설적으로 벽의 '닫힌' 기능만 충실히 발휘해서는 삶을 꾸려나갈 수 없다. 타인과의 의사소통 및 정보교환 없이 혼자서만 살아갈 수는 없기 때문이다. 물론 소통과 교환의 통로는 당연히 벽 곳곳에 위치한 구멍이다.

인체에 뚫려 있는 구멍도 마찬가지이다. 얼굴에 있는 7개의 구멍과 몸통에 있는 2개의 구멍 역시 내·외부의 정보교환 및 의사소통의 역할을 성실히 수행함으로써 생명활동을 온전하게 유지토록 한다. 구멍도 구멍 나름인지라, 얼굴 부분의 '칠규'는 주로 외부의 새로운 것들을 받아들이고, 몸통부분의 '전·후음'은 대개 내부의 낡은 것을 내보내고 있지만, 어느 구멍 하나 의사소통·정보교환의 역할에서 벗어나지 않는다.

인체의 아홉 구멍인 '구규'는 외부의 정보를 받아들이는 한편 내부의 정보도 제공해 이른바 '항상성(恒常性; homeostasis)'을 유지할 수 있도록, 바꿔 말해 생명활동을 영위할 수 있도록 해준다. 벽으로 막히고 닫힌 인체를 구멍을 통해 소통시킴으로써 생명력을 불어넣는 것이다.

노후된 건축물이 허물어질 때에는 대문이나 창문이 먼저 망가지듯이, 인체 역시 노화가 진행되면 우선 구규에 이상 증상이 나타난다. 특히 얼굴에 있는 칠규, 즉 이목구비는 황혼기에 이르면 경계가 불분명해질 뿐더러 기능까지 엉뚱하게 변화된다. 평상시와는 정반대의 증상들이 나타나기 때문이다. 가령 울어도 눈물이 나오지 않더니 웃을 때 도리어 눈물이 흐르고, 코에선 늘 걸쭉한 콧물이 흐르며, 귀에서는 매미 우는 소리가 나는 것이다. 또 음식을 먹을 때는 입이 마르는 대신 잘 때에 오히려 침을 흘리고, 자신도 모르게 오줌을 찔끔거리며, 대변이 매우 굳지 않으면 설사를 해대곤 한다. 아울러 벌건 대낮에 졸음이 쏟아지는 반면 오밤중에는 정신이 또렷해져 잠이 오지 않는 것이다.[59]

눈·코·귀·입 7개의 구멍은 분명 얼굴에 있지만, 이목구비 칠규는 앞 장에서 설명했듯이 '안면(顏面)' 중의 '면(面)' 부분에 자리하고 있다. 얼굴, 즉 '안면'을 천지·상하의 음양적 관찰법을 적용하면, 눈썹을 경계로 하늘에 해당되는 위쪽이 이마 '안(顏)'이고, 땅에 비유되는 아래쪽이 낯 '면(面)'인 까닭이다. 무한무형(無限無形)의 뻥 뚫린 하늘에는 구멍을 만들 수도 또 만들 필요도 없지만, 유한유형(有限有形)의 답답한 땅에는 구멍이 있어야만 소통이 가능하기에, 이목구비는 '안면' 중의 '면' 부분에 위치하는 것이다.

얼굴의 이목구비에서 이루어지는 의사소통·정보교환은 몸통의 오장(五臟)에 근원을 두고 있다. 4종류의 구멍과 5종류의 장기(臟器)가 일대일로 대응하지 않아 의아하겠지만, '시청언동(視聽言動)'으로 요약되는 인간의 모든 행동은 몸속 오장에서 만들어지는 '기혈(氣血)'을 필요로 하니, 얼굴에서 이루어지는 '시청후미(視聽嗅味)'의 감각활동 또한 체내 오장과 밀접한 관련을 갖는다. 구체적으로는 얼굴의 눈[目]·혀[舌]·입[口]·코[鼻]·귀[耳]가 순서대로 각각 몸통 속의 간(肝)·심(心)·비(脾)·폐(肺)·신(腎)과 연관되기 때문에, 인체의 명당인 얼굴에 자리 잡은 이목구비의 형태만 보고서도 몸통 내부의 상황을 유추할 수 있는 것이다. 가령 귓구멍이 잘 뚫려 있어 잘

---

59) 年老 精血俱耗 平居 七竅反常 啼哭無淚 笑反有淚 鼻多濁涕 耳作蟬鳴 喫食口乾 寐則涎溢 溲尿自遺 便燥或泄 晝則多睡 夜臥惺惺不眠 此老人之病也

듣는다면 신장의 기능이 정상적으로 작동된다고 생각하고, 귀의 형태가 잘 들을 수 있는 모습이라면 신장이 선천적으로 강하게 형성되었으리라 추론하는 것이다.

그렇다면 인체에 있는 구멍은 이들 9개뿐일까? 그렇지 않다. 평상시에는 눈에 잘 띄지 않는 작은 구멍이 온몸에 걸쳐 있기 때문이다. 바로 땀구멍, 곧 '현부(玄府)'가 존재하는 것이다. 인간은 체온에 있어서도 36.5℃ 전후의 항상성을 유지하는 항온동물이다. 체온이 너무 높거나 낮으면 정상적인 생명활동을 영위할 수 없는데, 현부, 곧 땀구멍이 있음으로 해서 비교적 일정한 정도의 체온을 유지할 수 있다. 땀구멍을 때에 따라 알맞게 여닫음으로써, 다시 말해 현부의 적절한 개합(開闔)작용을 통해서 정상 체온을 유지하는 것이다.

그런데 하고많은 이름 중 왜 '현부'라 했을까? "땀으로 촉촉하게 적셔지는 곳이 곧 현부"[60]라는 구절 그대로 땀구멍인 만큼 차라리 '한공(汗孔 혹은 汗空)'이라 하면 더욱 쉬울 뿐만 아니라 의미도 확연해지는 것을……. 하지만 고대의 '지도지사'들이 땀구멍을 '현부'라 이름 지은 데에는 그만한 이유가 있다. 다 알다시피 한문의 입문서인『천자문(千字文)』은 하늘은 검고 땅은 누렇다는 의미의 "하늘 천 따 지 검을 현 누를 황(天地玄黃)……"의 구절로 시작되는데, 이 또한 고대의 현자들이 실상을 몰라서 이렇게 표현한 게 아니다.

현재 우리가 보는 하늘의 색깔은 그야말로 하늘색이지 검은색이 아니다. 옛사람이라고 하늘이 하늘색임을 몰랐을 리 만무하다. 그러므로 하늘이 검다고 한 것은 고대 현자들의 철학적 시각에서 비롯되었음을 알 수 있

---

60) 汗濡玄府

다. 색(色)에 대한 기본적 입장이 "색이란 본시 함부로 논할 수 있는 대상이 아니다"라는 입장인데다, 특히 하늘은 시시때때로 천변만화해서 한 가지 색으로 개괄할 수 없다는 시각! 따라서 '현부'라고 말할 때의 '현(玄)'에는 단순히 색깔의 차원을 넘어 심오한 작용이나 이치의 의미가 있다. 또 '부(府)'는 본래 문서나 재화를 넣어 두는 창고를 뜻하지만, 이를 확대 해석하면 사물이 모이는 곳을 의미한다. 결국 '현부'란 풀이한 그대로 "심오한 작용을 하는 곳"이다.

좁은 의미에서는 땀구멍만이 '현부'이지만, 넓은 의미에서는 '구규' 또한 '현부'이다. 그리고 내가 생명활동을 온전히 영위할 수 있는 것은 이목구비를 위시한 인체의 모든 구멍들이 '현부'라는 이름에 걸맞게 심오한 작용을 발휘해주는 덕택이다. 아울러 우리가 사는 세상이 이만한 모습을 갖출 수 있는 것 역시 '현부'처럼 눈에 띄지 않게 묵묵히 자기 할 일을 다 하는 분들이 계신 덕택일 것이다.

12

눈
— 눈(目)

눈은 오장육부의 정(精)이 모여 형성된 것이다

眼爲臟腑之精 안위장부지정

인간의 지혜와 지식이 결집된 인류 최초의 사업은 무엇일까? 두말할 것도 없이 농업이다. 자연에 대한 깨달음을 바탕으로 정착생활을 시작하며 일으킨 농업이야말로 인류 문화 발전의 원동력이었기 때문이다. 'culture'라는 영어 단어가 '문화'를 뜻하기도 하지만 "땅을 경작한다"는 의미도 있지 않은가? "농경은 천하의 근본이다"[61]라고 일컫는 것도, 드넓게 펼쳐진 땅과 그 땅에 조화를 일으키는 하늘의 움직임을 잘 조화시켜야 농사가 가능하기 때문이다.

농사는 하늘과 땅을 잘 파악해야 하지만, 그에 못지 않게 엄청난 노동력 또한 뒷받침되어야 한다. 특히 해방 이후 1980년도까지 농가에 소득

---

61) 農者天下之大本也

의 대부분을 안겨주었던 벼농사는 더더욱 손이 많이 든다. 어렸을 적 부모님께서 밥을 한 톨이라도 흘리면 벼락 맞아 죽는다고 그토록 주의를 주신 것은, 쌀 한 톨 한 톨에 맺힌 농민들의 땀방울을 귀하게 여기신 까닭이리라!

먼저 4월 초순경 좋은 볍씨를 골라 못자리에 파종을 한다. 이후 40여일 동안 물·온도·비료·병충해 등을 관리하며 모를 기른다. 또 한편으론 벼를 본격적으로 키워야 하는 논을 깊게 갈아 뿌리가 잘 생육할 조건을 만든다. 모가 알맞게 자라면 5월 중순 무렵에는 모내기를 시작한다. 이번에는 물과 비료를 적절히 줌과 동시에 벼 주위에 기생하는 생명력 질긴 잡초를 솎아낸다. 물론 이 작업은 뙤약볕 아래에서 하는 경우가 다반사다. 삼복더위를 마다 않고 땀과 수고를 아끼지 않으면, 아침저녁으로 서늘한 기운이 느껴질 때쯤 드디어 이삭이 올라온다. 그리고 추석이 지나면, 가을 들녘이 온통 황금빛으로 넘실넘실 춤을 춘다.

병충해와 기상이변에 조마조마 마음 졸였던 농민들의 얼굴은 이때서야 비로소 웃음꽃이 핀다. 하지만 웃음도 잠깐 다시 벼 베기를 서둘러야 한다. 도랑을 쳐서 물 빼기를 한 다음 익숙한 낫 놀림으로 벼를 베어댄다. 벼베기가 끝난 벼들은 탈곡기를 통해 낟알을 채취하는데, 낟알은 재차 멍석에 널어 말려야만 한다. 말린 벼 낟알이 다시 방앗간으로 보내지면, 사람·소·물의 힘을 이용한 디딜방아·연자방아·물레방아에서 방아를 찧게 된다.

1960년대 이후에는 전기의 힘으로 방아를 찧었다. 그래서 이전까지는 껍질만을 벗긴 까닭에 누렇다 못해 거무튀튀한 색의 현미(玄米)를 얻었는데, 정미(精微)롭게 찧는[搗] 이른바 '도정(搗精)' 작업이 가능해짐에 따라 새하얀 '정백미(精白米)'가 탄생했다. 덕택에 방앗간 또한 '정미소(精米所)'라는 새 이름을 얻었는데, 요즘엔 건강 운운하며 다시금 현미 섭취 바람이 불고 있다. 아무튼 쌀은 농부가 근 6개월의 피땀을 흘린 과정의 결과물로 탄생한 것이니, 같은 사람으로서 어찌 함부로 허비할 수 있겠는가?

쌀 한 톨이 만들어지기까지는 이렇게 숱한 과정이 얽혀 있다. 농부가 흘리는 땀방울은 물론이고, 벼 내부에서조차 뿌리·줄기·잎사귀 가리지 않고 모두 긴밀히 협동했던 까닭에 쌀이라는 결과물을 탄생시킨 것이다. 어찌 쌀뿐이랴! 지구 상의 모든 생명체는 그 생명체를 구성하는 각각의 부분들이 유기적으로 상호 밀접하게 협조하여 생명활동을 영위하는 것 아니겠는가?

이렇게 많은 부분이 하나의 목적 아래 통일되어 부분과 전체가 필연적 관계를 가지는 조직체를 유기체라 하는데, 인체에서는 얼굴 위쪽에 자리 잡은 '눈'이 유기체라는 말에 가장 합당한 기관이다. 눈으로 볼 수 있다는 것은 인체의 모든 기관들이 진정 '유기적'으로 협동해야만 가능하기 때문이다.

시청언동(視聽言動)으로 요약되는 인간의 모든 행동은 그 행동을 뒷받침하는 에너지원을 필요로 한다. '소천지'인 사람은 자연스럽게 하늘과 땅에서 에너지원을 섭취하니, 무형(無形)의 천기(天氣)는 코[鼻]로 받아들이고, 유형(有形)의 지기(地氣)는 입[口]으로 삼켜 체내에서 유무형의 기혈(氣血)을 생성함으로써 일거수 일투족 모든 행동의 바탕을 마련하는 것이다. 이렇게 만들어진 기혈은 인체 내 기혈 소통 도로망인 십이경맥(十二經脈)과 삼백육십오락(三百六十五絡)을 통해 전신으로 퍼지는데, 몸통 속 오장육부(五臟六腑)에서 정미(精微)롭게 형성된 정기(精氣)는 얼굴에 펼쳐진 이목구비 중 제일 먼저 눈으로 올라간다[62]. 물론 시각을 수용하는 눈은 얼굴의 앞쪽에 있지만, 시력을 형성하는 통로는 뒤통수 아래에 있어서[63] 펴치기들에게

---

62) 五藏六府之精氣 皆上注於目 而爲之精
　　人之十二經脉 三百六十五絡 其血氣 皆上於面而走空竅 其精陽氣 上走於目而爲睛
63) 目系 上屬於腦 後出於項中

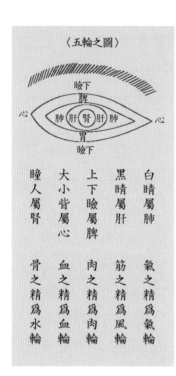

〈五輪之圖〉

瞼下
脾
心 肺 肝 腎 肝 肺 心
胃
瞼下

瞳人屬腎	大小眥屬心	上下瞼屬脾	黑睛屬肝	白睛屬肺
骨之精爲水輪	血之精爲血輪	肉之精爲肉輪	筋之精爲風輪	氣之精爲氣輪

목덜미를 가격할 빌미를 제공하지만…….

우리는 시·청·후·미·촉의 오감을 통해 외부의 정보를 수집하지만, 역시 제일 중요한 감각은 시각이다. 오감 중에서 시각이 으뜸이라는 것은 인간이 외부 정보를 수집할 때 80% 이상을 시각에 의존한다는 것만 봐도 알 수 있다. 이런 까닭에 현대 사회는 모든 면에서 시각적 효과를 극대화하는 쪽으로 발전해 가는 것이다. 우리나라 속담 또한 "몸이 1,000냥이면 눈이 900냥"이라고 하지 않았던가? 그러나 단연 최고봉은 두말할 나위 없이 "장구(長久)하다"는 표현이다.

길고 오랜 시간을 의미하는 '장구'라는 용어는 본디 '장생구시(長生久視)'에서 비롯된 것인데, '장생구시'란 문자 그대로 불로장생의 생명작용[長生]과 오래 본다는 시력[久視]이 동급임을 의미하기 때문이다.

인체의 모든 기관들이 그야말로 '유기적'으로 협동해서 이루어지는 시각! 그리고 그 시각이라는 감각을 수용하는 눈! 이 눈에서 우리는 근대 이후 지구 최대의 축제라 일컫는 올림픽 제전을 감상할 수 있다. 올림픽 때 지구의 다섯 대륙을 상징하는 오륜기를 볼 수 있듯이, 눈에서 몸통 속 오장(五臟)과 연관된 '오륜(五輪)'을 관찰할 수 있기 때문이다.

먼저 흰자위는 폐(肺)에 속하고, 폐는 우리 몸의 '기운[氣]'을 주관하니, 이 기운의 고갱이가 기운의 바퀴인 '기륜(氣輪)'이다. 둘째, 검은자위는 간(肝)에 속하고, 간은 우리 몸의 '힘줄[筋]'을 주관하니, 이 힘줄의 고갱이가 풍의 바퀴인 '풍륜(風輪)'이다. 셋째, 위아래의 눈꺼풀은 비(脾)에 속하고, 비는 우리 몸의 '살[肉]'을 주관하니, 이 살의 고갱이가 '기육(肌肉)'의 바퀴인 '육륜(肉輪)'이다. 넷째, 눈구석과 눈 꼬리는 심(心)에 속하고, 심은 우리 몸의 '피[血]'를 주관하니, 이 피의 고갱이가 피의 바퀴인 '혈륜(血輪)'이다. 마지막으로 눈동자는 신(腎)에 속하고, 신은 우리 몸의 '뼈[骨]'를 주관하니, 이 뼈의 고갱이가 물의 바퀴인 '수륜(水輪)'이다[64].

이렇게 다섯 가지 바퀴가 하나로 합쳐지고, 각각의 바퀴와 연관된 몸속 오장이 맡은 바 소임을 다하는 까닭에, 우리는 '눈'이라는 모양새를 만들 수 있고, 또 그 눈을 통해 세상만사 모든 것을 관찰할 수 있다[65]. 즉 눈을 구성하는 오륜(五輪)은 오장(五臟)의 변형에 다름 아니니, 간·심·비·폐·신 오장이 각각의 역할을 충실히 수행한 덕택에 그토록 중요한 '시력'이 형성되는 것이다. 따라서 눈은 인체 오장육부의 정미로운 기운이 한데 집결된 곳이며, 한 걸음 더 나아가 생명현상 또한 직접적으로 드러나는 곳이다[66].

원래 생명현상이란 밖으로는 비우호적인 세력의 침입에 대비해 방위(防衛)에 힘쓰고, 안으로는 자신이 지닌 기운을 잘 운영(運營)하는 것에 지나지 않는다. 즉 외부적으로는 '위기(衛氣)'를, 내부적으로는 '영기(營氣)'를 조절하는 '영위작용(營衛作用)'에 불과한 것이다. 또 생명현상이 발휘되기 위해서는 외부로부터[外] 에너지원을 받아들이는[入] 한편 내부에[內] 쌓인 노폐물을 내보내야 하며[出], 그 과정에서 형성된 정미로운 기운을 머리끝

---

64) 白睛屬肺 肺主氣 氣之精爲氣輪, 黑睛屬肝 肝主筋 筋之精爲風輪, 上下瞼屬脾 脾主肉 肉之精爲肉輪, 大小眥屬心 心主血 血之精爲血輪, 瞳人屬腎 腎主骨 骨之精爲水輪

65) 五藏六府之精氣 皆上注於目而爲之精 精之窠爲眼 骨之精爲瞳子 筋之精爲黑眼 血之精爲絡其窠 氣之精爲白眼 肌肉之精爲約束裹擷 筋骨血氣之精而與脉系 上屬於腦 後出於項中

66) 五藏六府之精氣 皆上注於目, 目者 五藏六府之精也

에서 발끝까지[上下] 오르내리도록[升降] 해야 한다. 곧 내외상하(內外上下)에 따른 '승강출입(升降出入)'의 대사가 필요한 것이다. 물론 혼백(魂魄), 정신(精神), 의지(意志) 등등의 정신작용 역시 '승강출입'의 대사에 의해 각각 간·신·비·폐·신 오장에 둥지를 틀게 된다[67].

눈은 이렇게 인체 오장육부의 정기(精氣)가 모여드는 곳일 뿐만 아니라, 체내에서 이루어지는 '영위혼백(營衛魂魄)'의 대사 작용이 밖으로 드러나는 부위이다[68]. 때문에 우리는 눈 하나만을 관찰하고서도 그 사람의 육체적 건강상태는 물론 정신적·감정적 변화까지도 헤아릴 수 있다. 토끼 눈마냥 시뻘겋게 충혈되거나 백태(白苔) 같은 것이 눈동자를 덮고 있는 사람을 두고 건강하다고 느낄 수는 없지 않은가?

세상만사 모든 것이 음양을 벗어나지 않으니, 눈도 예외가 아니다. 그럼 하나를 둘로 쪼개기도 하고, 둘을 다시 하나로 합치기도 하는 이른바 '음양'적 관찰법으로 눈을 파악해 보자. 눈을 음양으로 나누면 눈동자와 검은 부위는 안쪽에 위치해 음(陰)에 속하고 흰자위와 붉은 핏줄은 밖에 자리잡아 양(陽)에 속한다[69]. 그런데 부모가 있어야 '나'라는 인간이 세상의 빛을 보듯이, 눈도 음과 양이 힘을 합쳐야 오장육부의 정기가[精] 밝게[明] 작용할 수 있다[70]. 눈 역시 음양의 조화를 통해서 '시력'을 형성하는 것이다.

이런 까닭에 한의학에서는 '시력'을 특별히 '정명(精明)'이라 일컫는다. 오장육부의 정기[精]가 한데 모여 밝게 작용하는[明] 덕택에, 흑백과 장단에 따른 삼라만상의 형색을 살필 수 있기 때문이다. 혹자는 의문을 제기할

---

67) 肝藏魂 心藏神 脾藏意 肺藏魄 腎藏精與志
68) 目者 五藏六府之精也 榮衛魂魄之所常營也
69) 瞳子黑眼法於陰 白眼赤脉法於陽也
70) 陰陽合傳 而爲精明也

것이다. 우리나라의 대표 한의서인『동의보감』에서는 머리를 '정명'이 깃든 곳[71]이라고 명시했는데, 어찌 다시 '시력'을 '정명'이라고 말하느냐고……

일견 모순되는 듯하지만 여기에는 그럴만한 이유가 있다. 우선 머리를 '정명지부(精明之府)'라 일컫는 것은 머리 내부에서 이루어지는 사유의 기능 때문이다. 반면 시력을 '정명'이라 하는 것은 머리가 올바른 판단을 할 수 있게끔 외부 상황에 대한 결정적 정보를 제공하기 때문이다. 즉 인간의 모든 행동은 시·청·후·미·촉의 오감으로 받아들인 외부의 정보를 바탕으로 머리에서 최종적으로 판단한 뒤 실천에 옮기는 바, 머리의 올바른 판단은 대부분 시각의 밝은 정보에 의존하기 때문에 머리와 눈 모두 '정명'이라 하는 것이다. 아니 이렇게 복잡하게 설명하기보다는 눈이 '밝고', 사리분별이 '밝다'는 말에서 공통점을 발견하는 것이 더 나을 듯하다.

명실상부한 눈이라면 항상 밝게 빛나야 한다. 초점 없이 게슴츠레 뜨기보다는 소위 "안광(眼光)이 지배(紙背)를 철(徹)할" 정도로 환한 눈빛을 띠어야 한다. 그리고 이왕이면 상대방이 눈치를 살피게끔 잔뜩 째려보기보다는, 보는 사람 가슴까지 훈훈해질 수 있도록 맑고 영롱한 눈망울을 간직해야 한다.

---

71) 頭者 精明之府

13

눈
— 눈의 질환
눈병은 화열(火熱)에 의해 발생한다

眼無火不病 안무화불병

인체는 몸통의 오장을 기초로 구성된다. 오장은 이미 알고 있듯이 간(肝)·심(心)·비(脾)·폐(肺)·신(腎)의 다섯 장기(臟器)인데, 이번에는 이 오장에 음양의 가장 기초적 법칙인 내외상하(內外上下)에 따른 구분법을 적용시켜 보자.

우선 '폐(肺)'는 오장 중에서 제일 높은 곳에 자리하면서 나머지 장기들을 감싸 안는 모양이다. 따라서 내외상하로 구분하면 '폐'는 위[上]와 바깥[外]에 해당된다. 그런데 사지 몸통을 횡단면으로 관찰하면 가장 바깥쪽은 살가죽인 '피부(皮膚)'로 이루어져 있으니, 이를 한의학에서는 "폐는 피부와 합한다"라고 일컫는다. 물론 피부를 뚫고 나온 터럭도 포함시키는 것은 당연하다[72].

둘째 '심(心)'은 폐 바로 밑에 위치하면서 폐에 둘러싸여 있으니, 폐보다는 못하지만 비교적 위와 바깥쪽에 해당된다. 또 사지를 횡단해서 '심'에 비견되는 것을 찾으면 끊임없이 박동하는 '맥(脈)'이 자리 잡고 있으니, 이를 일러 한의학에서는 "심은 맥과 합한다"라고 이야기한다[73].

셋째 '비(脾)'는 분명 횡격막 아래에 자리하지만 다섯 장기 중에서는 가운데에 해당되므로 '중주(中洲)'라 칭하기도 한다. 시적인 냄새가 물씬 풍기는 "가운데에 있는 노란 정원"이란 의미의 '황정(黃庭)' 역시 '비'의 또 다른 별명인데, 위치적으로 중앙에 자리 잡은 만큼 안과 밖의 중재자에 해당된다. 마찬가지로 인체의 조직 중에서는 늘었다 줄었다 변화막심한 살덩어리가 '비'에 해당되니, 이를 한의학에서는 "비는 살덩어리 '기육(肌肉)'과 합한다"라고 설명한다[74].

넷째 '간(肝)'은 '신(腎)'보다는 못하지만 비교적 아래쪽에, 또 안쪽에 사리하는데, 우리 몸에서는 뼈 바로 바깥인 '힘줄[筋]'에 비할 수 있으니, 한의학에서는 "간은 힘줄과 합한다"라고 파악한다[75].

마지막으로 '신(腎)'은 오장 중에서 가장 낮은 곳에 자리 잡으면서 뱃속 깊숙이 박혀 있다. 따라서 내외상하로 구분하면 '신'은 아래[下]와 안[內]에 해당되는데, 사지 몸통을 횡단면으로 관찰했을 때에는 '뼈[骨]'가 제일 깊은 곳에 위치하니, 한의학에서는 "신은 뼈와 합한다"라고 설명한다[76].

가슴과 배는 횡격막에 의해 위·아래, 즉 천지상하(天地上下)가 구분되므로 중앙에 위치한 '비'를 제외한 나머지 4장을 음양으로 구분하기란 그리

---

72) 肺之合皮也 其榮毛也(素問·五藏生成篇), 肺 其華在毛 其充在皮(素問·陰陽應象大論) 肺主身之皮毛(素問·痿論)

73) 心之合脈也 其榮色也(素問·五臟生成篇)

74) 脾之合肉也 其榮脣也(素問·五臟生成篇)

75) 肝之合筋也 其榮爪也(素問·五臟生成篇)

76) 腎之合骨也 其榮髮也(素問·五臟生成篇)

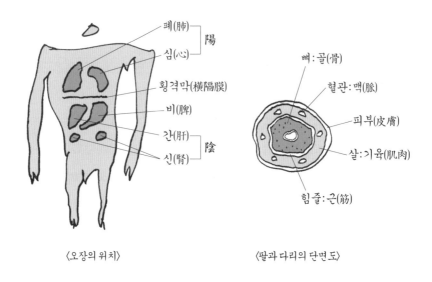

〈오장의 위치〉 〈팔과 다리의 단면도〉

어렵지 않다. 두말할 것도 없이 횡격막 위의 '폐'와 '심'은 양(陽)에 속하고, 횡격막 아래의 '간'과 '신'은 음(陰)에 해당되기 때문이다. 그런데 음양이란 잣대를 다시 한 번 들이대어 양에 속하는 폐와 심 중 '양중의 양(陽中之陽)'은 무엇이고, 음에 속하는 간과 신 중 '음중의 음(陰中之陰)'은 무엇일까?

정답부터 말하면 폐와 심은 모두 양에 속하지만 '양중의 양'은 심이고 '양중의 음(陽中之陰)'은 폐이며, 마찬가지로 간과 신은 모두 음에 속하지만 '음중의 음'은 신이고 '음중의 양(陰中之陽)'은 간이다. 혹 내외를 염두에 두고 판단했던 분들은 간과 신은 당연하다 치더라도 심과 폐는 바뀐 것 아니냐고 의아해 할 것이다. 폐가 심을 감싸고 있다는 사실, 즉 안팎으로만 따지면 일견 맞는 것 같지만, 이는 오답이다. 이해를 돕기 위해 예를 들어보자.

대부분의 주식회사는 주인이 둘이다. 50% 이상의 주식을 소유한 진짜 주인, 사주(社主; owner)와 지분은 없거나 적지만 회사 경영의 책임자인 가짜 주인, 사장(社長; CEO)이 있는 것이다. 이렇게 회사의 주인을 내외로 나누지 않고 진위(眞僞)로 구분하는 것은, 두 주인이 일심동체가 아닌 완전한 남남이기 때문이리라! 아무튼 회사의 주인은 겉으로는 사장이지만 속으로는 사주인 까닭에, 사장은 항상 분주하게 일하지만 사주는 꼭 필요한 경우만 권리를 행사하며 외견상 잘 드러나지 않는다.

인체에서의 폐와 심, 간과 신의 경우도 마찬가지이다. 폐와 심 모두 양에 속하지만 진짜 양은 겉의 폐가 아니라 속의 심인 까닭에, 심은 '양중의 양'이고 폐는 '양중의 음'이 되는 것이고, 간과 신 모두 음에 속하지만 진짜 음은 겉의 간이 아니라 속의 신인 까닭에, 신은 '음중의 음'이고 간은 '음중의 양'이 되는 것이다. 앞서 예로 든 회사에 비유하면 심은 양의 '사주'이고 폐는 양의 '사장'이며, 신은 음의 '사주'이고 간은 음의 '사장'인 것이다.

그런네 몸통의 오상을 횡격막을 기준으로 상하의 심·폐와 간·신의 음양으로 나누고, 이를 재차 내외를 근거 삼아 양중지양·양중지음 등으로 구분하는 까닭은 무엇인가? 그 이유는 이러한 음양적 관찰이 눈의 질환을 이해하는 데 상당한 도움이 되기 때문인데 그에 앞서 눈에 대한 파자(破字) 풀이부터 살펴보자. 이전에 설명한 바 있는 우리말 '얼굴'과 한자어 '안면(顔面)'에 대한 이야기 ─ 눈썹을 기준으로 위의 '안(顔)'과 아래의 '면(面)'으로 나뉜다는 ─ 를 떠올리며 '눈'에 대한 한의학 용어 '안목(眼目)'을 분석해 보는 것이다.

'안목'은 눈 안(眼)과 눈 목(目)이 결합된 용어로서, 사전적 의미는 '사물을 보고 분별하는 견식'을 말한다. 그런데 한자의 6분류 중 '눈 목'은 눈의 형상을 본뜬 상형(象形)문자이고, '눈 안'은 눈[目]이 바라보는 대상에 가서 그친 것[艮 ≒ 止]을 의미하는 회의(會意)문자이다. 아름다움과 추함을 구분하는 능력을 '심미목(審美目)'이라 하지 않고 '심미안(審美眼)'이라 일컫는

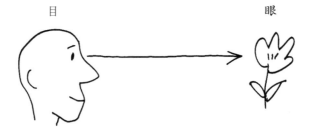

目   眼

것은 이런 까닭이다. 따라서 '안목'이란 용어는 눈이라는 '본체[體]'와 그 눈
의 '작용[用]'을 모두 포괄하는 말이다.

　　눈의 질환은 당연히 '안'과 '목', 즉 눈 자체뿐만 아니라 눈의 작용에도
이상이 발생한 모든 병을 말하는데, 우리는 역으로 눈의 질환을 형태에 변
화가 초래되는 병과 형태에는 큰 변화가 없으면서 작용에 지장이 온 병으
로 구분할 수 있다. 즉 외부적인 눈의 형태에 이상을 야기하면서 눈의 작용
에도 문제가 생기는 '외장(外障)'과, 눈의 외부 형태는 큰 이상이 없으면서 주
로 눈의 효용에 장애가 발생하는 '내장(內障)'으로 분류하는 것이다.

　　'외장'으로 분류되는 병을 『동의보감』에서 발췌하면, 눈에 핏발이 서
서 붓고 아픈 경우[眼赤腫痛], 눈에 쓸데없는 살이 자라나 눈을 덮는 경우
[努肉攀睛], 눈꺼풀이 헐면서 부어 눈동자를 덮는 경우[兩瞼粘睛], 눈에 백태
와 같은 것이 생겨 시력장애를 유발하는 경우[膜入水輪], 눈꺼풀에 좁쌀 같
은 것이 생기는 경우[瞼生風粟], 눈에서 고름이 나오는 경우[漏睛膿出], 눈동
자 앞에 점이 생겨 마치 바닷게의 눈과 같이 튀어나오면서 아픈 경우[蟹睛
疼痛], 눈이 비뚤어져 눈물이 하염없이 나오는 경우[風起喎偏], 눈에 타박상
을 입은 경우[被物撞打], 눈에 티가 들어간 경우[眯目飛塵飛絲], 유행병으로
눈이 깔깔해져 눈을 뜨지 못하는 경우[暴風客熱], 사팔뜨기[通睛] 등을 들

수 있다. 이들 '외장'의 병들은 겉으로 드러난 외부 형태에 이상이 있으면서 시력장애를 초래하므로, 한의학에서는 '양(陽)'에 속하는 병으로 판단하며 '양'의 일을 맡아보는 '폐(肺)'에 해당되는 병으로 이해한다[77].

'외장'의 원인은 "눈은 화(火)가 없으면 병들지 않는다"[78]라는 말처럼 대부분 '화(火)'와 '열(熱)' 때문에 발생한다. 그리고 '외장'이 비록 '폐병'이라고 했지만 폐는 가짜 주인에 불과하므로, 사실은 진짜 주인인 심장이 지나치게 화열(火熱)의 압박을 받았기 때문이다. 즉 폐가 심장을 대신해서 일을 하다가 역부족이 되자 심장이 전면에 나선 것이다. 따라서 치료 시에는 당연히 '심폐'의 '화열'을 해소하는 차고 쓴맛을 가진, 곧 고한(苦寒)한 약물 위주로 처방을 구성한다.

한편 '내장(內障)'으로 분류되는 병으로는 밤만 되면 시력이 떨어지는 경우[肝虛雀目], 갑자기 어지럽고 눈에 별이 반짝거리면서 심하면 쓰러지는 경우[靑風], 눈이 건조해 깔깔한 경우[澁瞖], 하나의 사물을 보았는데 둘로 보이는 경우[視一物爲兩], 눈이 침침해지는 경우[肝虛目暗] 등을 들 수 있다. 이들 '내장'의 병들은 눈의 형태에는 큰 이상이 없으면서 시력장애를 가져오므로, 한의학에서는 '음(陰)'에 속하는 병으로 판단하며 음의 일을 맡아보는 '간(肝)'에 해당되는 병으로 이해한다[79].

'내장'은 '외장'과 정반대의 원인에 의해 발생한다. 즉 '외장'은 '화열'이 지나치게 항성(亢盛)한 탓인 반면, '내장'은 대부분 '정혈(精血)'의 부족에 기인하기 때문이다. 그리고 '내장'이 비록 '간병'이라고 했지만 간 역시 가짜 주인에 불과하므로, 사실은 진짜 주인인 신이 '정(精)' 부족의 압박을 많이

---

77) 外障者 肺病也
78) 眼無火不病
79) 內障者 肝病也

받았기 때문이다. 즉 간이 신을 대신해서 일을 하다가 역부족이 되자 신이 전면에 나선 것이다. 따라서 치료 시에는 당연히 '간신'의 부족한 '정혈'을 보충해 주는 따뜻하고 단맛을 가진, 곧 감온(甘溫)한 약물 위주로 처방을 구성한다[80].

---

80) 內障 屬血少神勞腎虛也 宜養血補水安神以調之

'14

귀

― 귀(耳)

맑은 양(陽)은 팔·다리를 채우고 탁한 음(陰)은 오장으로 주입된다

清陽實四肢 濁陰走五臟 청양실사지 탁음주오장

'신화(神話; myth)'란 본래 우주에 대한 인간의 생각에서 비롯된다. 문자 그대로는 '신[神]의 말씀[話]'이지만, 신(God)이라는 절대자 역시 우리 인간들의 사유에 의해 탄생하기 때문이다. 세계 곳곳의 수많은 신화에는 오랜 세월을 통해 쌓아온 그 지역 사람들의 지혜가 농축되어 있기 마련이어서, 신화는 현세를 살아가는 우리들에게 새로운 발상의 보고로 작용한다. 우리나라의 대표적 신화는 '단군신화'인데, '우리 것'에 대한 이해의 폭도 늘릴 겸, 민족의 기원에 관한 개국신화의 대강을 살펴보자.

"옛날 환인천제(桓因天帝)가 널리 인간 세상에 이익을 끼칠만 한 곳을 발견하고 아들 웅(雄)으로 하여금 천부인(天符印) 3개를 가지고 내려가 통치하게 했다. 이에 환웅(桓雄)은 무리 삼천을 거느리고 태백산 신단수(神壇樹) 아래에 내려와서 신시(神市)를 건설했다. 환웅천왕(桓雄天王)은 풍백(風

伯)·우사(雨師)·운사(雲師)를 지휘해 곡식(穀)·생명(命)·질병(病)·형벌(刑罰)·선(善)·악(惡) 등 세상의 360여 가지 일을 다스렸다. 이때 곰과 범 각각 한 마리가 굴속에 살면서 사람이 되기를 간청했는데, 환웅은 쑥 한 줌과 마늘 스무 쪽만을 먹으며 100일 동안 햇빛을 보지 않으면 사람의 모양을 얻으리라 말했다. 호랑이는 실패한 반면 끈질긴 곰은 그대로 해서 여자가 되었고, 웅녀(熊女)는 매일 신단을 향해 아이 가지기를 원했던 바, 환웅이 남자의 몸으로 가화(假化)해서 웅녀와 결혼해 단군왕검(檀君王儉)을 낳았다. 이후 단군은 평양성(平壤城)에 도읍을 정하고 나라를 조선(朝鮮)이라 일컬으며 1,500년 동안 나라를 다스렸다."

홍익인간의 건국이념이 간직된 이 단군신화를 한의학의 관점으로 바라보면 네 가지 한약재가 금방 떠오르게 된다. 호랑이의 앞정강이 뼈 '호경골(虎脛骨)', 곰의 쓸개 '웅담(熊膽)', 쑥의 잎사귀 '애엽(艾葉)', 그리고 마늘인 '대산(大蒜)'이 연상되는 것이다. 내친김에 이들 4종 한약에 대해서도 일별해 보자.

동물원에서 호랑이를 구경하면, 잠잘 때 빼고서는 항상 어슬렁거리는 걸 볼 수 있다. 지배 영역을 공고히 하고자 함인지 한곳에 느긋하게 머물지 못하고 늘 주유하며 자신을 과시하는데, 범 무서운 줄 모르는 하룻강아지가 잘못 설쳐대면 '어퍼컷' 한 방에 모든 게 끝장난다. 호랑이의 힘이 뭉쳐져 있는 앞정강이 뼈는 웬만한 망치로도 깨뜨리지 못할 만큼 단단한 까닭이다. 이런 연유로 호랑이[虎] 앞정강이[脛] 뼈[骨], 곧 '호경골(虎脛骨)'은 힘줄과 뼈를 튼튼히 하고 뼛속까지 느껴지는 찬바람을 몰아내는[强筋骨 去風寒] 효능을 발휘한다. 물론 지금은 CITES[81]에 따라 사용할 수도 없고, 사용해서도 안된다.

백수의 제왕으로 포효하는 호랑이와 달리 곰은 우직한 동물의 대명사다. 어둡고 깊은 동굴 속에 처박혀 맵고 쓴 마늘과 쑥만을 먹으면서도 인간이 되고자 했던 곰의 지혜로운 선택은 '대지약우(大智若愚)'임이 틀림없는데, 끈기와 의지로 대표되는 곰의 특성은 와신상담의 고사성어처럼 쓸개에서 찾을 수 있다. 매 순간 치밀어 오르는 열기(熱氣)를 잠재우고, '도중하차'라는 독소와도 같은 유혹을 떨칠 수 있었던 것은 곰[熊]의 쓸개즙[膽汁], 곧 '웅담(熊膽)'이 한약 중에서는 둘째가라면 서러울 정도로 차갑고 쓰디쓴 [苦寒] 기미(氣味)를 가졌기 때문이다. 이런 까닭에 웅담은 신체에 필요 이상으로 많아진 열이 독소로 작용할 때 열을 식히고 해독하는[除熱 解毒] 효능을 발휘하며, 아울러 눈을 밝게 하고[明目] 경풍이나 간질 등을 치료하는[治驚風癲癇] 것이다.

쑥과 마늘은 일상에서 음식재료로 사용되기 때문에 호랑이 뼈나 곰 쓸개보다 훨씬 친숙하다. 한약'명으로 '대신(大蒜)'이라 칭하는 마늘은 맵고 따뜻한[辛溫] 기미를 가지고 있어서 소화에 많은 도움을 주는데, 특히 고기를 잘 소화시켜서[消肉穀] 삼겹살이라도 구워먹을 때에는 절대 빠지지 않는다. 아울러 살충 및 해독작용이 뛰어나 살이 헌 데에는 찧어서 환부에 바르는 외용약으로도 쓰인다. 근래 세계를 공포에 떨게 만들었던 중증 급성 호흡기 증후군(SARS; Severe Acute Respiratory Syndrome)에 한국인들이 잘 걸리지 않는 것이 마늘 덕택이라는 보고까지 겹쳐서 건강식품으로서의 가치가 더욱 상승하고 있다.

마지막으로 쑥은 약간 쓰고 매우며 따뜻한[微苦辛溫] 기미를 갖는데,

---

81) CITES(Convention on International Trade in Endangered Species of wild fauna and flora; 멸종위기에 처한 동·식물 교역에 관한 국제협약) : 세계적으로 야생 동식물의 불법거래나 과도한 국제거래로 인해 많은 야생 동식물이 멸종위기에 처함에 따라, 국제적인 환경보호 노력의 일환으로 1973년 미국 워싱턴에서 세계 81개국이 참여해 체결된 협약으로 우리나라는 1993년에 가입했다.

한의학에서는 쑥 잎사귀를 애엽(艾葉)이라 일컫는다. 애엽은 "모든 병을 쑥 뜸으로 징계(懲戒)한다"[82]라고 할 정도로 뜸 치료법에서 절대적으로 필요한 약인데, 내복 시에는 제반 부인과질환에 응용 빈도가 높다. 몸이 허약하고 차가운[虛寒] 탓에 일어나는 출혈성 질환에 많이 사용되며, 임신 중의 출혈인 '태루(胎漏)'에는 특효를 발휘한다. 또 "두무냉통 복무열통(頭無冷痛腹無熱痛)"이라는 말처럼 대부분의 복통은 뱃속이 차갑기 때문에 생기는데, 애엽은 찬 기운을 몰아내고 장위(腸胃)를 따뜻하게 만들어 곽란(霍亂)·심복냉통(心腹冷痛)을 말끔히 해소시킨다.

신화를 "역사(歷史; history) 이전의 역사"라고 주장하는 학자도 있지만, 신화가 여전히 신화일 수밖에 없는 이유는 역사적으로 뒷받침할 만한 확실한 근거가 없기 때문이다. 따라서 역사적·종교적·문학적·과학적 요소들이 미분화된 상태로 뒤얽힌 신화 속의 내용을 곧이곧대로 받아들일 필요도 없지만, 신화가 기록된 시대를 살았던 조상들의 인생관과 세계관이 고스란히 녹아 있는 신화 속의 지혜를 무시해서도 안 될 것이다. 따라서 곰이 마늘과 쑥만을 100일 동안 먹으면서 어두컴컴한 동굴에서 근신했다는 이야기의 단군신화는, 한민족 후손에게 참고 또 참는 인내력을 주문한 선조들의 충고로 받아들여도 무방할 것이다.

우리나라의 대표적 신화가 '단군'이라면, 중국 대표는 단연코 '반고(盤古)'이다. 그럼 천지창조에 대한 중국인들의 우주관도 살필 겸, 삼국시대 오(吳)나라 서정(徐整)의 『삼오력기(三五歷記)』에 수록된 반고 신화의 대강을 알아보자.

"아득한 옛날, 아직 하늘과 땅이 열리지 않았을 때 우주는 칠흑같이

---

82) 艾灸百病 有懲創意(『醫學入門』)

어두운 혼돈 상태로 마치 거대한 알의 모양과도 같았다. 거인 반고는 이 알 속에서 계속 성장하며 잠들어 있었는데, 18,000년이 지난 어느 날 깨어났다. 그런데 눈에 보이는 것은 온통 어둠뿐인지라, 화가 난 반고는 거대한 팔을 휘둘러 혼돈을 갈라버렸다. 큰 소리와 함께 알이 파열되자, 갈라진 많은 조각들 가운데 가볍고 맑은 것은 천천히 위로 올라가 '하늘[天]'이 되었고, 무겁고 탁한 것은 서서히 아래로 가라앉아 '땅[地]'이 되었다. 우주에서 천지의 구분이 생긴 것이다. 천지가 나뉜 뒤 반고는 다시 합쳐질까 두려워 두 팔은 하늘을 받치고 두 다리는 땅을 밟아 하늘과 땅 사이에 우뚝 서 있었는데, 키가 매일 1장(丈)씩 자람에 따라 하늘 역시 1장씩 높아졌고 땅 또한 1장씩 두꺼워졌다. 이렇게 다시 18,000년이 지나자 하늘과 땅은 두 번 다시 합쳐질 염려가 없을 만큼 높아지고 두꺼워졌는데, 반고도 천지 분할의 큰 일을 치르느라 정기를 소진한 까닭에 쓰러져 죽었다. 그런데 반고가 죽으면서 하늘과 땅에도 큰 변화가 나타났으니, 마지막으로 내뿜은 숨은 바람과 구름[風雲]이 되었고, 목소리는 천둥[雷霆]이 되었다. 왼쪽 눈은 태양[日]으로, 오른쪽 눈은 달[月]로 바뀌었고, 머리카락과 눈썹은 별[星辰]이 되었으며, 몸뚱이와 손발은 산[山岳]으로 변했다. 또 피는 강[江]으로, 살은 전답[田畓]으로, 힘줄은 도로[道路]로 바뀌었고, 뼈와 이는 금속[金石珠玉]으로, 피부의 솜털은 풀과 나무[草木]로, 땀은 비와 이슬[雨露]로 변했다. 반고의 온몸을 희생양 삼아 이 세상이 탄생한 것이다."

신화를 연구하는 대부분의 학자들은 '반고 신화'에 대해 근로를 숭상하고 인력(人力)에 기대를 거는 중국인들의 사상이 잘 집약되어 있다고 말한다. 하지만, 한의학이라는 안경을 쓰고 들여다보면 얘기가 또 달라진다. 혼돈에서 최초로 하늘과 땅의 나누어짐을 묘사한 내용은 한의학의 최근간인 '음양'과 딱 들어맞기 때문이다.

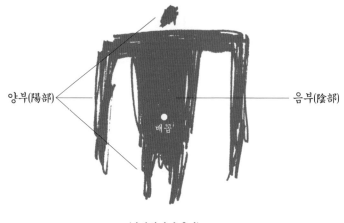

양부(陽部)　　　　　　　　　　　　　　음부(陰部)

배꼽

〈인체부위의 음양〉

　　반고가 알을 깨뜨렸을 때 생긴 파편(破片) 중에서 가볍고[輕] 맑은[淸]
것은 위[上]로 올라가[升] '하늘[天]'이 되고, 무겁고[重] 탁한[濁] 것은 아래
[下]로 내려앉아[降] '땅[地]'이 되었다는 것은 한의학의 인식 도구인 '음양'에
대한 가장 기초적인 내용이다. 즉, 우리가 살고 있는 이 세상을 '음양'의 관
점으로 구분하면 경(輕)·청(淸)·상(上)·승(升)·천(天) 등은 양(陽)에 속하
고, 중(重)·탁(濁)·하(下)·강(降)·지(地) 등은 음(陰)에 속한다는 것이다.

　　천지가 창조되는 순간부터 작용했던 '음양'의 법칙이 소우주인 인체에
도 그대로 적용된다는 것은 두말할 필요가 없다. 하지만 동양학문의 특성
은 문자 그대로 '체득(體得)'했을 때 비로소 자기 것이 되므로, 음양적 관찰
법은 틈나는 대로 부지런히 익혀야만 한다. 그래서 "맑고 양적인 기운은 팔
다리를 충실케 하고 탁하고 음적인 기운은 오장을 튼튼히 한다"[83]는 조금
어려운 듯한 말 또한 "팔다리와 몸통을 음양으로 구분했거니……"하며 넘

---

83) 淸陽實四肢 濁陰走五臟

어가야 한다.

이전에도 설명했지만, 인체에 음양이라는 잣대를 들이대면 여러 가지로 나눌 수 있다. 즉 인간을 정신[心]과 육체[身]로, 육체는 다시 머리[頭]와 몸통[體], 혹은 팔다리[四肢]와 몸통[體幹]으로, 몸통은 또다시 배[腹]와 등[背]으로 나눌 수 있는 것이다. 물론 이런 식으로 계속해서 미분(微分)하자면 끝이 없다. 전체로 이루어진 하나의 대상을 서로 다른 두 가지 속성으로 파악하는 것, 다시 말해 '태극(太極)'을 '음양(陰陽)'으로 파악하는 것은 거의 무한대로 가능하기 때문인데, 이번에는 이런 관점으로 얼굴을 다시 한번 들여다보자.

앞서 얼굴, 곧 안면(顔面)을 '상하(上下)'라는 음양에 따라 구분하면 눈썹을 기준으로 위쪽의 이마 '안(顔)'과 아래쪽의 낯 '면(面)'으로 나눌 수 있다고 했다. 또 '이마'는 무한무형(無限無形)의 뻥 뚫린 하늘에 속하므로 구멍을 만들 필요가 없지만, '낯'은 유한유형(有限有形)의 답답한 땅에 속하므로 이목구비(耳目口鼻)라는 구멍을 만들어 소통시킨다고 했다. 그런데 눈·코·귀·입이 뚫려 있는 낯바닥이란 땅덩어리에 다시 '중심[中心]과 변두

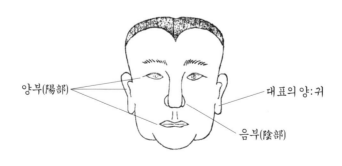

양부(陽部)

대표의 양 : 귀

음부(陰部)

〈얼굴부위의 음양〉

리[邊方]', 혹은 '뭉침[集]과 흩어짐[散]'이라는 음양을 적용시키면 새로운 사실이 드러난다. 얼굴의 중심부에 뭉쳐 우뚝 솟은 코는 음에 속하고 바깥쪽으로 뿔뿔이 흩어져 있는 눈·입·귀는 양에 귀속되기 때문이다. 특히 코에서 제일 멀리 떨어져 가장 외곽에 자리 잡은 귀는 얼굴에 뚫린 구멍 중 어느새 양의 대표주자로 등극해 버린다.

"아는 것이 힘이다(Knowledge is power)!"라는 서양 속담도 있고, "아는 게 병이다[識字憂患]"라는 동양 금언(金言)도 있다. 10개의 사과 중 7개를 먹고서 3개밖에 안 남았다고 비관적으로 느낄 수도 있고, 아직도 3개나 남았노라 낙관적으로 생각할 수도 있다. 세상만사 모든 게 마음먹기 나름인데, 우리는 어떤 마음을 갖고 살아야 할까?

15

귀
— 총명(聰明)

귀와 눈은 양기(陽氣)를 받아들임으로써 총명해진다

耳目受陽氣以聰明 이목수양기이총명

동물의 생태를 다룬 텔레비전 프로그램은 언제 봐도 흥미진진하다. 많은 사람들이 말도 못하는 동물들에게 눈을 떼지 못하는 것은, 약육강식이 판치는 동물들의 세상이 인간 사회의 일면을 그대로 투영한다고 느끼기 때문일 것이다. 또 선한 눈망울의 사슴이나 얼룩말 등의 초식동물들이 날카로운 송곳니가 인상적인 고양이과의 육식동물들에게 잡아먹힐 때 생기는 묘한 느낌도 작용하는 탓일 게다.

구름 한 점 없는 푸른 하늘이 드높아 보이는 대낮에도, 가득한 먹구름에 이어 장대비가 쏟아지는 오밤중에도, 초원에서 생존 경쟁을 펼쳐야 하는 동물들은 항상 신경이 곤두서 있다. 약자는 약자대로 물어뜯기지 않기 위해, 강자는 강자대로 먹고살기 위해 자신이 지닌 오감을 120% 발휘하고 있는 것이다. 물론 먹잇감의 작은 움직임을 예의 주시하는 사자의 눈매도,

바스락 소리에도 삼십육계 줄행랑치려고 쫑긋 세운 사슴의 귀도, 반드시 필요한 건 바로 '밝음'이리라!

　귀는 얼굴 가장 외곽에 자리 잡은 '구멍'임이 틀림없지만, 실상은 아파트 옥상의 텔레비전 안테나마냥 삐죽이 나온 외양을 지니고 있다. 허공에서 무색무취로 떠도는 소리를 낚아채 자신에게 유익한 정보로 활용하기 위해서는 일견 당연한 형태이긴 한데, "파냈거나 뚫어진 자리"라는 순우리말 '구멍'의 풀이와는 정반대의 모습이다. 어쨌든 귀는 열린 공간에서 온갖 정보를 취득하는데, 소위 '가청영역(可聽領域)'에서는 전후·좌우·상하를 가리지 않고 듣는 힘, 곧 청력을 발휘한다.

　그런데 우리는 귀의 듣는 힘이 좋은 것을, 곧 청력이 좋은 경우를 흔히 "귀가 밝다"라고 표현한다. 아울러 눈의 보는 힘이 좋은 것도, 즉 시력이 좋은 경우도 — 귀보다는 더욱 당연하지만 — '눈이 밝다'라고 말한다. 대자대비(大慈大悲)한 부처님께서 중생의 고통소리를 본다는 '관세음(觀世音)'에 이르러서는 설명할 방법이 없지만, 보고 듣는 시청각 기능의 좋음을 '밝음'과 결부시켜 이야기함에 대해서는 오직 한의학에서 그 답을 찾아야 한다.

　시청언동(視聽言動)으로 요약되는 인간의 모든 행동은 에너지원으로서의 기혈(氣血)을 필요로 하니, 우리들은 하늘과 땅에 있는 유·무형의 공기와 음식물을 코와 입으로 받아들여 체내에서 기혈(氣血)을 생성한다. 이렇게 만들어진 혈기(血氣)는 십이경맥(十二經脈)과 삼백육십오락(三百六十五絡)을 타고 얼굴로 올라와 눈·코·귀·입이라는 구멍으로 들어감으로써 시청후미(視聽嗅味)의 감각을 탄생시킨다. 그런데 한의학에서는 특별히 시각과 청각이 발휘되는 것을 일컬어 "귀와 눈이 양기(陽氣)를 받아들임으로써 총명(聰明)해진다"[84]라고 했다. 그렇다! 잘 보고 잘 듣는 것을 '밝다'라고 표현할 수 있음에 대한 열쇠는 '총명'이란 단어에 있는 것이다.

앞서 반고 신화의 내용 — 반고가 죽어 왼쪽 눈은 태양으로, 오른쪽 눈은 달로 바뀌었다는 — 을 믿든, 믿지 않든, 인신(人身)을 소천지(小天地)로 파악하는 한의학에서는 하늘에 해와 달이 있어 밝게 비추는 것처럼 사람에서는 눈이 있어 밝게 살펴볼 수 있다고 파악한다[85]. 때문에 '총명'이란 단어에서 해[日]와 달[月]이 합쳐져 만들어진 '밝을 명(明)'이란 글자는 두말할 나위 없이 눈에 배속되며, 이런 까닭에 눈의 보는 기능, 즉 시력이 좋음을 빗대어 '눈이 밝다'라고 표현할 수 있음은 너무나도 당연하다.

한편 '총명'이란 단어 중 앞 글자 '총(聰)'을 자전에서 찾아보면, '귀 밝을 총'이라는 훈(訓)과 음(音)을 발견하게 된다. 부수(部首)가 '귀 이(耳)'이고, 뜻풀이 또한 "귀가 밝다"라고 했으므로 '귀 밝을 총(聰)'은 이론의 여지 없이 귀에 배속되며, 이 때문에 귀의 듣는 기능, 곧 청력이 좋음을 빗대어 "귀가 밝다"라고 말할 수 있음 또한 매우 당연하다.

따라서 '총명하다'라는 본래의 의미는 똑똑하다거나 머리가 좋다는 게 아니라, 눈과 귀의 기능이 원활하게 작동된다는 말이다. 코로 냄새를 잘 맡는다고 해서, 입으로 음식 맛을 잘 구분한다고 해서 총명하다고 말하진 않는다. 시청각(視聽覺) 교육이란 말은 있어도 후미각(嗅味覺) 교육이란 말은 없지 않은가? 공부란 코와 입으로 하는 게 아니라 눈과 귀로 하는 것이다. 이런 까닭에 매사에 사리분별이 '밝다'라는 칭송을 듣는 사람이 있다면, 그는 분명 잘 보고 잘 들음으로써 지식과 지혜를 차곡차곡 쌓은 사람임이 틀림없다.

우리나라 부모들은 자신이 공부했던 시절보다 훨씬 마음 졸이고 밤

---

84) 耳目受陽氣以聰明
85) 孫眞人曰 天地之內 以人爲貴 頭圓象天 足方象地 天有四時 人有四肢 …… 天有日月 人有眼目 天有晝夜 人有寤寐……

잠을 설치는 시기를 겪곤 한다. 바로 자녀가 고등학교 3학년에 들어서는 시기인데, 이맘때가 되면 부모님들은 이런저런 정보를 취합해 급기야 한의원을 찾는다. 처방 이름을 듣기만 해도 귀가 솔깃해지는 '총명탕(聰明湯)'을 짓기 위해서인네, 총명탕의 효능에는 디디욱 눈이 번쩍 뜨이게 된다. 오랫동안 복용할 경우 단 하루에 무려 천 마디 말을 암송할 수 있다[86]고 했기 때문이다. 과연 총명탕만 먹으면 자녀의 성적이 우후죽순처럼 쑥쑥 향상되는 것일까?

총명탕은 중국 명나라 때의 유명한 의사인 공정현(龔廷賢)이 창안한 처방으로, 1581년에 간행된 그의 저서 『종행선방(種杏仙方)』에 수록되어 있다. 그런데 구성 약물들의 면면을 살펴보면, '총명탕'이란 처방 이름과는 상당한 거리가 있음을 알 수 있다. '총명'이란 이름에 걸맞으려면 눈이 번쩍 뜨이고 귀가 뻥 뚫리는 효과를 지녀야 마땅할진대, 백복신(白茯神)·석창포(石菖蒲)·원지(遠志)라는 세 가지 구성 약물 모두 마음 구멍, 즉 '심규(心竅)' 혹은 '심공(心孔)'에 쌓인 때를 말끔히 청소해서 마음을 평온하게 만들어 주는 효과만 있기 때문이다.

총명함은 본디 마음으로부터 비롯되는 것이다. 이런 사실은 '들을 청(聽)'과 '귀 밝을 총(聰)'을 파자(破字)풀이 했을 때 더욱 확연하게 드러난다. 먼저 '청(聽)'이란 귀[耳]가 임금[王]이 되어서 상하좌우 사방[十]으로 그물[罒=网]을 쳐서 하나[一]의 마음[心]으로 귀결시킨다는 의미이다. 또 '총(聰)'이란 귀[耳]라는 굴뚝[囪]에 마음[心]이 함께 있다는 뜻이다. 결국 잘 듣고[聽] 총기가 있다는 것[聰]은 대상물과 마음으로부터 혼연일체가 되었을 때 이루어진다는 말이다.

---

86) 久服能日誦千言

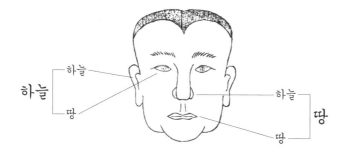

따라서 공부를 잘한다는 것은, 다시 말해 총명하다는 것은 내 마음을 얼마만큼 움직였느냐에 달려 있다. 공부를 열심히 하겠다는 굳건한 마음을 가지고 책을 읽어야만, 즉 책과 내 마음이 합일되었을 때 비로소 기억력이 향상되기 때문이다. 이런 까닭에 건성으로 슬쩍 한번 훑고 지나간 뒤 잘 기억나지 않는 것을 두고 애꿎은 상대를 탓하기보다는, 공부에 대한 마음이 부족하지 않았나 진지하게 반성해야 한다.

"백 번 듣는 것보다 한 번 보는 게 낫다"고 하지만, '총명'해지기 위해서는 듣는 것도 보는 것 못지 않게 중요하다. 또 "눈은 마음의 창"이라고 하지만, 귀 역시 마음이 움직여야 들을 수 있으니, 귀 또한 마음의 창이라 불려도 손색이 없다. 아무리 심금을 울리는 음악이라 할지라도 마음이 개입되지 않으면 잘 들리지 않을 뿐더러 오히려 시끄러운 소음으로 작용하지 않던가?

이번에는 얼굴에 나 있는 일곱 구멍, 눈·코·귀·입을 천지음양(天地陰陽)에 따라 구분해 보자. 앞서 우리 몸의 밝은 집인 '명당(明堂)'에 대해 설명할 때 언급했듯이, 눈과 입은 옆으로, 곧 종(縱)으로 늘어진 '한 일(一) 자'의 모양이고, 귀와 코는 위아래로, 곧 횡(橫)으로 늘어진 '뚫을 곤(|) 자'의 모양이다. 물론 눈·코·귀·입을 이렇게 천지음양으로 나누게 되면, 이목구비

의 기능과 질병을 보다 손쉽게 파악할 수 있다.

　우선 이목구비(耳目口鼻)의 기능은 다 알다시피 시청후미(視聽嗅味)의 감각인데, 귀와 코는 하늘을 본뜬 까닭에 항상 열려 있고, 눈과 입은 땅을 본뜬 탓에 필요에 의해 여닫는 개합(開闔)작용을 한다. 쉽게 말해 귀와 코는 하늘을 닮아 항상 열려 있어서 일부러 틀어막지 않는 한 듣기 싫은 소리와 맡기 싫은 냄새로부터 자유로울 수 없지만, 눈과 입은 땅을 닮아 닫을 수 있으니 보기 싫은 모습은 눈만 감으면 그만이고 먹기 싫은 음식은 입만 다물면 그만이라는 것이다.

　그런데 이목구비의 기능뿐만 아니라 질병 또한 천지음양의 규율을 벗어나지 않는다. 질병의 종류야 이루 헤아릴 수 없이 많지만, 하늘을 닮은 귀와 코의 질병은 중이염(中耳炎)이나 비염(鼻炎)·축농증(蓄膿症)처럼 대개 '습기(濕氣)'가 많아서 생기는 반면, 눈과 입의 질병은 안구건조증(眼球乾燥症)이나 소갈(消渴)처럼 대체적으로 너무 '건조(乾燥)'해서 발생하지 않는가? 하늘은 본디 맑고 건조해야 되고, 땅은 축축하게 습기를 머금어야 정상이건만, 이러한 천지의 상도(常道)를 위배하는 것이 질병이지 않은가?

　인간의 시청각이 아무리 뛰어나도 동물들의 능력을 넘어서지는 못한다. 그럼에도 인간은 어느 동물보다도 '총명'해서 만물의 영장으로 군림한다. 이유는 오직 한 가지다. 눈에 보이지 않고, 귀에 들리지 않으며, 손에 잡히지 않지만, '마음'이란 것이 상존하기 때문이다. 잘 보고 잘 듣는 것으로 끝나지 않고 올바른 마음으로 잘 판단해야만, 사리분별이 '밝은' 진정 '총명'한 사람이 될 것이다.

'16

귀
— 이명(耳鳴)
귀울림은 귀머거리의 전조이다

耳鳴乃耳聾之漸 이명내이롱지점

코스모스가 한들한들 핀 비포장의 시골길은 생각만 해도 마음이 푸근하다. 여기에 얼룩박이 황소가 끄는 달구지를 올라탔던 기억까지 더해지면 정겨움은 더욱 배가되고, 입가엔 어느새 웃음이 피어난다. 집에서 논밭으로 나갈 때면 달구지는 으레 비어 있기 마련이어서 다리를 쭈욱 펼 수 있음은 물론 널부러져 단잠을 청할 수도 있는데, 그래도 세상모르고 잠들기란 여간 쉽지 않다. 달구지가 움직일 때마다 일어나는 자욱한 먼지도 문제거니와, 달구지 바퀴가 삐죽이 나온 돌멩이와 맞닥뜨려 만들어내는 덜컹거림 때문이다. 하지만 빛과 어둠은 공존하는 법이기에, 꿀맛 같은 잠을 잃는 대신 풍경화 속의 주인공 배역을 얻곤 한다. 올망졸망한 산, 굽이쳐 흐르는 강, 따사로운 햇볕에 졸음 겨운 농부, 그리고 그 농부를 태운 소달구지 하나!

그런데 땅거미 질 무렵 그날의 수확물을 수레 가득 싣고 돌아올 때면 달구지의 덜컹댐은 현저히 줄어든다. 어지간한 돌멩이는 바퀴에 짓눌려 부서져버리고, 꽤 큰 돌부리에 걸려도 사뿐히 내려앉곤 해서 나갈 때와는 영 딴판이 되는 것이다. 이에 달구지 뒤쪽에 엉덩이 한 짝을 붙이고 앉은 꼬마 철학자는 당일 체득한 바를 뇌까린다. "빈 깡통이 시끄럽고 빈 수레가 요란한 법이구나!"

귀와 관련된 질환은 하나둘이 아니지만, 귀울림, 즉 '이명(耳鳴)' 역시 무심코 넘길 수 없다. 한의학에서는 귀에서 엉뚱한 소리가 나는 병증을 '이명'이라 하는데, 소리의 양상은 각양각색이어서 매미가 울기도 하고, 피리 소리가 나기도 하며, 북이나 종을 치는 소리가 들리기도 한다[87]. 또 소리까지는 아닐지라도, 엘리베이터나 비행기를 탔을 때 느끼는 귀의 멍멍함 역시 넓은 의미로는 '이명'의 범주에 속한다.

누구나 한 번쯤 겪을 수 있는 심상한 '이명'을 간과할 수 없는 까닭은, '이명'이 '귀머거리'의 전조증[88]으로도 나타나기 때문이다. 따라서 귓속에서 자꾸 이상한 소리가 나고 귀가 멍멍함을 자주 느끼면서도, 그 원인을 일시적인 피로 탓으로만 돌리면 곤란하다. 조기 치료를 게을리할 경우 귀가 완전히 먹는 '이롱(耳聾)'에까지 이르기 때문이다[89].

'이명'은 앞서 묘사한 '요란한 빈 수레'와 비슷하다. 원인은 다양하지만, 대다수는 우리 몸을 충실하게 채워야 할 기혈(氣血)이 부족할 때 나타나기 때문이다. 짐이 가득 실린 달구지라야 웬만한 충격에도 아랑곳 않고 덜컹거림이 미미할 수 있는 것처럼, 신체에 '기혈'이라는 내용물이 충분해야

---

87) 或如蟬噪之聲 或如鍾鼓之聲
88) 耳鳴乃耳聾之漸
89) 早而不治 漸至聾瞶

만 어지간한 환경변화에도 불구하고 귀울림이 나타나지 않는 것이다. 그러므로 똑같이 비행기나 엘리베이터를 탔는데, 유독 자신만 귀가 멍멍해 고통을 받았다면 치료를 서둘러야 한다.

인간은 누구를 막론하고 환경으로부터 자유롭지 못하다. 내 주위의 환경은 크게는 대자연에서 일어나는 폭우·폭풍·폭설 등을 비롯해, 작게는 오늘 아침 가족이나 직장 선후배의 웃음·눈물·성냄 등으로부터도 영향을 받기 때문이다. 즉 나를 둘러싼 주위의 모든 것은 내 심신에 크고 작은 영향력을 발휘하며, 나의 일거수 일투족은 이러한 주위 환경에 대한 반응에 다름 아닌 것이다. 이렇게 나의 정신적·육체적 변화가 내 주위의 환경에 대한 반응이라면, 반응에 의해 나타나는 결과적 현상의 책임은 환경이 아니면 내게 있는 것이다. 그리고 고래로부터 동양에서는 그 책임이 '나'에게 있다고 여겼다.

환경이 혹독하면 강한 자만이 살아남는 게 대자연의 법칙이다. 수많은 무리 중에서 유독 사자에게 잡아먹히는 사슴은 뜀박질이 느리거나 눈과 귀가 밝지 않은 탓이지, 굶주린 사자 탓이 아닌 것이다. 귀울림 역시 마찬가지이다. 고도의 급작스러운 변화가 뻔할 뻔자인 비행기를 타노라면 고막 안팎의 기압차 조정이 쉽지 않음 또한 뻔할 뻔자인데, 이때 느끼는 귀의 멍멍함은 내 '기혈'의 부족 탓이지, 비행기 탓이 아닌 것이다. 그래서 피할 수 없는 환경 변화에 꿈쩍하지 않으려면, 평소의 건강관리가 절대적으로 필요하다.

사람은 누구나 아버지와 어머니 사이에서 태어난다. 아버지의 정자와 어머니의 난자가 결합된 수정란에서 비롯되는 것이다. 이를 한의학에서는 부정(父精)과 모혈(母血)이 합해, 즉 천지간에 온갖 만물이 탄생하듯이 아버지·어머니의 정미로운 기운과 혼백이 결합해 새 생명이 탄생된다고 설명한다[90]. 따라서 외부의 환경요인을 완전히 배제하면 사람의 수요장단(壽夭長短)은 오로지 부모로부터 받은 품부(稟賦)의 강약에 달려 있게 된다. 하지만 환경의 영향으로부터 자유롭지 못한 인간의 수명과 건강은 부모에게 선천적으로 물려받은 '선천지기(先天之氣)' 못지 않게, 태어난 이후 후천적인 섭생(攝生)을 통해 얻어지는 '후천지기(後天之氣)'에 의해서도 많이 좌우된다.

사람의 모든 행동은 에너지원으로서의 기혈(氣血)을 필요로 한다. 천지간에 있는 유·무형의 공기와 음식물을 코와 입으로 받아들여 몸 안에서 '기혈'을 생성해야만 시청언동(視聽言動)의 동력으로 이용 가능하기 때문이다. 그런데 이 에너지원은 크게 두 가지로 나누어진다. 부모로부터 선천적으로 물려받은 '선천지기'와, 태어난 뒤 후천적으로 얻는 '후천지기'로 구분되는 것이다. 그리고 우리는 흔히 '고해(苦海)'라 일컫는 인생을 살아가기 위해 당연히 선·후천의 기운을 야금야금 깎아먹게 된다. 고통의 바다를 한 걸음 한 걸음 내딛으면서 부모로부터 물려받고, 스스로 섭취해 저장해 놓은 기운을 소모하는 것이다.

한의학에서는 우리의 기운 중, '선천지기'는 '신장(腎臟)'이, '후천지기'는 '비장(脾臟)'이 주관한다고 파악한다. 서양의학에서 말하는 신장, 곧 콩팥은 혈액의 찌꺼기를 걸러 오줌을 만드는 게 주된 기능이지만, 한의학에서 일컫는 신장은 우리 몸의 원초적 생명력인 선천지기를 관장하는 장부(臟腑)라는 것이다. 그리고 특히 선천지기를 저장하는 신장의 기운을 '신기(腎氣)'라고 부르는데, 청력의 좋고 나쁨은 이 '신기'와 밀접한 관련이 있다[91].

앞서 살펴보았듯이 간·심·비·폐·신 오장은 우리 몸통 속에 들어 있

---

90) 天地之精氣 化萬物之形 父之精氣爲魂 母之精氣爲魄……
91) 腎氣通於耳 腎和則耳能聞五音矣

는데, 신장은 그 위치상 우리 몸의 제일 깊숙하고 은밀한 곳에 자리 잡고 있다. 그래서 인체를 내외상하(內外上下)의 음양으로 구분했을 때 신장은 가장 아래쪽과 안쪽에 위치해 '음중의 음[陰中之陰]'에 해당되며, 이와 같은 배속을 춘하추동의 사계절에 적용시키면 신장은 한겨울 추위의 대명사인 '동지(冬至)'에 해당된다. 그리고 추위에 대한 만물의 반응이 움츠러드는 것처럼, 신장 역시 밖으로 냅다 펴주기보다는 내부의 중심점으로 방향을 정하고 외부를 꽁꽁 동여맴으로써 무엇이든 갈무리해서 저장하는 능력을 발휘한다.

극과 극은 통하게 마련인 만물의 이치대로, 가장 큰 세력의 양기(陽氣)는 '음중의 음'인 이 '신장'에서 비롯된다. 마치 북풍한설이 몰아치는 동지섣달이지만 우물에서는 뜨거운 김이 모락모락 피어나는 것처럼……. 가장 바깥쪽으로 드러난 머리카락의 건강 여부는 제일 안쪽 깊숙이 자리 잡은 '신장'에 달려 있는 것처럼……. 이렇게 '음중의 음'인 '신장'에서 비롯된 힘찬 '양기'는 '음정양동(陰靜陽動)'이라는 말처럼 시청언동으로 요약되는 인간의 모든 생명활동이 발휘되도록 '움직임'을 부여한다.

'양기'가 극대화된 시기는 인생의 시점이 막 시작되는 때다. 부모로부터 부여받은 '선천지기'를 원초적인 동력으로 삼아 자신의 생명활동을 시작하는 신생아 시기가 양기의 힘이 가장 클 때인 것이다. 당연히 청력은, 또 시력은 이때가 가장 좋다. 뇌의 인지 기능이 성인처럼 발달하지 못했을 뿐, 시청각 자체의 기능은 그 어느 성인보다도 뛰어난 법이다. 반대로 양기가 가장 적은 시기는 임종 직전이다. 그리고 자신이 지닌 양기를 모두 소진하면 결국 죽음에 이르게 된다. 당연히 늙는다는 것은 양기가 줄어드는 것이며, 나이 들어 눈과 귀가 어두워지는 것 또한 양기가 많이 소모되었기 때문이다.

청력이 '선천지기'에서 비롯됨은 틀림없지만, 갓 출고된 자동차에 기름이 가득 들어 있다고 해서 폐차될 때까지 타고 다닐 수 없듯이, 청력이 발휘되기 위해서는 '후천지기'의 지속적인 보충이 필수적이다. 물론 후천지기의 보충은 엄마 뱃속에서 세상 밖으로 나오는 그 순간부터 이루어진다. "응애!" 하는 당찬 울음을 내뱉고 나면, 마늘 반쪽만 한 코로는 무형(無形)의 천기(天氣)를 들이켜고, 앵두보다 작은 입으로는 어머니의 정미로운 유즙(乳汁)을 유형(有形)의 지기(地氣) 삼아 빨아댐으로써 후천적인 기운을 형성해내는 것이다.

엄마 뱃속을 박차고 나온 이후 자신이 직접 만들어 낸 후천적인 기운은, 자신의 생명활동 '영위(營衛)'에 그대로 사용된다. 밖으로는 적의 침입에 대비해 방위(防衛)에 힘쓰고, 안으로는 자신의 기운을 잘 운영(運營)하는, 즉 외부적으로는 '위기(衛氣)'를, 내부적으로는 '영기(營氣)'를 작동시켜 생명활동을 '영위'하는 것이다. 이렇게 다시 '위기'와 '영기'로 나뉘는 후천지기는, 신장에서 꺼내 쓴 선천지기를 보충하기도 하고, '신기(腎氣)'라는 이름으로 신장에 담긴 선천지기를 인체 최상부의 귀까지 끌어올려 청력을 발휘시키기도 한다. 결국 후천지기는 후천지기의 끊임없는 자양(滋養)을 필요로 하는 선천지기가 몸에서 제대로 작용하도록 해주는 것이다.

인생이라는 고통의 바다를 걷는 것은 부모로부터 물려받고 자기 스스로 형성한 기운을 끄집어내서 쓰는 것이어서, 시간이 흐를수록 선·후천의 기운은 고갈되기 마련이다. 긴 세월 동안 밑천 삼았던 선천지기가 바닥이 보이는데다가, 코와 입이 연결된 폐장(肺臟)과 비장(脾臟) 또한 노후된 탓에 후천지기의 생산에 차질을 초래하면, 눈과 귀가 어두워지는 노화현상이 어김없이 나타난다. 앞 장에서 설명한 눈·귀가 밝은 '총명'과는 담을 쌓는 것인데, 이 노화과정에도 순서가 있다. '양중의 양[陽中之陽]'인 귀가 먼저 어두워지고 '양중의 음[陽中之陰]'인 눈이 나중에 어두워지는 것이다.

『동의보감』에는 나이 들어 귀가 어두워지는 것을 방비하는 양생법으로 귓바퀴 자주 만지기를 권하고 있다[92]. 그런데 이렇게 귓바퀴를 자주 쓰다듬는 것이 연로하신 분들 귀가 모두 큰 것과도 관계가 있을까?

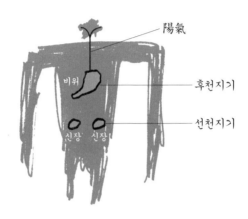

---

92) 以手摩耳輪 不拘遍數 所謂修其城郭 以補腎氣 以防聾瞶也『養性』

'17

코
— 코(鼻)

입과 코는 암수작용을 하는 문호이다

口鼻爲玄牝之門户 구비위현빈지문호

인간은 근대를 거치면서 눈부시게 많은 발견과 발명을 함으로써 오늘날의 찬란한 물질문명을 이루어냈다. 그러나 냉정하게 말하면, 기실 발견이란 이 우주에 널려 있는 사실을 목도(目睹)한 것일 뿐이고, 발명이란 만물을 재료로 삼아 이 우주의 원리를 적용한 것일 따름이다. 따라서 획기적인 발명이란 우주의 법칙을 얼마나 잘 응용했느냐에 달린 셈인데, 현재 우리들이 아주 유익하게 사용하는 '에어컨' 역시 우주의 원리, 아니 소우주인 인체의 코에서 행해지는 냉난방시스템의 원리를 응용한 것이다.

21세기를 살아가는 요즘의 우리 입장에서는 냉난방이 되지 않는 건물을 상상할 수 없지만, 사실 몇 십 년 전만 하더라도 에어컨은 귀 설은, 생소한 말이었다. 또 난방은 대개 원시인들처럼 땔나무를 이용했는데, 도회지 사람들일지라도 고작 석탄을 사용하는 정도였다. 1970년대만 해도 공부 때문에 부모 곁을 떠나 도시에서 하숙이나 자취를 하던 학생이 연탄가스로 목숨을 잃었다는 안타까운 뉴스가 겨울철엔 매스컴의 단골 메뉴였으니까…….

여기서 잠깐 에어컨 발명의 비화를 살펴보자. 에어컨은 '에어컨의 아버지'로 불리는 미국인 '윌리스 캐리어(Willis Carrier)'에 의해 탄생했다. 그는 대학 졸업 후 곧바로 어느 기계설비회사에 입사했는데, 이 햇병아리 신입 사원에게 부르클린의 한 출판사는 초여름인 7월 어느 날 고민을 토로했다. 이야기인즉슨, 한여름의 무더위와 습기로 인해 종이가 제멋대로 수축·팽창하는 까닭에 도무지 깨끗한 인쇄가 불가능하다는 것이었는데, 출판사의 심각함과는 정반대로, 20대 초반의 캐리어는 너무나도 쉬운 해법을 제시했다. 뜨거운 증기를 파이프로 순환시켜 공기를 따뜻하게 만드는 난방이 가능하다면, 차가운 물을 이용해 공기를 시원하게 만드는 냉방도 가능하리라 생각했기 때문이다.

사실 이런 발상은 이미 로마제국에서도 있었다. 기록에 의하면, 로마에서는 높은 산에 쌓인 눈을 궁정 안으로 가져와 여름을 시원하게 보냈기 때문이다. 또 19세기에는 말라리아 환자들의 병실 천장에 얼음 담긴 그릇을 매달아놓고 부채 등으로 바람을 일으켰다고 한다. 하지만 인공장치를 이용해 깨끗하고 습기 없는 찬 공기를 내뿜게 한 에어컨의 원형은 캐리어에 이르러서야 만들어졌으니, 그는 냉수가 순환하는 냉각코일에서 물을 압축·기화시켜 공기로부터 증발열을 빼앗아 온도를 낮춘 후 바람으로 내보내는 방식을 사용했다. 출판사 인쇄공장에 처음 설치된 에어컨은 한동안 수요가 없었는데, 1920년대 초 뉴욕의 극장과 백화점들이 도입하면서부터는 서서히 확산되기 시작했다.

1936년에는 여객기에도, 1939년에는 자동차에도 에어컨이 장착되었는데, 2차 세계대전 이후 미국의 한 건설업자가 주택에까지 에어컨을 기본 사양으로 채택하면서부터는 에어컨이 더욱 빠르게 대중화되었다. 공기를 따뜻하게도, 또 차갑게도 해주는 문자 그대로 '에어 컨디셔너'의 발명은 유리 외장의 초고층빌딩 건설은 물론, 우주비행사의 달나라 여행도 실현 가능케 하는 등 인류 문명에 엄청난 발전을 가져왔다. 하지만 빛이 있으면 어둠도 있는 법이라서, 물 대신 복합 화학제가 냉각제로 사용되는 에어컨은 지구 오존층 파괴의 주범으로 지탄받기도 했다(1990년대 들어 무공해 냉각제로 대체되긴 했지만). 또 오직 시원한 방 안에만 틀어박히게 한 발명품이라는 의견도 제기되었는데, 이런 주장은 급기야 에어컨 끄기 운동을 불러일으켰다.

입이 땅의 기운인 '지기(地氣)'를 음식물의 형태로 받아들이는 것처럼, 코는 하늘의 기운인 '천기(天氣)'를 공기라는 이름으로 끌어들인다. 그런데 코의 역할을 자세히 살펴보면, 코가 대기 중의 공기를 폐로 흡입시키는 단순한 연결통로만은 아님을 알 수 있다. 흡입하는 공기의 온도를 인체 상태에 알맞게 조절해 줄 뿐만 아니라, 우리 몸에 해로운 먼지 입자들은 철저히 제거해서 공급하기 때문이다. 따라서 마천루 빌딩의 냉난방 시스템이 그 크기나 높이에 걸맞게 복잡하고 정밀할 것임에 분명하지만, 인체의 그것에 비하면 여전히 한 수 아래임이 틀림없다. 코에서 이루어지는 냉난방 및 공기 정화 시스템은 그 어떤 기계도 따라오지 못할 정도로 훌륭하기 때문이다.

코의 기능은 가장 중요한 숨쉬기를 비롯해서 냄새 맡기, 그리고 공명(共鳴)을 통한 발성 보조의 세 가지로 나뉜다. 먼저 숨쉬기는 호흡 시 공기와 함께 빨려 들어온 먼지와 세균을 청소함과 동시에, 차고 건조한 기운이 폐와 기관지를 손상시키지 않도록 가온·가습 작용을 하는 것이다. 그런데 이렇게 공기를 촉촉하게 데우는 한편 깨끗하게 정화(淨化)시키는 기능을 수행하기 위해서는 되도록 코가 큰 편이 이롭다. 어렸을 때의 납작코가 성장할수록 커지는 것도, '천기(天氣)'를 받아들일 때 필요한 가온·가습·정화 기능을 제대로 수행하기 위함이다.

코의 또 다른 기능 하나는 냄새를 맡는 건데, 사람의 '후각'은 매우 뛰어나 무려 1만 가지 이상의 냄새 판별도 가능하다. 견공(犬公)의 코가 무색할 정도의 이 대단한 능력이 각광받지 못하고 발휘되지 못하는 것은, 자연적인 향기를 느끼지 못할 만큼 공해에 찌든 우리들의 생활환경 탓이 크다. 아무튼 후각은 오관 중에서 가장 낮은 자극에도 쉽게 반응하는 예민한 감각인 반면, 피로 또한 빨리 느껴버리는 매우 여린 감각이다. 덕택에 우리는 화장실에 들어갈 때는 입구에서 풍겨 나오는 지린내·구린내에 인상을 찌푸렸다가도, 나올 때는 언제 찡그렸냐는 듯 배설의 쾌감에 따른 미소까지 짓기 십상이다.

마지막으로 코는 '공명'을 통한 발성 보조 역할을 한다. 원래 발성(發聲), 즉 목소리의 근원은 후두(喉頭) 양쪽에 있는 성대(聲帶)의 떨림이지만, 최종적인 목소리는 성대에서 비롯된 음원(音原)이 목구멍을 위시하여 코와 입을 통과해야 만들어진다. '음원'이 공기와 함께 코로 나올 때는 콧구멍 속에서 울림이 이루어지는데, 이렇게 만들어진 비음(鼻音), 곧 콧소리는 자신만의 개성 있는 목소리 연출에 일조를 한다. 감기 등으로 코가 막히면 당연히 '코맹맹이' 소리가 날 수밖에 없는데, 때론 절친한 친구일지라도 목소리를 금방 알아채지 못해서 무안을 당하기도 한다.

또 코의 기능이라 말하기엔 좀 이상하지만, 코는 전쟁에서 창·칼을 막는 방패처럼 얼굴을 막아주는 방패막이 구실도 한다. 코는 얼굴 한복판에 자리 잡으면서 전면으로 툭 불거진 형상이어서 외부적인 공격이 가해지면 쉽게 손상을 입을 수밖에 없는데, 역설적으로 이런 까닭에 오히려 방패막이 역할을 톡톡히 수행한다. 철없던 어린 시절, 사소한 말다툼이 주먹다짐으로 번지면 먼저 '쌍 코피' 터트리는 쪽이 이긴 쪽이라는 불문율을 따르곤 했는데, 코가 타격을 입어 패자의 낙인을 받은 쪽은 깨진 코 덕택에 더 이상의 가해를 막아내지 않았던가? "재수가 없으면 뒤로 넘어져도 코가 깨진다"는 말처럼, 코는 외부적 손상에 꽤 취약한 구조이니, 코 본연의 기능발휘를 위해서도 함부로 다뤄서는 안 될 것이다.

이렇게 하나의 분명한 사실을 전혀 상반되게 받아들일 수 있음은 소위 '관점'의 차이에서 비롯되는데, 이는 고전을 해석할 때에도 마찬가지이다. 원래 한의학은 동양의 유교·불교·도교의 영향을 많이 받았고, 또한 반대급부로 이들 유(儒)·불(佛)·선(仙)의 세 종교에도 많은 영향을 주었다. 그 중 노자(老子)의 『도덕경(道德經)』은 특히 한의학의 '양생(養生)' 이론에 지대한 영향을 끼쳤는데, 방금 언급한 관점에 따른 해석의 차이는 『도덕경』 6장(章)에서 극명하게 드러난다.

도교에서는 "谷神不死 是謂玄牝 玄牝之門 是謂天地根 綿綿若存 用之不勤(곡신부사 시위현빈 현빈지문 시위천지근 면면약존 용지부근)"이라는 『도덕경』 6장의 문장에 대해 "도(道)는 텅 빈 산골짜기의 신(神)과 같고, 그 신은 결코 죽지 않는다. 이를 일러 '현빈(玄牝)'이라 하니, '현빈'의 문을 천지의 근본이라 일컫는다. 그 뿌리는 끊임없이 존재하는 것과 같아서 천지만물이 아무리 써도 지쳐 없어지지 않는다"라고 해석하는 게 일반적이다. 역시 신선(神仙)의 향취가 물씬 풍기는 해석이지 않은가?

반면 한의학은 '생명'을 다루는 의학으로서의 특성상 도교에 비해 훨씬 실용적·실증적인 관점에서 해석하니, "곡식[谷]과 공기[神]가 끊이지 않는 것을 '현빈'이라 하니, 현빈의 문호(門戶)는 천지의 뿌리이다. 끊임없이 이어지므로 그것을 사용함에 대해 근면해야 되지 않겠는가?"라고 풀이한다. 한의학에서 이렇게 해석하는 연유에 대해서는 "현빈의 문호라고 일컫는 까닭은 코[鼻]는 천기(天氣)와 통하므로 현문(玄門)이라 칭하고 입[口]은 지기(地氣)와 통해 빈호(牝戶)라 칭하니, 입과 코가 현빈의 문호이다"[93]라고 설명한다.

한의학이 훨씬 실제적으로 해석한 것임이 틀림없지만, 여전히 어렵다는 생각을 지우지 못할 테니, 이제 이를 더욱 쉽게 풀이해 보자. 먼저 '곡(谷)'은 그 훈(訓)과 음(音)이 '골짜기 곡'이지만, 한의학에서 '곡(谷)'과 '곡식 곡(穀)'은 가차자(假借字)로 혼용되니, 곡식으로도 해석된다. 또다시 말하지만 유형(有形)의 곡식은 땅의 기운인 지기(地氣)이며, 인체에는 입[口]을 통해 들어온다. 둘째 '신(神)'은 무형(無形)으로서 역시 무형인 '기(氣)'에 실려 이동하는데, 무형의 공기는 하늘의 기운인 천기(天氣)라서 인체에는 코[鼻]를 거쳐 진입한다. 결국 무형의 공기인 천기는 코를 통해, 유형의 음식물인 지기는 입을 통해 섭취하므로 입과 코가 생명의 근본이 된다는 말이다.

그렇다면 '현빈(玄牝)의 문호(門戶)'는 어떻게 풀이되는가? 우선 '현(玄)'은 그 훈과 음이 '검을 현'이지만, 앞서 우리 인체의 구멍인 '현부(玄府)'에 대해 설명했던 것처럼 단순한 색깔 차원이 아니라 '하늘에서 이루어지는 심오한 작용'이라는 의미이며, 당연히 천기를 받아들이는 코와 짝을 이룬다. 둘째 '빈(牝)'은 자전에 '암컷 빈'이라 나오는데, 그 부수(部首)가 농경 생활 시 땅을 경작할 때 많은 도움을 주었던 '소 우(牛)'이므로 지기를 흡수하는 입에 배속되는 것이다. 마지막으로 '문호(門戶)'라는 단어의 '문 문(門)'은 대문(大門)처럼 드나드는 문이 커서 두 쪽으로 이루어진 것이고, '외짝문 호(戶)'는 그 훈과 음처럼 한 쪽으로만 된 것이니 출입 시 드나들게 되는 문을

93) "何爲玄牝之門 答曰 鼻通天氣曰玄門 口通地氣曰牝戶 口鼻乃玄牝之門戶也"

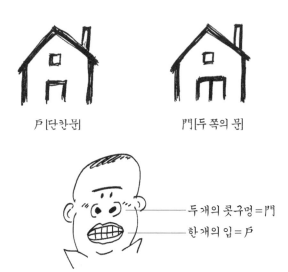

戸[단 한 뮌]　　門[두 쪽의 뮌]

두 개의 콧구멍 = 門
한 개의 입 = 戸

"현빈의 문호라고 일컫는 까닭은 코[鼻]는 천기(天氣)와
통하므로 현문(玄門)이라 칭하고 입[口]은 지기(地氣)와 통해
빈호(牝戸)라 칭하니, 입과 코가 현빈의 문호이다."

말한다. 물론 코가 현문(玄門)이고 입이 빈호(牝戸)라고 표현한 데는, 코는 구멍이 두 개이고 입은 구멍 하나라는 사실도 작용한다.

혹자는 반문할지 모른다. "코로 숨쉬고, 입으로 먹어야 산다"를 너무 현학적으로 표현한 것 아니냐고……. 물론 그렇게 생각할 수도 있지만 좀 더 긍정적으로 받아들인다면, 사소한 것 하나까지도 면밀히 관찰해 사물의 이치를 궁구했던 선인들의 부단한 노력과 그에 따른 지혜의 결집이라고 볼 수도 있다. 뚫린 코와 입으로 그냥 숨쉬고 먹는다고 여기는 사람과, 천지 대자연의 기운을 현빈의 문호로 받아들인다고 여기는 사람과는 다른 것 모두 차치(且置)하고 생각하는 '그릇'만으로도 크나큰 차이가 있지 않겠는가?

코는 하늘 기운인 '천기'가 드나드는 곳이다. 무심(無心)한 공기가 출입하는 것 같지만, 사실은 세상만물에 숨통을 트여 살리고자 하는 하늘의 숭고한 정신이 실린 공기인 까닭에 '천기(天氣)'라고 일컫는 것이다. 결국 코는 하늘의 정신이 실린 공기, 이름하여 '천기'가 들어오는 곳이다. 코를 별칭(別稱)해 '신(神)'이 임시로 거처하는 오두막집이라 말하는 것도[94], 하늘의 정신이 공기에 실려 출입하는 문이라 하는 것도[95] 모두 이 때문이다.

클레오파트라의 코가 한 치만 낮았어도 세계 역사는 달라졌을 것이라고 하지만, 생김새가 기능보다 중요시되어선 곤란하다. 인위적으로 고쳐 콧대를 높이는 것도 때론 필요하겠지만, 그보다는 숨쉬고 냄새 맡으며 목소리 내는 데 지장을 주지 않도록 코의 건강관리에 주의를 기울이는 게 더 중요하지 않을까?

---

94) 神廬者 鼻也
95) 鼻乃神氣出入之門也

18

코

— 코의 질환

코는 폐의 구멍이다

鼻爲肺之竅 비위폐지규

하늘은 트여 있다. 막힘이 없는 것이다. 독수리가 힘찬 날갯짓을 펼치는 것도, 비행기를 타고 해외여행을 즐기는 것도, 모두 하늘이 뻥 뚫려 있기에 가능한 것이다. 마찬가지로 하늘을 본뜬 코 역시 '천기(天氣)'를 받아들이기 위해서는 뻥 뚫려 있어야 된다. 하늘을 본따 한 군데 막힘이 없어야 '기(氣)'의 왕래가 원활해서 우리 몸의 생명작용을 이끌 수 있기 때문이다.

본디 건강이란 미시적으로 보면 끊임없는 움직임에 바탕한, 소위 동적(動的) 평형상태이다. 호수의 백조가 그토록 우아하게 수면 위를 미끄러질 수 있는 것은 물속에서 부단히 발버둥친 발 갈퀴 덕분이지 않겠는가? 우리가 거시적으로 정적(靜的)인 건강을 유지하는 것은, 눈에 보이지 않는 우리 몸의 구석구석이 제 할 일을 소리 소문 없이 열심히 한 덕택 아니겠는가?

먹고 마시며 떠들어대느라 항상 분주한 입에 비하면 코는 외견상 아무 일도 하지 않는 것처럼 보이지만, 코가 단 몇 분만이라도 제 기능을 발휘하지 못하면 그 즉시 생명이 위태롭다. 입의 기능을 잠시 보류하는 단식투쟁·침묵투쟁은 가능할지라도, 코의 기능을 임시로 중단하기는 도통 불가능한 것이다. 각설하고, 이번에는 코의 정상적인 기능에 장애를 초래하는 각종 콧병을 살펴보자.

우리가 현재 유익하게 사용하는 냉난방시설은 전기나 불의 힘에 의해 움직인다. 전력이나 화력을 이용해 에어컨을 가동하는 것이다. 이와 마찬가지로 인체의 에어컨에 해당되는 코는 오장육부 중 폐(肺)의 힘에 의지해 코 본연의 기능을 수행한다. 한의학에서 코를 폐의 구멍이라 일컫는 것도[96], 폐가 조화로워야 코로 냄새 맡는 게 가능하다는 것도[97], 코의 정상적인 기능 수행을 위해선 폐의 힘이 절대적임을 의미한다.

그런데 코는 외부의 천기를 인체 내부의 폐로 끌어들이는 입구에 위치한 일차 정류소인 까닭에 걸핏하면 더럽혀지곤 한다. 온갖 먼지와 뒤섞인 공기를 깨끗하게 걸러내는 것은 물론, 촉촉하게 적시고 따뜻하게 데워서 공급해야 하기 때문이다. 따라서 코털에 의해 걸러진 먼지와 콧속 점액이 한데 뭉쳐 굳은 '코딱지'는 더러운 폐기물임에 확실하지만, 어찌 보면 코가 제 할 일을 하느라 흘린 땀방울에서 비롯된 고귀한 성과물이다. 아무튼 코가 청탁(淸濁)을 분별하지 못하고 습도와 온도를 조절하지 못한 채 천기를 들이켠다면, 폐가 오염되고 손상을 입는 것은 시간문제이리라!

쉽게 더럽혀진다는 점에서는 '위(胃)'도 마찬가지이다. 순우리말로 '밥통'이라 일컫는 '위'는 입을 통해 외부의 지기를 음식물이라는 이름으로 섭취해 체내에서 일차적으로 정류시키는 곳이기 때문이다. 따라서 우리 몸에

---

96) 鼻者肺之竅
97) 肺氣通於鼻 肺和則鼻能知香臭矣

필요한 각종 영양소를 소장에서 손쉽게 흡수 가능한 것은, 위가 음식물을 극미분(極微分)할 뿐만 아니라 음식물 중에 들어 있기 마련인 눈에 보이지 않는 각종 세균까지 살상해주는 덕분이다. 물론 위가 지닌 소화능력이나 살균능력을 벗어날 경우에는, 또 위의 자체 기능이 허약한 경우에는 구토 (嘔吐)나 설사(泄瀉)가 뒤따르겠지만……. 아무튼 위 역시 청정(淸淨)한 음식과 오탁(汚濁)한 세균을 분별하지 못하고 음식물을 극도로 잘게 부수지 못한 채 지기를 넘겨준다면, 내부 장기가 오염되고 손상을 입는 것은 명약관화하다.

코와 위는 둘 다 몸밖의 것들이 몸속으로 들어와, 우리 몸의 일부로 전환되기 시작하는 곳이다. 무형무색의 천기와 유형유색의 지기가 체내에서 일차적으로 정류하며 신체에 필요한 기혈의 공급원으로 바뀌는 곳인데, 이런 사실은 '코 비(鼻)'와 '밥통 위(胃)'라는 한자를 파자풀이했을 때 더욱 확연히 드러난다.

먼저 '위(胃)'라는 글자를 분석하면, 위(胃)는 '육달 월(月)'과 '밭 전(田)'이 결합된 만큼 우리 몸을 구성하는 부분[月] 중에서 밭[田]의 모양이나 기능을 하는 장기임을 의미한다. 또 생업을 영위함에 신체 중 밭과 같은 기관으로도 풀이가 가능하다. 한편 '코 비(鼻)'는 '자기 자(自)'와 '밭 전(田)', 그리고 중앙 중에서도 최고의 중앙인 까닭에 중앙을 뜻하는 '열 십(十)'을 두 번이나 포개 쓴 '스물 입(廾)'이 결합된 회의(會意)문자이다. 따라서 '코[鼻]'는 자신의 몸[自] 중에서 가장 중앙[廾]에 위치해 밭[田]의 역할을 하는 기관이란 뜻을 지니게 된다.

결국 코와 위는 농경시대에 씨를 뿌려 일용할 곡식을 얻는 밭과 같이, 우리 몸에서는 신체 조직 구성에 필요한 것들을 수확하는 곳이라고 해석할 수 있다. 소천지(小天地)인 인체는 당연히 천기와 지기를 얻어야만 되는데,

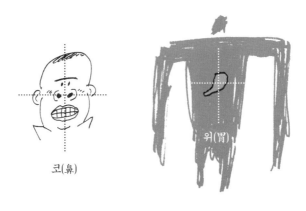

〈얼굴과 인체의 중심에 위치한 코와 위〉

인체의 중심부에 위치해 천기와 지기를 일차적으로 경작하는 곳은 다름 아닌 '코'와 '위'라는 말이리라!

인체의 정중앙에 위치하면서 천기를 받아들여야 하는 코가 제 기능을 발휘하지 못하는 경우는 크게 두 가지로 구분된다. 차가운 기운인 한기(寒氣)와 뜨거운 기운인 열기(熱氣)에 의해 유발되는 경우인데, 열기는 다시 외부적인 열기와 신체 내부에서 발생한 열기로 나뉜다.

원래 폐는 차거나[寒] 건조하거나[燥] 뜨거운[熱] 기운을 싫어하는데[98], 특히 찬 기운[寒氣]에는 더욱 취약하다. 몸을 차게 하거나 찬 음료수를 많이 마시면 폐가 손상을 받는다는 것도[99], 폐에 병이 있을 때에는 더욱더 찬 음식을 피하고 보온에 주의해야 한다[100]는 것도 모두 이 때문이다. 따라서 천기를 받아들일 때 코에서 가온·가습 작용을 하는 것은 어찌 보면 폐가

---

98) 肺惡寒 肺惡燥 肺惡熱
99) 形寒飮冷則傷肺
100) 肺病 禁寒飮食寒衣

손상을 입지 않기 위함이며, 이런 까닭에 콧병을 살필 때는 코 자체만의 문제뿐만 아니라 코와 폐의 관계까지 염두에 두어야 한다.

코는 폐의 첨병이므로 코 역시 찬 기운의 영향을 많이 받는데, '한기(寒氣)'에 의해 유발되는 대표적인 콧병은 '비색(鼻塞)'·'비구(鼻鼽)'·'비체(鼻嚔)' 등이다. 먼저 '비색'[101]은 문자 그대로 코[鼻]가 막히는[塞] 것인데, 좀 어려운 '코 막힐 옹(齆)'이란 글자를 써서 '비옹(鼻齆)'[102]이라고도 한다. 날씨가 추워지면 땅이 딱딱하게 굳는 것처럼, 코도 '한기'에 감촉(感觸)되면 내부가 굳어지면서 막히게 되는 것이다. 하지만 이 또한 폐의 관점에서 바라보면 폐가 찬바람에 손상을 받아 더 이상의 피해를 막기 위해 '한기'의 유입을 차단하는 현상이다. 물론 코가 막히면 코의 기운 소통이 원활치 못하며 냄새까지 잘 맡지 못해 여간 답답하지만……

둘째, '비구'[103]는 코에서 맑은 콧물이 줄줄 흘러내리는 병증인데, 이 역시 폐가 '한기'에 상한 까닭이다. 추운 한겨울에 커튼을 걷고 유리창을 보면 내·외부의 온도 차이로 인해 처음에는 창에 서리가 끼는 듯하다가 이내 물이 되어 흐르는 것을 볼 수 있는데, '비구'는 바로 이런 경우와 유사하다. 따라서 찬바람만 불면 투명한 콧물을 줄줄 흘리는 사람은 더욱 한기에 취약한 폐를 지닌 사람이니[104], 이런 사람은 '마스크' 등을 이용한 보온에 한층 힘써야 한다.

마지막의 '비체' 역시 인체가 폐로의 '한기' 진입을 막으려는 몸부림 가운데 하나이다. 왜냐하면 재채기는 콧속이 간지러워 기가 뿜어져 나오면서

---

101) 寒傷皮毛則 鼻塞不利
102) 鼻齆者 肺爲風冷所傷 津液冷滯 鼻氣不宣 香臭不知
103) 鼻鼽者 鼻流清涕也 鼻中水出日鼽
104) 傷風則決然鼻流清涕 屬肺寒也

"에취!" 하는 소리를 내는 것인데[105], 이 재채기도 낯빛이 하얗고 폐가 좋지 않은 사람에게서 많이 나타나기 때문이다[106]. 서양의학에서 콧물·재채기·코 막힘을 '알레르기성 비염'의 3대 증상이라고 일컫는다는 것을 떠올리면, '알레르기성 비염'의 한의학적 치료는 대개 폐를 따뜻하게 해주는 '온폐(溫肺)'의 방법이어야 함을 알 수 있다.

'열기(熱氣)'에 의해 유발되는 콧병은 다시 외부적인 원인과 내부적인 원인에 의한 경우로 나뉜다. 먼저 외부적인 열기에 의한 대표적 병증은 누런 콧물이 그치지 않고 흐르는 '비연(鼻淵)'[107]을 들 수 있는데, '비연'은 흔히 축농증(蓄膿症)이라고 일컫는, 곧 서양의학적 병명으로는 '부비동염(副鼻洞炎; sinusitis)'과 매우 유사하다. 코에서 혼탁한 콧물이 끊이지 않고 흐르는 것이 마치 연못과도 같은 까닭에 '못 연(淵)'을 써서 '비연'이라 이름했는데, 이 '비연'은 오래도록 낫지 않을 경우 코피[108]나 머릿골 속의 통증[109]까지 일으킨다.

'비연'은 너무나도 많은 사람들, 특히 성장기의 청소년들이 자주 앓는 대표적인 질환이므로 좀 더 자세히 살펴보자. '비연'이 비록 외부적인 열기로 인한 경우에 속한다지만[110], 엄밀히 말하면 외부의 '한기'와 내부의 '열기'가 서로 부딪쳐서 발생한다. 원래 살아 있는 사람은 체내에서 지속적으로 열을 생산하되, 열의 일부분은 코의 내쉬는 숨, 즉 호기(呼氣)를 통해 방출해야 한다. 싸늘하게 식지 않으면서도 시커먼 통닭구이가 되지 않기 위해

---

105) 嚔者 鼻中因痒而氣噴作于聲也
106) 肺外證 面白善嚔
107) 鼻淵者 濁涕下不止也 傳爲衄衊瞑目
108) 濁涕下不已如水泉 故曰鼻淵也 久而不已 必成衄血
109) 鼻中常流臭黃水甚者 腦亦痛
110) 鼻流濁涕者 屬風熱也

열 생산과 열 방출의 균형을 잡아야 하는 것이다. 그런데 외부에서 갑작스레 '한기'가 불어닥치고 인체가 이를 적절히 제어하지 못하면, 코로 빠져나가야 할 '열기'가 꼼짝없이 갇혀버리는 경우가 생긴다[111]. 누런 콧물이 샘물처럼 흐를 수밖에 없는 '비연'은 이럴 때 발생한다. 탈출구를 찾지 못한 코 내부의 '열기'는 갈수록 치성해지고, 인체는 있는 수분·없는 수분을 몽땅 끌어다 이 불붙은 코의 진화(鎭火)를 도모하니, 열기로 뜨끈하게 데워진 누런색 콧물이 줄줄 흘러내릴 수밖에 없는 것이다.

'비연'이 오래되면 단지 코뿐만 아니라 귀·눈·입 등에도 영향을 미친다. 그래서 당사자인 코에서 코피가 나는 것은 물론, 입에서도 심한 악취가 나고, 귀에서도 진물이 흐르거나 통증이 발생하며, 때론 눈까지도 침침해져서 시력감퇴를 초래한다. 이는 모두 얼굴에 뚫려 있는 '이목구비(耳目口鼻)'라는 구멍들이, 구멍의 소임에 걸맞게 서로 원활하게 소통되는 구조로 이루어진 탓이다. 또 이렇게 외부로 소통되기 위해 머리에 뚫려 있는 구멍들이 엉뚱하게 내부에서만 통하는 까닭에, '비연'이 장기화되면 머리가 맑지 않고 골머리가 땅한 증상까지도 나타난다.

한편 내부적인 열기로 인해 발생하는 병증은 '비창(鼻瘡)'·'비치(鼻痔)'·'비사(鼻齄)' 등을 꼽을 수 있다. 물론 여기서 말하는 내부적인 열기는 인체가 싸늘하게 식지 않기 위해 발생시키는 생리적인 열이 아니라, 여러 가지 질병을 야기하는 병리적인 열이다. 이런 병리적인 열기는 무심코 넘기는 일상생활에서도 쉽게 생기니, 가령 정신을 과도하게 집중하거나, 지나치게 신경을 많이 쓰거나, 무절제하게 밤을 낮 삼아 올빼미처럼 지내거나 하면 쓸데없는 열이 발생한다. 또 과음하거나, 기름진 음식을 많이 섭취하거나,

---

111) 鼻淵者 外寒束內熱之證

망령된 행동을 일삼거나 해도 불필요한 열이 생긴다. 이렇게 내부적으로 형성된 열기가 폐에 전해지면, 화상을 입으면 살이 문드러지는 것처럼 콧속[鼻]이 허는[瘡] '비창'[112]이 발생한다.

'비창'에도 불구하고 폐가 계속해서 열을 받으면[113] 쓸데없는 굳은 살, 소위 '식육(瘜肉)'이 콧속에서 돋아난다. 항문에 쓸데없는 살이 자라나 고통을 주는 '치질(痔疾)'처럼, 콧속에 불필요한 살이 자라는 '비치(鼻痔)'[114]가 발생하는 것이다. 평소 기름진 음식물을 많이 섭취하면 체내에는 습기(濕氣)와 열기(熱氣)가 쌓이는데, 이 습열(濕熱) 기운이 폐를 푹푹 찌는 탓에 비 온 뒤 후텁지근한 땅에서 갑자기 버섯 등이 자라나는 것처럼 콧속에 '식육'이 생기는 것이다[115].

마지막으로 '비사(鼻齇)'는 속칭 '딸기코'다. 콧대가 딸기처럼 빨갛고 때론 검붉으며 울퉁불퉁해지는 '비사'는 '술꾼'들에게 많이 나타나니, 이는 지나친 음주로 술의 '열독(熱毒)'이 폐를 손상시킨 탓이다[116]. 물론 술을 전혀 못하는 사람도 '열독'이 폐를 침범하면 딸기코가 될 수 있는데, 이럴 때는 '술주정뱅이'라는 억울한 누명을 받지 않도록 '폐풍창(肺風瘡)'[117]이라 부른다.

코는 몸속에 감추어진 폐가 밖으로 드러낸 구멍이다. 한의학에서 콧병을 치료할 때 폐를 따뜻하게 하는 온폐(溫肺), 윤택하게 하는 윤폐(潤肺)의 약물들을 사용하는 것은 이 때문이다. 하지만 소 잃고 외양간 고치기보

---

112) 鼻中生瘡 乃肺熱也
113) 輕爲鼻瘡 重爲鼻痔 皆肺熱也
114) 鼻痔者 肺氣熱極日久 痰濁結成瘜肉如棗大
115) 此厚味壅滯 濕熱蒸於肺門 如雨霽之地 突生芝菌也
116) 鼻齇者 鼻之準頭紅也 甚則紫黑 酒客多有之 因血熱入肺 鬱久則血凝濁而色赤
117) 或有不飮酒而紅者 名曰肺風瘡 亦是血熱入肺

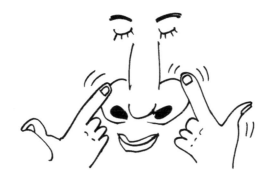

수시로 가운데 손가락으로 코의 양쪽 콧마루
언저리를 20~30번씩 문질러 따뜻하게 해주면,
폐 또한 따뜻하고 윤택해진다.

다는 만사 예방이 최선인 만큼, 『동의보감』에서 일러주는 콧병 예방법을 익히는 것이 좋다. 수시로 가운데 손가락으로 코의 양쪽 콧마루 언저리를 20~30번씩 문질러 따뜻하게 해주면, 폐 또한 따뜻하고 윤택해진다[118]고 한다.

118) 常以手中指於鼻梁兩邊 揩二三十遍 令表裏俱熱 所謂灌漑中岳 以潤於肺也

19

입과 혀
― 입과 혀(口舌)

입의 침은 혀를 적셔준다

玉池淸水灌靈根 옥지청수관영근

그릇에는 그릇 각각에 맞는 입이 있다. 일반적으로 그릇이 크면 입도 크고, 그릇이 작으면 그에 걸맞게 입 또한 작다. 그릇이 큰데도 불구하고 입이 작다면 물건을 담고 덜어낼 때 감질나게 될 터이고, 그릇이 작으면서도 입이 크다면 혹 예술품으로서는 가치가 있을지 몰라도 실생활에서는 거의 쓸모가 없을 것이다. '그릇 기(器)'라는 한자에 '입 구(口)'가 네 개씩이나 들어 있는 까닭은 그릇에서 입이 차지하는 비중이 그만큼 크기 때문이리라!

인체 역시 그릇임이 틀림없다. 단 그릇의 사전적 의미인 "물건을 담는 기구" 이상으로 평가받고 또 평가해야 하는 이유는, 우리 인체에는 탄수화물·지방·단백질 등의 물질뿐만 아니라 정신·혼백·의지·넋 등의 덕목까지 담겨 있기 때문이다. 그런데 인체라는 하나의 큰 그릇 안에는 다시 오장육부(五臟六腑) 등과 같은 작은 그릇들이 담겨 있다. 이 작은 그릇들은 각각의 특징적인 기능을 갖는데, 자신의 그릇이 여의치 않을 때는 대신 남의 그릇을 끼워 넣는 소위 '장기이식(臟器移植)'이 이루어지기도 한다. 아무튼 인체에 담긴 그릇들은 단지 물질만 저장하는 데 그치지 않고, 사람을 사람이게끔 하는 데 기여한다. 천지의 기운을 섭취해 인체에 꼭 필요한 기혈(氣血)과 정신(精神) 등을 생성하는 한편, 그 과정 중에 생긴 폐기물인 대소변 또한 적절하게 분리·배출하는 것이다.

인체도 그릇인 까닭에 당연히 입이 있다. 우리 인간의 입은 동물 중에서 가장 작은 편에 속한다. 동물들의 입은 대략 머리의 1/3 이상을 차지하는 반면, 인간의 입은 아무리 크게 벌릴지라도 1/3에는 턱없이 모자라기 때문이다. 그것도 머리가 아닌 얼굴에서 차지하는 비율이니, 머리 전체로 따지면 1/3은커녕 1/6에도 못 미친다. 물론 인간의 입이 이렇게 작아지게 된 이면에는 보다 인간다워지려는 뜻이 도사리고 있다. 입이 작아진 대신 뇌가 커졌기 때문이다.

머리를 하나의 둥근 공으로 가정한다면 입이 위치한 곳의 대각선 방향에는 정신작용의 총 본산인 뇌가 자리 잡고 있다. 그런데 입체인 구(球)는 그 속성상 한 곳이 축소되면 다른 한 곳이 팽창해서 전체적인 평형을 유지하려 하니, 우리 인간은 입이 축소된 반면 뇌가 팽창함으로써 인간만의 고등한 정신활동을 발휘하게 된 것이다. 이렇게 입이 작아지고 뇌가 커지게끔 진화한 덕분에, 인간이라면 대개 "배부른 돼지보다는 배고픈 소크라테스"가 되고자 한다.

입은 인체라는 큰 바다의 아득한 시원(始源)이다. 시작이 없으면 중간도 없고 끝도 없으므로, 입은 우리 몸의 근본 바탕이라 할 수 있다. 얼굴에 자리한 눈·코·귀·입의 네 구멍 중에서도 입은 나무의 뿌리처럼 아래에 위치하는데, 한의학에서는 입이라는 '기틀[機]'이 목화토금수(木火土金水)의 오행 중 '토(土)'에 속한다고 파악한다.

재미있는 것은 입안에 '수화(水火)'가 공존한다는 사실이다. 한의학에서 입이 물과 불을 공유한다고 보는 까닭은, 입속에는 '침'이라는 '물[水]'과 '혀'라는 '불[火]'이 함께 들어 있기 때문이다. 물보다 점도가 높은 침과 타오르는 불꽃 모양의 붉은색 혀를 간직한 덕택에, 입은 '토(土)'라는 바탕에서 '수화(水火)'가 조화를 부리는 곳으로 거듭나는 것이다.

예로부터 '화토동원(火土同源)' 혹은 '수토동원(水土同源)'이라 해서, 토(土)를 화(火)와 한 무리로 파악하기도 하고 반대로 수(水)와 한 무리로 파악하기도 한 것은 우리 입이 이렇게 물과 불을 함께 머금고 있기 때문이다. 물론 물과 불이라는 서로 상반되는 두 기운이 공존하기 위해서는 역시 조화와 균형이 가장 중요하다. 불의 기운이 지나치면 물이 말라 건조해질 것이고, 물의 기운이 지나치면 불이 아예 꺼져버리지 않겠는가? "좋은 연못[玉池 – 입에 담긴 맑은 물[淸水 – 침]이 신령스런 뿌리[靈根 – 혀]를 촉촉하게 적신다[灌]"[119]라는 옛사람들의 시 구절에 걸맞으려면, 물과 불의 균형 잡힌 조화가 제일 중요하다.

이제 입, 혀 그리고 침에 대해 더욱 자세히 살펴보자. 한의학의 인식도구인 음양오행이라는 안경을 걸치면, 위에서 언급한 대로 입은 '토', 혀는 '화', 그리고 침은 '수'의 속성을 갖는다. 그런데 이전에 알아본 바와 같이 얼굴에 뚫린 구멍들은 몸통 속 오장의 대변자이니, 입은 소화기계통을 관장하는 비장(脾臟), 혀는 순환기계통을 관장하는 심장(心臟), 그리고 침은 — 비록 구멍은 아니지만 — 인체 내 수분대사를 총괄하는 신장(腎臟)의 대리

---

119) 玉池淸水灌靈根

자로 해석할 수 있다.

침은 신기(腎氣)와 연관된 신장의 대리자인 까닭에, 전신의 수액(水液) 대사를 총괄하는 신장의 건강 여부는 침이 충분히 분비되는지의 여부로도 간단히 파악된다. 더 나아가 신장은 침뿐만 아니라 눈물·콧물·땀, 심지어 정액과 같은 우리 몸의 모든 수액을 주관하므로, 전신 수액 대사의 건강 여부 또한 입안의 침이 마르는지 마르지 않는 지로 감별할 수 있다. 가령 신기가 부족하면 침의 분비량도 적어 입이 바짝바짝 마를 것이고, 신기가 지나치게 항진되면 — 거의 드물지만 — 침의 분비량이 너무 많은 탓에 물속에 파묻힌 벼가 힘없이 문드러지는 것처럼 혀 역시 역동적으로 움직일 수 없을 것이다.

혀는 심기(心氣)가 통해 심장을 대신하는 곳이기에, 순환기계통을 총괄하는 심장의 건강 여부는 혀의 상태를 보고 유추할 수 있다. 가령 심한 정서적 충격 뒤에는 혀에 까칠까칠한 돌기가 돋는 경우가 많은데, 이는 그만큼 신경이 날카롭게 변했다는 반증이다. 또 혀의 주된 기능은 맛을 보는 미각에 관여하며, 무엇보다 언어 소통을 가능하게 해주는 바, 심장이 충격을 받을 정도로 크나큰 사건을 겪으면 대개의 경우 입맛을 잃고 말문이 막히는, 즉 혀의 기능과 상태에 장애가 초래되기 마련이다.

사람의 입은 여타 동물들의 입과 달리 두툼한 입술, 그것도 얼굴의 다른 부위와 구별되는 붉은빛을 띠는 위·아래 입술로 이루어지는데, 옛 성현들은 이를 '망진(望診)'의 일환으로 활용했다. 우선 입은 소화기계통을 관장하는 '비장'의 대리자인 만큼 입의 크기로 소화기의 크기를 유추했는데, 가령 입술이 작으면 소화기도 작고 입술이 크면 소화기도 크다고 판단했다. 유념해야 될 것은 입의 크기는 작아야 좋다는 말이다. 대부분의 사람들은 거의 모든 경우에 큰 게 작은 거보다 좋다고 생각하겠지만, 입의 크기에 따른 선악은 오히려 그 반대이다. 왜냐하면 입술이 작으면 소화기도 작아서 나쁜 기운이 침범할 여유를 주지 않는 반면, 입술이 크면 소화기도 커서 사사로운 기운이 침입할 공간을 그만큼 많이 제공한다고 보기 때문이다. 실제로 입술이 커서 소화기가 큰 사람은 나쁜 기운이 옆구리로 몰려서 통증이 야기되는 경우가 많기 때문에, 단거리 육상 선수처럼 빨리 달리기가 매우 힘들다.

입술의 크기뿐만 아니라 입술의 모양이나 위치 등도 '망진'의 중요한 요소이다. 원래 입술은 본래 입안에 있어야 할 연한 살이 입 밖으로 뒤집어진 것으로서 그야말로 적당히 뒤집어져야 한다. 그런데 주위를 둘러보면 간혹 일정 정도 이상으로 많이 뒤집어진 사람이 있다. 그리고 그런 사람은 대개 윗입술이 많이 뒤집어져 있다. 한의학에서는 이렇게 윗입술이 유독 뒤집어진 사람은 소화기의 위치 또한 높게 들려져 있다고 파악한다. 그리고 당연한 현상이지만, 이런 사람은 입술이 적당히 뒤집어진 사람에 비해 옆구리에서 갈빗대가 땅기면서 통증을 일으키는 경우가 많다. 반면, 아랫입술이 일정 정도 이상 축 늘어진 사람도 있다. 이런 사람은 '위[胃]가 아래로[下] 드리워져 있다[垂]'는 위하수(胃下垂)의 경우처럼, 소화기가 밑으로 처져 있을 확률이 높다. 소화기가 무기력하게 축 늘어져 있으므로 소화가 쉽지 않을 것이고, 또 상부의 소화기가 하부의 소화기를 압박할 것이므로 각종 대·소장 관련 증상이 많이 나타난다.

따라서 건강한 입술이란 전체 얼굴과 조화를 이루는 적당한 크기에 어딘지 모르게 단단하고 튼실해 보여야 할 뿐만 아니라 상하좌우로 치우치지 않는 균형 잡힌 모습을 띠어야 한다. 이런 사람은 입 모양만큼이나 소화기 역시 방정(方正)하고 견고하기 마련이어서 여간해서는 소화기 계통의 질환에 걸리지 않기 때문이다. 물론 지나치게 자극적인 음식물을 자주 섭취하고, 과식하거나 끼니 거르는 것을 밥먹듯하며, 틈만 나면 술을 부어대면서 건강을 기대할 수는 없으리라!

입술의 모양과 크기를 '망진'에 응용하는 것은 선천적으로 타고난 취약점을 찾아보고 이를 잘 보완(補完)하고자 함이다. 그리고 이러한 약점은 치명적인 경우가 아닌 바에야 후천적인 섭생에 의해 얼마든지 보완될 수 있다. 내가 가진 단점은 보강하려 힘쓰고, 내가 가진 장점은 더욱 살려나가도록 노력하는 것! 이런 노력이야말로 한 개인의 건강관리뿐만 아니라 세상살이 전반에도 그대로 통용되는 만고불변의 진리이리라!

20

입과 혀
— 입과 혀의 질환

침 뱉는 습관을 버려라

常習不唾地 상습불타지

세상살이를 하다보면 더럽고 아니꼽다고 느낄 때가 적지 않다. 특히 나라의 상당부분을 책임진 정치권의 유명 인사들이 일반적인 소시민으로서는 도저히 상상 불가능한 액수의 검은 돈을 아무렇지도 않게 주고받았다는 이야기를 들으면 분통이 터질 수밖에 다른 도리가 없다. 이럴 때 울분을 해소하는 가장 손쉬운 방법은 "퉤!" 하고 침을 내뱉으며 "더러운 세상"이라는 혼잣말을 뇌까리는 것인데, 건강을 위해서라면 이마저도 참아야 한다. 우리 몸의 땀과 눈물, 정액 등은 한번 배출되고 나면 돌이킬 수 없지만, 입 속의 침은 내뱉지만 않는다면 언제든 되돌려 생성해서 우리 몸을 윤기(潤氣)가 잘잘 흐르게 만들어주기 때문이다.

입과 혀의 질환은 한마디로 물과 불의 과부족에 따른 질환이다. 앞 장에서 설명했듯이 입은 물과 불, 곧 수(水)와 화(火)가 공존하는 곳이기 때문이다. 따라서 입과 혀의 모든 질환은 크게 두 가지로 구분된다. 물이 너무 많거나 적은, 바꿔 말해 불이 너무 세거나 약한 두 가지 경우인데, 한의학적인 뉘앙스를 가미해서 표현하면 '진액(津液)의 부족'과 '화열(火熱)의 과다'로 분류할 수 있다.

'진액'은 간단히 말하면 우리 몸에 있는 모든 수분을 뜻한다. 무생물이 아닌 바에야 생명 있는 모든 것들은 물, 곧 수분을 기본으로 하는데, 한의학에서는 이렇게 우리 몸안에 들어 있는 수분을 특별히 '진액'이라 부른다. 따라서 우리 몸 밖에 있는 물은 절대 '진액'이 될 수 없는데, 왜냐하면 우리 몸에 들어와 적당한 정도의 불기운[火氣]을 받아야만 비로소 '진액'이라 칭할 수 있기 때문이다. 곧, 몸밖의 물은 몸안으로 들어와 불의 기운을 받아야만 비로소 대사가 가능해지는 힘, 곧 추동(推動) 에너지가 생기는데, 이렇게 불의 힘을 얻어 움직일 수 있는 힘을 갖춘 체내의 수분을 한의학에서는 '진액'이라 일컫는다. '진액'이 '수분'임에는 분명하지만, '수분'이 '진액'은 아닌 것이다.

무릇 일이 진행될 때나 사물이 생겨날 때에는 어떤 조짐이 먼저 나타난다. 그리고 이런 조짐은 형체로 곧장 드러나는 게 아니라 처음에는 아주 미미한 기운으로부터 비롯된다. 한의학을 이야기할 때 빼놓지 않고 등장하는 '목화토금수'의 '오행'으로 따지면, 수화(水火)는 양적(陽的)인 '기운'의 성격이 강하고[120], 금목(金木)은 음적(陰的)인 '형체'의 의미가 강하다[121]고 할 수 있는데, 우리가 알고자 하는 입과 혀의 질환 역시 처음에는 형체보다는 조짐으로 나타나게 마련이다.

입은 얼굴에 뚫려 있는 구멍 중 제일 아래에 위치해 가장 음적(陰的)인

---

120) 水火者 陰陽之徵兆也
121) 金木者 生成之終始也

특성을 지닌 까닭에 그 형체 또한 아주 분명하게 드러내고 있다. 반면 형체로서의 입은 묘하게도 물과 불의 기운을 머금은 진액, 곧 침을 저장하고 있다. 따라서 어떤 질환이 발생할 때에는 형체에 곧장 변화가 초래되기 이전에 그 조짐으로써 우선 '침'이라는 진액부터 변화되기 일쑤이다. 물론 질환 발생의 징조로 나타나는 진액의 변화를 꼭 입에서만 관찰 가능한 것은 아니다. 왜냐하면 진액이 눈에서는 눈물, 코에서는 콧물, 피부에서는 땀, 기육(肌肉)에서는 피[血] 등 여러 형태로 변모되는 까닭에, 이들 진액의 변화상황을 파악해서 질환의 유무를 유추할 수도 있기 때문이다. 하지만 진액의 변화상황, 즉 유여·부족을 파악하는 데는 입안의 침을 따라올 만한 것이 없다.

입속의 진액, 즉 침이 지나치게 많아져서 질질 흘러내리는 경우[122]도 없지 않지만, 대개의 질환은 진액이 부족한 경우이다. 부족한 정도에 따라 단지 입이 마르기만 하는 구건(口乾)이 나타나기도 하고, 적극적으로 물을 찾으려는 몸부림, 즉 구갈(口渴)이 나타나기도 한다. 구갈이 특징적으로 나타나는 대표적인 병증은 '소갈(消渴)'인데, 소갈은 "소곡선기(消穀善飢) 갈이다음(渴而多飮)"의 첫 글자를 딴 것이니, 문자 그대로 "곡식을[穀] 잘 소화시켜[消] 쉽게[善] 배고픔을 느끼고[飢], 갈증으로 목이 말라[渴] 마실 것을[飮] 많이[多] 찾는" 병증이다. 서양의학적으로는 다음(多飮; ploydypsia)·다뇨(多尿; polyuria)·다식(多食; polyphagia)이 뚜렷하게 나타나는 소아형 당뇨병과 몹시 유사한데, 한의학에서는 체내에 조(燥)·열(熱)·화(火)의 기운이 지나치게 많아져서 진액이 부족해진 탓에 소갈이 발생한다고 본다.

그런데 입과 혀의 질환 대부분은 '진액의 부족'보다는 '화열의 과다'로

---

122) 口角流出而不禁者 涎也 涎者 脾之液也 脾熱則涎出

인해 발생한다. 물론 물과 불의 과부족은 동전의 양면과도 같아서, 물이 너무 많거나 적다는 것은 바꿔 말해 불이 너무 세거나 약하다는 것이다. 그럼에도 구설(口舌)질환 원인의 대부분이 굳이 '화열의 과다'로 언급되는 것은 불이 타오를 때의 대처방법이 상황에 따라 한두 가지가 아니기 때문이다. 물이 부족할 경우에는 단순히 물만 보충하면 되지만, 불이 활활 타오를 경우에는 물을 부어야 할 때도 있고, 모래를 끼얹어야 할 때도 있으며, 극단적으로는 맞불을 놓아서 꺼야 할 때도 있기 때문이다.

화열 과다로 인한 대표적 병증은 '입맛의 이상'이다. 우리가 먹는 음식의 맛이 곧 입에서 느껴지는 맛이므로, 입맛은 당연히 신맛·쓴맛·단맛·매운맛·짠맛의 다섯 가지이다. 물론 이 다섯 가지 입맛 역시 한의학의 본원인 음양오행에 따른 분류인데, 입맛이 크게 다섯 가지로 구분된다는 점에 이의를 제기하는 사람은 거의 없을 것이다. 그런데 건강에 이상이 발생해서 체내에 '화열(火熱)'이 '과다(過多)'해지는 상태가 초래되면, 입맛이 음식의 맛과는 별도로 아주 이상하게 바뀌게 된다. 입이 '소태'[123]처럼 쓰거나 염전보다 짜거나 하는 경우가 나타나는 것이다.

한의학의 특징 가운데 하나는 '정체관(整體觀)'이다. '정체'란 문자 그대로 가지런한[整] 몸[體]이니, '정체관'이란 내 몸을 이루는 각각의 부분들이 상호 계통적인 관련성을 지니면서 전체로서의 개체를 구성한다는 관점이다. 따라서 부분은 전체를 대변하기 마련이고 전체는 부분을 반영할 수

---

123) 오랫동안 입속에 남는 지독한 쓴맛을 일컬을 때 흔히 언급되는 나무가 바로 소태나무(黃楝樹; Picrasma quassioides)인데, 쓴맛의 근원은 나무의 각 부분에 골고루 들어 있는 콰신(quassin) 혹은 콰시아(quassia)라는 물질로 알려져 있다. 예전부터 동생을 보고도 좀처럼 젖이 떨어지지 않은 아이의 엄마는 으레 소태나무로 즙을 내어 젖꼭지에 발라두곤 했다. 사생결단으로 엄마 젖에 매달리던 녀석일지라도 지독하게 쓴 소태즙을 접하고 나면 도저히 다시 찾을 엄두를 내지 못하기 때문이다.

밖에 없는데, 이렇게 한 개체를 이루는 각각의 부분들이 상호 밀접하게 관련되었다는 관점, 소위 '정체관'은 이상하게 변한 입맛을 해석할 때도 그대로 적용된다. 한의학에서는 입에서 느껴지는 시고[산미; 酸味]·쓰고[고미; 苦味]·달고[감미; 甘味]·맵고[신미; 辛味]·짠[함미; 鹹味] 다섯 가지 맛이 사실은 몸속에 들어 있는 간·심·비·폐·신이라는 오장의 변화를 반영한 결과라고 파악하기 때문이다.

가령 보통 때와 달리 입이 매실이라도 삼킨 것처럼 자꾸 신 경우는 오장육부 중 간(肝)이 열(熱)받은 상태이다. 또 소태처럼 입이 쓰면 심(心)이 과열된 것이고, 꿀물이라도 바른 듯 달면 비(脾)의 열이 치성한 것이며, 흡사 고춧가루가 뿌려져 있다고 느낄 만큼 매우면 폐(肺)가 열에 힘겨운 상태인 것이다. 마지막으로 입맛이 짜디짠 염전이라면 신(腎)이 열병을 앓는 것이다.

이렇듯 이론적으로는 오장 각각에 따라 입맛 역시 평상시와 다른 다섯 가지 맛으로 느껴질 수 있지만, 우리들이 가장 많이 겪는 것은 역시 입맛이 쓴 경우이다. 오장육부 어느 하나 열에 초연한 장기는 없지만, 현실적으로 열받는 일이 가장 많은 것은 심장이기 때문이다. 그렇지 않아도 본디 '양 중의 양[陽中之陽]'의 장기에 속해서 과열의 위험성이 상존하는데다가, 무슨 일이든 성사시키기 위해서는 전심전력을 기울여야 되기 때문에 걸핏하면 열받고 마는 것이다. 사노라면 가슴이 숯덩이로 변할 만큼 애간장을 태우며

五行	木	火	土	金	水
五臟	肝	心	脾	肺	腎
五味	酸	苦	甘	辛	鹹

열심(熱心)히 노력했음에도, 결국 실패로 끝나버리고 마는 일들이 어디 한둘이던가? 쓰디쓴 입맛만을 다시며 물러설 수밖에…….

입맛이 씁쓸한 경우 다음으로 많은 것은 입맛이 달다던 경우이다. 입이 매실처럼 시다거나, 고춧가루 뿌려 놓은 듯 맵다거나, 소금물을 마신 듯 짜다고 호소하는 사람들도 있지만, 중년의 부인이나 나이 지긋한 남성들 중에는 확실히 자기는 무엇을 먹어도 입이 달아서 모든 것이 맛있다고 이야기하는 경우가 많다. 모르는 사람에게는 식욕이 왕성한 건강한 모습으로 보이겠지만, 사실 이는 썩 바람직한 상태가 아니다. 왜냐하면 이렇게 입맛이 꿀맛인 경우는 대개 우리 몸의 손상된 정혈(精血)을 보충할 목적으로 음식의 욕구가 비정상적으로 증진된 것이기 때문이다.

언뜻 모순되는 말 아니냐고 고개를 갸우뚱거릴 수 있으니, 그 까닭을 잠깐 알아보자. 세상의 모든 것들은 구조와 기능으로 이루어진다. 이를 모든 동양 학문의 인식 도구인 음양으로 구분하면, 구조는 음(陰)이 되고 기능은 양(陽)이 된다. 마찬가지로 인체의 오장육부(五臟六腑)를 음양으로 나누면 오장은 음이 되고 육부는 양이 된다. 그런데 음인 오장의 대표주자는 신(腎)이고, 양인 육부의 대표선수는 위(胃)인 까닭에, 인체가 어떤 손상을 입게 될 때 '신'과 '위'는 그만큼 쉽게 영향을 받게 된다.

유념할 것은 '신'과 '위'가 손상을 입었을 경우, '구조와 기능', '음과 양'으로 상호 대비되는 것처럼 입맛에 있어서도 완전히 상반되는 현상이 나타난다는 사실이다. 양적·기능적 손상으로 '위'가 손상된 경우에는 음식물의 맛조차 감별할 기운이 없어 입맛이 뚝 떨어지는 반면, 음적·물질적 손상으로 '신'이 손상된 경우에는 손상받은 물질을 회복시키고자 무슨 음식이든 입에서 달게 느껴지는 것이다. 따라서 중년기에 접어든 상태에서 유난히 음식이 달게 느껴진다면 결코 좋은 현상이 아니다. 입맛이 꿀맛인 것은 우리 몸에서 가장 정미로운 물질로서 '신'에 저장되어 있던 '정(精)'이 손상됨에 따라 나타나는 일종의 몸부림에 다름 아니기 때문이다.

넘치나 모자라나 매일반인 것은 입맛에도 그대로 적용된다. 원래 한의학에서는 어느 한쪽으로 치우치지 않는, 소위 중용의 도리를 지키는 것이 건강의 요체라고 파악하기 때문이다. 따라서 입맛 역시 맛을 전혀 모르거나 지나치게 달면, 정상 궤도를 이탈한 병적인 상태이다. 비위(脾胃)의 기능이 저하되거나 항진되거나, 어려운 말로 '토기(土氣)'가 불급(不及)한 '비감(卑監)[124]'이거나 태과(太過)한 '돈부(敦阜)[125]'이거나 모두 정상이 아닌 것이다. 마치 군자(君子)는 슬퍼도 너무 슬픔에 빠지지 않고 기뻐도 너무 경망스럽게 기뻐하지 않는 것처럼, 건강한 입맛은 '비토(脾土)' 본연의 맛인 단맛, 즉 감미(甘味)를 모자라지도 않고 넘치지도 않게 느껴야 하는 것이다.

화열 과다로 인한 구설(口舌) 질환 중 입맛의 이상 다음으로 많은 것은 입 냄새, 즉 구취(口臭)이다. 껌도 씹어보고, 양치질도 열심히 하건만 스스로에게도 느껴지는 역겨운 입 냄새 때문에 대화를 꺼리는 사람을 종종 보게 되는데, 이는 오장육부 중 특히 '위'의 열이 너무 치성한 탓이다[126]. 원래 '위'는 음식물을 받아들인 후 이를 푹 익히는, 한의학 용어로 소위 '부숙(腐熟)'시키는 곳이므로 어느 정도 열기가 쌓이기 마련인데, 그 열기가 지나친 탓에 위로 치솟아 올라 소화관으로 연결된 입을 통해 뿜어져 나오는 것이다. 그래서 농후하고 자극적인 음식을 반주(飯酒)와 더불어 먹는 것을 좋아하는 사람이, 줄담배 뻑뻑 피워대며 골치 아픈 일로 노심초사한다면 백발백중 입 냄새를 풍길 수밖에 없다. 물론 '구취'의 원인이 입속의 충치, 전문

---

124) 運氣용어. 五運主運 중 土歲不及한 것.
125) 運氣용어. 五運主運 중 土歲太過한 것.
126) 口臭者 胃熱也

치의학 용어로 '치아우식증(齒牙齲蝕症)'인 경우도 있고, 또 입이 코하고도 연결되어 있으므로 여러 가지 콧병인 경우도 없지 않지만……

또, 걸핏하면 입속이 헤어지는 '구창(口瘡)' 혹은 '구미(口糜)'로 고생하는 사람들도 적지 않다[127]. 주된 증상은 입안의 점막이 마치 불에 덴 것처럼 노랗거나 빨갛게 움푹 파이고 문드러지는 것이기 때문에, 이런 사람들은 조금이라도 자극적인 음식은 도통 먹질 못하게 된다. 하기야 화상 입은 맨살에 고춧가루나 소금을 뿌려댄다면 그 쓰라림이 어느 정도일지 짐작이 가고도 남는다. 어쨌든 '구창'을 달고 사는 사람들은 평소보다 조금만 과로하거나 신경을 쓰면 예외 없이 입안이 헤어지곤 하니, 이런 사실을 감안하면 '구창'의 원인은 한마디로 심신의 과부하에 따른 '허열(虛熱)'임을 알수 있다. "뱁새가 황새를 따라가면 다리가 찢어진다"라는 속담처럼, 자신의 능력을 초과한 심신의 과로가 '구창'을 유발하는 것이다.

한편, 입안이 헤어지는 것과는 별도로 '혓바늘'이 돋는다고 호소하는 사람들도 있다. '혀[舌] 위에 바늘[芒] 혹은 가시[刺] 같은 것이 발생한다[生]'는 그 의미 그대로, 한의학에서 '설생망자(舌生芒刺)'라 일컫는 이 병증 또한 체내에 쌓인 불필요한 열로 인해 나타난다[128]. 단, 불이 헛되이 타올라서 입안의 일부분에 2~3도의 화상을 입히는 '구창'과는 달리, 이 '설생망자'는 불이 일정한 정도로 뭉쳐 혀를 뜨겁게 달구는 까닭에 혀를 적시고 있는 진액이 말라붙어 마치 가시가 돋은 것처럼 까칠까칠해진다.

마지막으로 한의사들이 진료할 때 빼놓지 않고 관찰하는 '설태(舌苔)'에 대해 알아보자. '설태'는 마치 그늘진 바위 위에 이끼가 끼듯 혓바닥[舌] 위에[上] 이끼[苔]가 생기는[生] '설상생태(舌上生苔)'의 준말인데, 건강한 사

---

127) 口糜者 口瘡糜爛也, 口瘡赤者 心熱也
128) 舌生芒刺 結熱甚也

람이라면 당연히 이 '설태'가 거의 없어야 한다. 혀는 본디 '화장(火臟)'인 '심장'에 대응하는 기관이어서 붉은색을 띠며 윤택한 것이 정상이기 때문이다[129]. 따라서 혀가 지닌 본연의 모습을 방해하는 이끼가 생긴다는 것은 인체가 비정상적인 상황에 놓여 있음을 반영하며, 이렇게 세 치 남짓한 혀에서도 인체의 전체적인 변화가 드러난다는 것은 위에서 언급한 한의학의 특징적인 '정체관'에 입각한 것이다.

인체에 질병이 있을지라도 그 질병을 일으킨 사사로운 기운, 즉 사기(邪氣)가 신체의 겉 부분에 있을 때에는 이끼가 아주 얇거나 거의 없다. 하지만 사사로운 기운이 점차 속으로 밀려들어와서 진액의 양이 감소되고 열이 심해지면 차츰차츰 이끼가 짙게 끼게 된다[130]. '설태'의 색깔은 열의 경중에 따라 결정되는데, 초기에는 백색 이끼인 '백태(白苔)'의 양상이다가 열이 심해짐에 따라 황색 이끼인 '황태(黃苔)'로 변모하며 열이 극심해지면 까맣게 타 들어간 '흑태(黑苔)'가 나타난다.

'설태'가 자주 끼는 사람들은 양치질을 하면서 칫솔로 벗겨내느라 여간 애를 쓰지 않는데, 아쉽게도 벗겨낸 당시만 조금 지나고 나면 이내 설태가 다시 자리 잡는다. 이렇게 설태가 겉치레만으로 완전히 해소되지 않는 까닭은 혀뿐만 아니라 다른 곳에도 문제가 있기 때문이다. 인체의 전반적인 건강상태를 반영한 결과 중의 하나가 설태라는 형태로 나타난 것이다. 따라서 유난히 설태가 자주 낀다고 생각하는 사람은 전반적인 건강관리에 더욱 주의를 기울여야 한다.

입속에는 물과 불이 잘 어우러져 만들어진 침이 들어 있다. 나라는 인간이 존재할 수 있는 것은 내 몸을 이루는 '형체(形體)'가 살아 있음에 기인

---

129) 舌者 心之官 法應南方火 本紅而澤
130) 傷寒邪氣 在表者 舌卽無苔 及邪氣傳裏 津液結搏則舌上生苔矣

하지만, 하루하루 꾸려나가는 나의 삶 그 자체는 물과 불의 절묘한 조화를 바탕으로 영위된다. 이치가 이러할진대, 침을 몸 밖으로 계속 내뱉는다면 어찌 되겠는가? 몸을 구성하는 중요한 자산을 무의미하게 잃는 것임은 물론, 스스로의 건강에도 악영향을 끼치는 행위일 뿐이다.

예로부터 알려진 한의학의 가장 유명한 양생법은 '회진법(廻津法)'이다. 자신의 침을 내뱉지 않고 머금어 삼키는 것을 '회진법'이라고 하는데, 이 '회진법'을 시행하면 진액이 보존되어 몸에 윤기가 흐른다고 했다. 옛 성인의 "침 뱉는 습관을 버려라"[131]라는 말씀을 지키기 위해서도 공명정대하고 깨끗한 세상이 되었으면 좋겠다.

---

131) 常習不唾地

21

치아
― 치아(齒牙)
치아는 뼈의 잉여 부분이다

齒者骨之餘 치자골지여

흔히 치아를 오복(五福) 중의 하나라고 한다. 옛날에는 치열(齒列)의 가지런함, 잘 흔들리지 않는 튼튼함, 밝고 새하얀 색깔 등을 오직 타고난 복에 의존할 수밖에 없었기 때문이다. 그런데 사실 치아는 오복 중의 하나가 아니다. '오복'이란 본래 『서경(書經)』의 「주서(周書)·홍범(洪範) 편」에 나오는 말로서 '수(壽; 장수하는 것)'·'부(富; 부유한 것)'·'강녕(康寧; 걱정 없이 편안한 것)'·'유호덕(攸好德; 덕을 좋아해서 즐겨 행하는 것)'·'고종명(考終命; 타고난 수명을 다하는 것)'의 다섯 가지를 일컫기 때문이다. 그럼에도 치아가 오복의 하나로 인구에 회자되는 것은, 이들 오복 모두 건강이 전제되어야 하며, 건강은 무엇보다 치아와 관계가 밀접하다고 생각했기 때문일 것이다.

1960~70년대에 농촌의 재산목록 1호는 소 이상이 없었다. 경운기나

트랙터 같은 농기계가 없었던 시절에는 힘이 요구되는 집안의 크고 작은 일을 소가 도맡아 했기 때문이다. 사람의 힘만으로는 도무지 불가능한 논 갈기·밭 갈기에서부터 수확한 농작물의 운송에 이르기까지 모두 소를 필요로 했으니……. 시장도 당연히 우시장(牛市場)이 제일 크고 북적였으며, 돈 또한 농촌에서 언뜻 손에 쥐기 어려운 목돈이 거래되곤 했다. 그런데 우시장에서 쓸 만한 소를 감별하는 방법은 덩치가 아닌 치아를 보는 것이다. 치아의 상태를 살펴보면 건강 여부가 가늠되기 때문이다. 사막에서의 유용한 운송수단인 낙타를 거래할 때도 입을 벌려보고 흥정하는데, 소나 낙타나 종일토록 되새김질하는 치아가 건강의 척도이기 때문이다.

치아는 인간뿐만 아니라 모든 척추동물이 지니고 있는 소화기의 일부로서, 입속에 발달한 딱딱한 기관이다. 물론 척추동물일지라도 물고기 같은 어류는 치아가 모두 동일한 모양이며 씹는 기능 또한 수행하지 못한다. 반면 인류는 진화와 더불어 뇌를 고도로 발달시켰으며, 그 과정에서 치아 역시 다른 종들과 달리 뚜렷하고 독특하게 발전시켰다. 음식물이 지닌 온갖 맛은 혀에 내맡긴 채 묵묵히 저작(咀嚼)이라는 본연의 임무를 수행함으로써 소화의 첫 단추를 꿰는 한편, 인간만의 특징적인 언어생활에도 관여하는 것이다. 심지어는 일상 도구의 대용으로 쓰이기도 하니, 때론 음식물 이외의 물건을 잡거나 깨물어 잘라내기도 한다.

인체에서 가장 단단한 기관인 치아는 일생 동안 오직 한 번 '환치(換齒)'가 이루어진다. 파충류 이하의 척추동물에서는 이가 바뀌 생겨나는 '환치'가 자주 이루어지지만, 사람을 비롯한 포유류에서는 '환치'가 대개 한 번밖에 이루어지지 않는다. 그래서 사람의 경우에는 출생 후 6~8개월부터 자라왔던 '젖니', 즉 유치가 7~8세경이 되면 턱뼈의 성장에 맞추어 모두 탈락되고, 대신 '간니'가 자리를 잡는다. '간니'가 곧 평생 사용해야 할 영구치인데, 성인의 치아는 절치(切齒; 대문이), 견치(犬齒; 송곳니), 소구치(小臼齒; 작은 어금니), 대구치(大臼齒; 큰 어금니)가 2-1-2-3의 개수로 배열되어 상하좌우 도합 32개로 구성된다. 간혹 입속 가장 안쪽의 사랑니가 아예 나지 않는 사람도 있는데, 유동식과 같은 연한 음식물의 섭취가 많아질 미래에는 인간의 치아도 22개까지 줄어들 것으로 생각되고 있다.

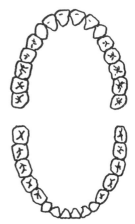

한의학에서는 치아를 뼈의 잉여(剩餘)라고 파악한다[132]. 뼈는 본래 인체의 제일 깊숙한 곳에 간직되어서 밖으로 직접 드러나지 않는 부분이지만, 몸에서 필요한 뼈가 모두 채워지고 나면 그 나머지가 치아를 형성함으로써 외부에서 관찰 가능한 뼈의 그림자를 드러낸다는 것이다. 유독 입속에 그 모습을 드리우는 까닭은 앞 장에서 살펴본 바와 같이, 입은 물과 불이 공존해 적절한 온도와 습도가 유지되는 최적의 장소이기 때문이다.

인체 내 제일 깊숙한 곳에 자리하면서 우리 육신의 밑바탕인 얼개를 구성하는 것이 뼈[骨]라면, 오장 중 가장 안쪽에 둥지를 틀고서 생명활동 영위의 최근간으로 작용하는 장기는 신(腎)이다. 마치 하드웨어의 골조에 비유되는 것이 '뼈'라면, 소프트웨어의 OS에 버금가는 것이 '신'이어서, 한의학에서는 "신은 뼈와 합한다"[133]라고 설명한다. 뼈의 잉여인 치아도 당연히 '신'이 주관할 수밖에 없으니, 이런 까닭에 한의학의 최고 경전인『황제내경』에서는 "치아는 '뼈붙이'로서 '신'의 표지(標識)이다[134]"라고 했다.

---

132) 齒者骨之餘
133) 腎之合骨也(素問·五臟生成篇)
134) 牙齒骨屬 腎之標也

천리 밖을 내다본다는 이른바 천리안일지라도 우리 몸의 뼈를 X-ray 처럼 투시할 수는 없다. 하지만 뼈의 잉여인 치아는 외부에서의 관찰이 얼 마든지 가능하기에, 우리들은 치아의 상태로 뼈의 건강 여부를 역추산할 수 있다. 그리고 짐작히는 바와 같이, 건강하고 보기 좋은 치아를 가진 사 람은 뼈 또한 야무지고 튼튼하며, 더 나아가 뼈를 주관하는 '신'의 기능 역 시 충실하다. 아울러 뼈는 골수(骨髓)의 곳집이어서 골수가 뼈를 채우고 있 는데[135], 골수의 집합처는 다름 아닌 '뇌'이므로, 치아가 건강한 사람은 두 뇌까지 총명할 것이라 여겨도 큰 무리는 없다.

'정체관'에 입각한 한의학에서는 신체의 여러 부분이 이렇게 서로 계통 적인 연관성을 갖는다고 해석한다. 치아는 위에서 살펴보았듯이 생명활동 을 인체의 최근저에서 구동시키는 '신'과 긴밀하게 연관되어 있는 까닭에, 『황제내경』에서는 '신기(腎氣)'의 성쇠(盛衰)에 따라 치아의 변화가 이루어진 다고 했다. 하기야 사람의 성장 및 노화 과정 전체가 모두 '신기'에 의존하 지만……. 그럼 여기서 잠깐 『소문(素問)』의 「상고천진론(上古天眞論)」에 언 급된 내용 중 '신기'의 성쇠에 따른 치아의 변화를 살펴보자.

"여자가 7세가 되면 '신기'가 차오르기 시작해서 치아가 새롭게 나고 머리카락이 길게 자라며, …… 21세가 되면 '신기'가 고르게 됨으로써 사랑 니인 '진아(眞牙)'가 나오는 등 치아가 다 자라게 된다. …… 남자가 8세가 되면 '신기'가 충실해져서 머리카락이 길게 자라고 치아를 갈게 되며, …… 24세가 되면 '신기'가 고르게 됨으로써 근육과 뼈가 단단해지며 사랑니인 '진아'가 나오는 등 치아가 다 자라게 된다. …… 40세가 되면 비로소 '신 기'가 쇠약해지기 시작해서 머리카락이 빠지고 치아가 마르며 …… 64세가

---

135) 骨者髓之府, 髓者骨之充

되면 치아와 머리카락이 모두 빠진다.[136)]"

우리는 흔히 "이가 없으면 잇몸으로 대신하면 되지"라는 말로 실의에 빠진 사람을 격려하곤 한다. 이 말은 남뿐만 아니라 자신에게도 쓰는 말이다. 체념 어린 목소리로 읊조리며 스스로를 위로할 때에도 꽤 유용하지 않던가? 하지만 환경에 적응해야 한다는 의미의 이 말은 그야말로 옛 이야기가 되어버렸다. 치과 분야의 비약적인 발전에 힘입어 요즘에는 치아가 상실되었을 때 구차하게 잇몸으로 대신하는 게 아니라, 아예 인공 치아를 매식(埋植)하는 소위 '임플란트(implant)' 시술을 시행하면 되기 때문이다.

한의학에서는 잇몸을 '아상(牙床)' 혹은 '치은(齒齦)'이라 부른다[137)]. 그리고 흔히 눈에 보이지 않는 기혈(氣血)의 도로망에 비유되는 '경락(經絡)'과의 관계에서는, 이 잇몸이 소위 '양명경(陽明經)'에 속한다. 태양경(太陽經), 양명경(陽明經), 소양경(少陽經), 태음경(太陰經), 소음경(少陰經), 궐음경(厥陰經)으로 구분되는 인체의 여섯 경락 중 잇몸이 유독 양명경에 소속되는 이유는, 양명경만이 기혈이 많은 경락이기 때문이다. '다기다혈(多氣多血)'한 양명경이라야 인체에서 가장 단단한 치아를 차질 없이 만들어낼 수 있는 것이다.

재미있는 것은 위턱의 잇몸이냐 아래턱의 잇몸이냐에 따라 잇몸이 다시금 손[手]과 발[足]의 양명경으로 나뉜다는 사실이다[138)]. 이 역시 천지 대자연의 운행 법칙, 즉 우주의 규율인 '음양'에 입각한 때문인데, 자세한 것은 실례를 들며 살펴보도록 하자. 가령 음식물을 섭취하거나 말을 할 때 턱·

---

136) "女子七歲 腎氣盛 齒更髮長 …… 三七 腎氣平均 故眞牙生而長極 …… 丈夫八歲 腎氣實 髮長齒更 …… 三八 腎氣平均 筋骨勁强 故眞牙生而長極 …… 五八 腎氣衰 髮墮齒槁 …… 八八則齒髮去."

137) 牙齒之根 謂之齦 亦曰牙床

138) 上下齦屬手足陽明

잇몸·치아 등을 위·아래로 구분하면서 움직이는 사람은 거의 없다. 아니 너무나 익숙한 동작인지라 구별하려는 것 자체가 오히려 웃기는 일이다. 하지만, 가만히 들여다보면 치아를 위시해 잇몸과 턱의 위 부분은 거의 움직이지 않는 수동적인 모습을 취하고, 아래 부분은 정반대로 끊임없이 움직이는 능동적인 모습을 취한다는 것을 알 수 있다.

한의학에서 윗잇몸인 '상은(上齦)'은 '족양명위경(足陽明胃經)'에 속하고 아랫잇몸인 '하은(下齦)'은 '수양명대장경(手陽明大腸經)'에 속한다[139]고 하는 것은, 워낙 무의식적으로 행해지는 탓에 간과하고 마는 이런 사실에 근거한다. 그렇다면 손과 발은 어떻게 구분되는가? 『동의보감』 등과 같은 의서에 기록된 바는 없지만, 사람이 활동을 할 때에는 발보다는 손을 상대적으로 많이 움직이는 까닭으로 여겨진다. 즉, 손과 발을 음양으로 나눈다면, 움직임이 많은 손을 동적(動的)인 '양(陽)'으로 간주하고 움직임이 적은 발을 정적(靜的)인 '음(陰)'으로 간주한 것이리라!

따라서 한의사들은 잇몸 관련 질환을 치료할 때, 움직임이 없는 윗잇몸 '상은'은 '족양명위경'에 속하고, 끊임없이 움직이는 아랫잇몸 '하은'은 '수양명대장경'에 속한다는 사실을 항상 염두에 둔다. 치과에서야 위·아래 나눌 것 없이 모두 '치주과' 영역으로 다루겠지만, 한의학에서는 윗잇몸과 아랫잇몸을 주관하는 '경락'이 분명히 다른 만큼, 침을 놓을 때에도 해당되는 '경락'의 '경혈(經穴)'을 적절히 치료해야만 비로소 효과를 발휘하기 때문이다.

한편, 치아·잇몸·턱이 위·아래로 나뉘어 각각 족양명위경과 수양명대장경에 속하는 까닭에, 해당 경락에 병이 있을 때는 차가운 음식과 뜨거

---

139) 上齦 隷於坤土 乃足陽明胃之所貫絡也 止而不動 下齦 嚼物 動而不休 手陽明大腸 之脈所貫絡也

운 음식에 대한 '위(胃)'와 '대장(大腸)'의 속성이 그대로 반영된다. 즉, '위경(胃經)'에 문제가 있을 때는 차가운 것을 좋아하고 뜨거운 것을 싫어하며, '대장경(大腸經)'에 문제가 있을 때는 뜨거운 것을 좋아하고 차가운 것을 싫어하는 것이다[140]. 왜냐하면 본디 '위'는 섭취한 음식물을 '부숙(腐熟)'시키기 위해 '열기(熱氣)'가 본래부터 많은 곳이기에 뜨거운 것을 싫어하고 차가운 것을 좋아하기 때문이다[141]. 반면 '대장'은 36.5℃로 데워진 분변(糞便)을 내보내는 곳이기에 차가운 것을 싫어하고 뜨거운 것을 좋아하기 때문이다[142].

한 몸에서 '한열(寒熱)'에 대한 기호가 이렇듯 판이하니, 역시 음식은 너무 차갑지도, 또 너무 뜨겁지도 않은 것을 섭취해야 한다. 이를 한 번 더 확대 해석하면, 지나치게 맵거나 짠 음식보다는 담담한 맛을 내는 음식이 좋으며, 아주 딱딱하거나 아주 무른 음식보다는 치아의 존재 이유가 느껴지는 음식이 좋을 것이다. 어느 한쪽으로 치우치지 않는, 소위 중용지덕(中庸之德)에 입각한 음식이 가장 좋은 것임을 명심하자!

---

140) 足陽明胃絡脈 入齒上縫 其病喜寒飲而惡熱飲, 手陽明大腸絡脈 入齒下縫 其病喜熱飲而惡寒飲
141) 胃惡熱而喜清冷
142) 大腸惡清冷而喜熱

22

치아
── 치아의 질환

잇몸이 드러나 치아가 흔들리는 것은 신(腎)의 원기가 허약하기 때문이다

齒齦宣露動搖者 腎元虛也 치은선로동요자 신원허야

치아 관련 질환은 크게 두 가지로 나뉜다. 즉 '충치(蟲齒)'로 대표되는
치아 자체의 질환과, 소위 '풍치(風齒)'라고 일컫는 잇몸의 질환으로 구분되
는데, 대개 유·소년기에는 '충치' 때문에, 장·노년기에는 '풍치' 때문에 고생
하는 경우가 많다.

우선 치아 자체의 질환인 충치는 문자 그대로 '벌레 먹은 이'다. 충치
에 대한 전문 치의학 용어인 '치아우식증(齒牙齲蝕症)' 역시 '이[齒牙]가 충치
[齲]로 좀 먹은[蝕] 증상[症]'을 뜻한다. 이를 갉아먹는 벌레는 눈에 보이지
않을 뿐더러 사람이면 어른 아이 막론하고 누구에게나 있다. 많은 사람들
이 음식물 찌꺼기와 세균을 충치의 원인으로 알고, 치과에서도 입안의 세균
(streptococcus mutans)들이 음식물과 반응해서 산(酸; acid)을 생성하고 이
'산'이 치아와 접촉하는 동안 치아가 썩는다고 설명하지만, 충치는 여느 질

환과 마찬가지로 각인각색이다. 단 것을 입에 물고 살면서도 충치가 거의 없는 사람이 있는가 하면, 나름대로 열심히 치아 관리를 하면서도 충치로 고생하는 사람이 있는 것이다. 비유컨대, 과수원의 복숭아나무가 여러 그루 있더라도 유독 벌레가 들끓는 복숭아나무가 있듯이, 똑같은 사람이라도 특별히 충치가 잘 생기는 사람이 있는 것이다.

그 이유는 한마디로 '체질(體質)'이 다르기 때문이다. 요즘에는 동무(東武) 이제마[143]의 『동의수세보원』이 상당히 많이 알려진 까닭에 '체질'하면 으레 사상의학(四象醫學)에서의 '태소음양인(太少陰陽人)'을 떠올리겠지만, 여기서 말하는 '체질'은 글자 그대로 '몸[體]의 성질[質]'이라고 가볍게 받아들이는 것이 본뜻에 가깝다. 간혹 '사상체질'에 대해 교조주의적 입장을 취하는 한의사들도 없지 않지만, 사상의학 역시 한의학의 한 갈래임에 분명한 만큼 "사상의학만이 전부다"라는 편협된 사고는 버려야 할 것이다.

충치를 앓을 확률이 높은 사람의 '신체적 특성이나 특질', 즉 '체질'은 위(胃)에 '습열(濕熱)'이 많은 사람이다. 그 까닭은 이렇다. 앞에서도 살펴보았듯이 치아가 담겨져 있는 입은 소화기의 시발 부위이며 본격적으로 소화가 진행되는 '위'와 연결된다. 또 위는 우리가 섭취한 음식물을 푹 익히는, 소위 '부숙(腐熟)'시키는 곳으로 열기(熱氣)가 상존한다. 건강한 경우라면 위가 영양물질과 찌꺼기를 잘 분리해 청정(淸淨)한 자양분은 위로 끌어올리고 오탁(汚濁)한 찌꺼기는 아래로 내려보내지만, 건강하지 못한 경우에는 위·아래로 오르락내리락 하는 과정이 장애를 받는다. 특히 오탁한 찌꺼기를 아래로 내려보내는, 이른바 '강탁(降濁)' 기능이 원활하지 못하면, 끈끈

---

143) 이제마(李濟馬, 1838~1900) : 우리나라를 대표하는 조선 말기의 의학자로서 사람의 체질에 따라 치료를 달리해야 한다는 사상의학론을 제창했다. 대표적인 저서로 『동의수세보원(東醫壽世保元)』과 『격치고(格致藁)』가 있다.

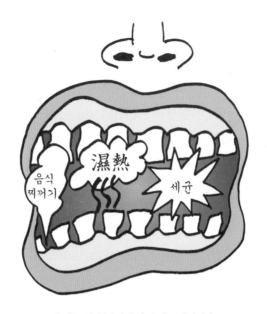

충치는 치아 사이에 낀 음식물 찌꺼기와
위의 '습열' 및 충치를 유발하는 세균이
삼위일체되었을 때 발생하는 것이다.

하고 뜨거운 기운인 '습열(濕熱)'이 거꾸로 소화기를 타고 위로 올라가 입안 가득 고이게 된다. 충치가 발호할 수밖에 없는 환경이 조성되는 것이다.

추운 겨울의 물웅덩이에는 장차 모기로 변신할 장구벌레가 생기지 않지만, 무더운 여름의 물웅덩이에는 장구벌레가 득시글득시글한다. 충치란 바로 이런 것이다. 모기가 아무리 많은 알을 까더라도 무더운 여름과 물웅덩이라는 조건이 갖추어져야만 장구벌레가 출현하듯이, 충치 역시 치아 사이에 낀 음식물 찌꺼기와 위의 '습열' 및 충치를 유발하는 세균이 삼위일체되었을 때 발생하는 것이다.

유·소년기에 특히 충치가 많은 것은 이때가 '위'에 '열'이 많은 시기인 탓이다. 특히 청소년기에는 잔뜩 먹고서도 돌아서면 배고플 만큼 생리적으로도 위에 '열'이 넘치는 시기인지라, 다시 말해 미성년자의 경우 '위열(胃熱)'이 많은 신체적 특징이 있기에, 성인이 되기 이전에는 치아 관리에 더욱 주의를 기울여야 한다. 물론 청소년기의 충치 발생률은 유년기에 비해 한층 줄어들게 마련이다. 7~8세가 되어 '간니'라는 영구치가 나온 후에는, 치아의 크기는 변화하지 않는 대신 치아의 구성 성분이 변화함으로써 경도(硬度)가 점차 높아지기 때문이다. 즉, 내부 역량의 강화가 외부 악조건의 극복으로 이어지는 것이다. 하지만 식후 3분 이내에, 3분 동안, 하루 3번씩 이 닦기, 소위 '3-3-3 양치질'을 게을리하면서도 충치가 없기를 바라서는 곤란하다. 충치 발생의 3대 요인 중 치아 사이에 낀 음식물 찌꺼기의 제거는 순전히 자신의 몫이지 않는가?

충치의 발생에 체질적 요인이 크게 작용하는 건 사실이지만, 단맛 나는 음식의 섭취 또한 절제해야 한다. 치과에서는 그 이유에 대해, "사탕이나 엿같이 달고 입안에 오래 남는 음식은 세균들이 쉽게 이용할 수 있어서 충치의 주된 원인으로 작용한다"라고 설명한다. 보다 전문적으로는 "당질이 많이 함유된 음식을 섭취하면 현재 충치의 가장 유력한 원인균으로 여겨지는 연쇄상구균이 음식물을 분해해 끈끈한 덱스트란(dextran)을 형성하는데, 이 덱스트란은 물에 잘 녹지 않아 '치태(齒苔)', 곧 '플라그(plaque)'라는 이름으로 치아 표면에 달라붙고 여기에서 흘러나오는 산(酸)이 치아의 상아질(象牙質)과 법랑질(琺瑯質)을 서서히 부식시킴으로써 치아가 썩게 된다"라고 말한다. 충분히 수긍이 가는 이야기인데, 한의학적인 설명 방식은 좀 다르다.

한의학은 '음양오행'에 그 뿌리를 두고 있다. '오행'은 '목화토금수'이고, '오미'는 '산고감신함'이며 '오장'은 '간심비폐신'으로 분류되어 각각 순서대로 대응한다. 그런데 여기에 오행의 '상극(相克)'[144] 법칙—특히 토(土)

는 수(水)를 극(克)한다는 법칙 — 과 앞 장에서 설명한 "치아는 '뼈붙이'로서 '신'의 표지(標識)가 된다"[145]라는 내용이 더해지면, 감미(甘味)의 과다한 섭취는 치아를 손상시킬 수밖에 없음을 알 수 있다. 마치 마른땅이 물을 쫙 빨아들이듯, '흙[土]'에 속하는 '단맛[甘味]'의 섭취가 지나치면 '물[水]'에 속하는 '신(腎)'이 손상됨[146]은 물론 뼈[骨]와 치아[齒]까지 손상된다는 것이다.

이번에는 잇몸 질환인 '풍치'에 대해 알아보자. '풍치' 역시 한자의 의미를 살려 풀이하면, '바람[風]에 맞아 흔들리는 이[齒]'라는 뜻이다. 원래 치아는 잇몸과 '치조골(齒槽骨)'이라 부르는 잇몸 뼈에 의해 단단하게 고정되어야 정상이지만, 치아를 기둥처럼 떠받치는 소위 '치주(齒柱)' 조직이 염증 등의 이유로 파괴되는 까닭에 치아가 흔들리다 못해 종국에는 뽑지 않으면 안 될 지경까지 이르는 것이다.

물론 초기부터 곧장 치아가 흔들흔들 그네 타는 상황이 되지는 않는다. 처음에는 이가 시리고, 잇몸에서 피가 나며, 피곤하면 가끔 잇몸이 붓고 이상한 냄새가 배어 나오는 정도이다. 하지만 조금 더 진행되면 잇몸이 느슨해져서 치아가 흔들리고, 잇몸이 주저앉으면서 고름이 나기도 하며, 심지어는 치아의 위치까지 변화되어 충치가 없더라도 이를 뽑아야만 된다. 치주 질환이 40대 이후 치아 상실의 주된 원인으로 작용하는 것은 이런 일련의 과정을 거치며 악화되기 때문이다.

치과에서는 풍치로 대표되는 치주 질환의 주범을 '치태'라고 말한다. 치아 표면에 형성된 세균막 '치태'가 시간이 경과하면서 '치석(齒石)'을 만들

---

144) 木克土 火克金 土克水 金克木 水克火
145) 牙齒骨屬 腎之標也
146) 甘傷腎

고, 치태와 치석이 힘을 합쳐 잇몸의 염증을 악화시키며 치조골을 파괴함으로써 풍치가 발생한다는 것이다. 따라서 풍치를 예방하려면 적어도 6개월에 1번 정도 치과를 방문해서 정기적인 스케일링을 받음으로써 치석을 제거하는 한편, 3-3-3 양치질을 습관화해 치태가 치아에 축적되는 것을 막아야 한다고 설명한다.

그러나 풍치 역시 치태와 치석이라는 외부적 조건에 의해서만 발생하지는 않는다. 여성의 경우 임신과 출산을 거친 후 풍치가 급속히 진행한다는 점, 30~40대 이후에 풍치가 잘 나타난다는 점 등은 풍치의 발생 또한 스스로가 지닌 내부 역량의 약화에 의해 기인된다는 것을 시사하기 때문이다.

한의학에서 풍치에 해당하는 병증은 '아치동요(牙齒動搖)'이다. 글자 그대로 치아가 흔들린다는 말이다. 그런데 이렇게 잇몸이 드러나며 치아가 흔들리는 까닭을, 한의학에서는 한마디로 '신(腎)'의 원기(元氣)가 허약하기 때문[147]이라 했다. 언뜻 생각하면 "잇몸(齒齦)은 인체의 여섯 경락 중 '양명경(陽明經)'에 속한다"[148]고 했으므로, 치아가 흔들리는 것은 잇몸이 소속된 '양명경'의 문제일 것 같은데······.

앞서 경락(經絡)을 인체 내 기혈 소통의 도로망에 비유한 바 있다. 눈에 보이지 않지만 온몸 구석구석에 기혈을 공급해 주는 통로가 경락이라는 것이다. 따라서 신체 구석구석에 기혈의 적절한 공급이 이루어지지 않는다면, 그 원인은 두 가지뿐이다. 공급원이 불충분한 것 아니면 공급망이 원활하지 못한 것, 즉 도로가 끊겨서 물자 공급에 차질을 빚은 경우이거나 혹은 물자 자체가 부족한 경우인 것이다.

'아치동요'는 후자에 속한다. 도로망의 불량이 아니라 물자 자체의

---

147) 齒齦宣露動搖者 腎元虛也
148) 上下齦屬手足陽明

부족에 기인하는 것이다. 다시 말해 잇몸이 드러나며 치아가 흔들리는 것은 '양명경'에 문제가 있어서가 아니라 '신'의 원기가 허약해진 탓이다. 이는 남녀 불문하고 체력이 급전직하하는 40대 이후 풍치가 잘 생기고, 특히 여성의 경우 임신과 출산이라는 큰일을 치른 이후 풍치를 앓는 경향이 많다는 것과 그 궤를 같이 한다. 비유컨대 외적의 침입은 야욕에 물든 외적도 문제이지만, 철저한 대비에 소홀한 스스로의 잘못도 문제인 것이다.

23

치아
― 치아의 양생(齒牙養生)

몸의 양생에 입과 치아보다 중요한 것은 없다

百物養生 莫先口齒 백물양생 막선구치

우리나라는 1960년대 이전까지만 해도 전형적인 농경사회였다. 그러나 1960년대의 근대화 이후부터는 급격하게 산업사회로 변모되었다. 산업사회의 가장 큰 특징은 일을 전문적으로 나누어 처리하는 분업화와 전문화인데, 이로 말미암아 육체와 정신을 두루 쓰는 사람을 찾기 어렵게 되었다. 특히 21세기에는 소위 지식·정보화 사회로 바뀌면서 육체 노동보다는 오히려 정신 노동의 비중이 더욱 커져 버렸다. 이러한 시대 흐름에 입각하면, 최근 일고 있는 운동 열풍은 육체를 사용하지 않아서 나타나는 부조화 현상을 막기 위한 적절한 방편이라 여겨진다.

실상 '운동'이란 몸을 움직이는 모든 활동이다. 살아서 움직인다는 것 자체가 운동인 셈이다. 하지만 침대에 가만히 누워 숨쉬기만을 일삼는 것을 운동이라고 말하지는 않는다. 숨 쉴 때 콧날이 움직이는 건 사실이지만,

적어도 몸 전체를 어느 정도 활발하게 움직여야 '운동'이라고 부르기 때문이다. 그런데 이렇게 '운동'으로 몸을 움직인다는 것은 사실 뼈와 뼈가 연결된 관절을 움직이는 것이다. 또 관절을 움직인다는 것은 대개 팔·다리의 사지를 움직이는 것이다. 팔·다리에 비해 오장이 들어 있는 몸통을 움직이는 건 쉽지 않지만, 몸통 운동은 허리를 좌우로 돌리거나 흔들어대는 것으로 보상받을 수 있다. 그렇다면 머리는 어떤 방법으로 운동해야 할까? 목운동을 하면 어느 정도 머리에, 또 머릿속에 든 뇌에 운동 효과가 발휘될 수 있을까? 희망 사항일 뿐, 그렇지 않다.

머리는 통뼈 하나가 아닌 여러 개의 뼈들로 구성된다. 단, 팔·다리의 뼈들이 관절이라는 물렁뼈로 결합된 것과 달리, 머리의 뼈들은 마치 재봉틀로 '박음질'을 한 것마냥 촘촘히 봉합되어 있다. 머리뼈 안의 어떤 것도 밖으로 흘러나가지 못하게 할 뿐더러, 머리뼈 밖의 어떤 이물질도 유입되지 못하게끔 한 것이다. 머리는 애초부터 운동과는 아예 담쌓은 모습인데, 그 목적은 오직 하나뿐이다. 머리뼈 안의 뇌에는 인간 정신을 최근저에서 구동시키는 소위 '원신(元神)'이 깃들어 있기 때문에, 이를 철저하게 보호하려는 것이다.

그렇다면 머리는 전혀 운동하지 않아도 되는 부위인가? 시쳇말로 머리 쓰는 일, 즉 정신 노동만 열심히 하면 머리도 더불어 운동이 되는 것일까? 대답은 당연히 '아니올시다'이다. 머리뼈를 잘 살펴보면 움직이는 곳이 있기 때문이다. 바로 턱관절이다.

턱관절은 위턱의 뼈인 상악골(上顎骨)과 아래턱의 뼈인 하악골(下顎骨)로 구성된다. 물론 앞 장에서 살펴본 바와 같이 위턱과 아래턱이 부딪치기 위해서는, '수양명경(手陽明經)'에 속하는 아래턱이 움직여야만 한다. 그런데 하악골을 움직이면 아래턱의 잇몸에 박힌 치아도 함께 움직이게 되고,

결국 위턱의 잇몸에 박혀 있던 치아와 마주치게 된다. 윗니와 아랫니가 서로 부딪치게 되어 바야흐로 '씹는 행위'가 탄생하는 것이다.

씹는 행위는 아주 단순해 보이지만, 척추동물 중에서도 오직 포유류에만 존재하는 고도의 하이테크 기능이다. 왜냐하면 윗니와 아랫니가 부딪치면서 자연스레 입안에 침이 고이게 되고, 이렇게 함으로써 섭취한 음식물이 목구멍을 타고 잘 넘어가기 때문이다. 아울러 윗니와 아랫니가 마주치면서 발생하는 진동은 두개골 전체로 퍼지게 마련인데, 이 잔잔한 진동은 머리뼈가 싸고 있는 뇌에 긍정적인 울림을 안겨다 줌으로써 궁극적으로 뇌를 운동시키는 효과를 발휘한다. 따라서 윗니와 아랫니를 마주치는 것은 머리를 운동시키는 것이고, 이는 곧 뇌를 운동시키는 것이다.

일상적인 근육 운동의 효과 중 가장 현저한 것은 근육량의 변화이다. 매일 아령을 들면 불과 몇 개월 사이에 상박(上膊)이 두꺼워지는 것을 경험할 수 있다. 그렇다면 씹는 행위는 뇌에 어떤 운동 효과를 발휘할까? 물론 뇌 조직은 근육이 아닌 만큼 뇌 용량 자체가 늘어나지는 않는다. 하지만 뇌의 기능을 훨씬 좋아지게 하는 것에는 일조한다. 어찌 보면 인류는 씹는 동작을 되풀이해 왔기 때문에 지금과 같은 찬란한 문명과 문화를 탄생시키지 않았을까?

윗니와 아랫니를 마주침으로써 머리를, 또 뇌를 운동시킬 때는 음식물을 머금었을 경우보다 입안을 텅 비웠을 경우 더욱 큰 효과를 발휘한다. 하지만 입속은 무척 허전하기 때문에, 스포츠 선수들은 경기 중 주로 껌을 질경질경 씹어대곤 한다. 승패가 판가름나는 경기의 주역으로서 어쩔 수 없이 갖게 되는 부담감을, 무언가를 씹음으로써 헤쳐 나가려는 것이다. 씹는 행위에 이런 심리적인 과정이 개입된다는 것은, '씹는다'는 행동이 곧 뇌를 운동시킨다는 사실을 웅변한다. 동료들과의 술자리에서 흔히 직장 상사를 도마에 올려놓고 자근자근 씹으며 안주로 삼는 것 역시, 씹는 행위가 정서적인 긴장이나 불만 등을 효과적으로 해소시키기 때문이다.

예로부터 우리 조상들은 겨울이면 으레 '칩거(蟄居)'에 들어갔다. 이 또한 농경사회의 영향에 따른 것인데, 칩거하게 되면 동물들의 겨울잠과 비슷하게 육체는 물론 정신 쓰는 일도 현저히 줄어들게 마련이다. 스님들의 '동안거(冬安居)'와 비슷한 칩거, 그 기나긴 '방콕' 생활이 마감되는 것은 해가 바뀌면서부터이다. 그리고 본격적인 육체적·정신적 활동은 설날에서 보름이 지난 정월 대보름 때 비롯된다. 동네 곳곳을 누비며 펼쳐지는 흥겨운 농악 놀이가 구경꾼으로 하여금 절로 신명이 돋아 덩실덩실 춤을 추게 하기 때문이다. 정신적인 안온함만을 고양시키는 서양의 클래식 음악과 달리, 우리의 농악은 보고 듣노라면 흥에 겨워 자연스레 육체적 율동이 뒤따르는 심신일여(心身一如)의 종합예술인 것이다.

그러나 정월 대보름의 하이라이트는 뭐니뭐니 해도 먹을거리에 있다. 취나물과 김으로 오곡밥을 싸서 먹는 맛도 일품이고, 귀밝이술 이명주(耳明酒)를 마시는 즐거움도 쏠쏠하며, 무엇보다 부럼, 곧 밤·잣·호두·땅콩 등의 견과류를 껍질째 깨물어 먹는 재미가 상당하기 때문이다. 특히 부럼은 "1년 12달 무사태평하며 부스럼 뽀루지 하나 나지 않고 건강하게 살게 해주십시오"라는 축원까지 곁들이는 정말 멋들어진 풍습이지 않은가?

사람들은 대개 대보름날 아침에 눈뜨자마자 부럼을 까는 풍습이 치아를 단단히 하는 방법, 즉 '고치지방(固齒之方)'으로만 알고 있다. 물론 부럼을 깨무는 것은, 겨우내 삶은 고구마 같은 연한 음식에 길들여진 치아를 새롭게 자극하는 방법임이 틀림없다. 하지만 한편으로는 딱딱한 음식물을 입에 넣고서 치아를 마주치게 함으로써 그동안 쓰지 않았던 머리를 각성시키는 효과도 발휘한다. 결국 정월 대보름의 부럼은 머리를 각성시킴으로써 다가오는 새봄에 하늘과 땅의 기운에 맞춰 농작물을 잘 가꿀 수 있는 머리를 워밍업시키는 과정의 일부인 것이다. 따라서 망치 등으로 두들겨서 알맹이만 쏙 빼먹는 것은 절대 부럼이 아니다. 치아가 다 빠져 유동식만을 섭취하는 경우가 아닌 바에야, 부럼은 나의 건강한 치아로 껍질을 "딱!" 하고 깨트려서 먹는 것이다. 과거의 풍습이 항상 옳지는 않겠지만, 적어도 흐물흐물한 것 일색의 먹을거리에서만큼은 전통으로의 회귀가 필요하다.

유비무환은 만고불변의 진리이다. 소 잃고 외양간 고치는 우(愚)를 범하지 않기 위해서, 목마른 다음 우물을 파는 어리석음을 범하지 않기 위해서, 아무튼 만사는 예방이 최선이다. 한의학 역시 "이미 병든 다음에 치료하지 않고 병이 들기 전에 치료한다[149]"라는 것을 최고선(最高善)으로 삼는 까닭에 양생법에 관한 내용이 매우 풍부한데, 삶을 북돋우는 여러 가지 양생법 중 치아와 관련된 것으로는 치아[齒]를 서로 마주쳐 두들기는[叩] 소위 '고치법(叩齒法)'을 들 수 있다.

원래 '고치법'은 도가에서 장생불사의 목적으로 시행하는 '도인법(導引法)' 중의 한 가지이다. 도인법이라고 하면 도통한 사람, 즉 '도사(道士)'나 실행하는 무척 신비롭고 이상한 초식이라는 선입관이 들지만, 쉽게 말하면 일종의 '건강 체조법'이므로 우리 같은 범인들도 얼마든지 따라할 수 있다. 하기야 호흡을 통해 마음으로 우주의 기를 끌어오는 것을 '도(導)'라 일컫고, 신체의 일부분을 늘리고 비틀며 문질러서 부드럽게 하는 것을 '인(引)'이라고 일컫는다는 설명을 들으면 그런 선입관이 오히려 당연한 듯하지만……

고치법의 구체적인 방법은 아침에 잠자리에서 일어나자마자 윗니와 아랫니를 일정 횟수만큼 부딪치는 것이다. 물론 음식물도 머금지 않은 상

---

149) 不治已病 治未病

태에서 딱딱 소리나게 치아를 부딪치는 것은 단순히 덜 깬 잠을 얼른 떨치기 위해서가 아니다. 각성 효과로 잠 또한 빨리 깨겠지만, 무엇보다 고치법은 머리를, 즉 뇌를 운동시키는 것이기 때문이다. 그리고 고치법에 의한 뇌의 운동 효과는 소위 '응신(凝神)'으로 나타난다. 정신이 산만하게 흩어지지 않고 올곧게 한곳으로 모이는 것이다.

고대의 4대 문명, 즉 이집트·메소포타미아·인더스·황하 문명의 발생지에서는, 요즘 우리들이 흔히 원시 신앙으로 간주하는 소위 '애니미즘' 사상이 주류를 차지했다. 자연계의 모든 사물에 영혼이 존재한다는 관념체계가 당시의 일반적인 사상이었던 것이다. 이 때문일까? 황하문명에 바탕한 한의학에서도 이와 비슷한 맥락의 사고가 있으니, 우리 인체의 모든 부위에 정신이 깃들어져 있다고 생각하는 것이다. 우스갯소리라 여기겠지만, 어찌 보면 인간이 다른 동물과 구별되는 지능을 갖게 된 것은 신체 곳곳에 산재한 정신을 머리의 뇌로 집적(集積)시키는 능력 때문이 아닐까? 만약 그렇다면, 고치법은 잠자느라 전신으로 퍼진 '신기(神氣)'를 '상단전(上丹田)'인 '뇌(腦)'로 '응축(凝縮)'시키는 좋은 방법이 되지 않겠는가?

『동의보감』을 위시한 각종 한의학 문헌에는 '응신'의 효과를 발휘한다는 약물과 처방이 아주 많이 실려 있다. 하지만 아침에 눈뜨자마자 치아를 두드리는 고치법만큼 경제적이고 손쉽게 실천하는 방법은 없을 것이다. 세상살이 신명나는 굿판으로 삼아 활기차게 보내려면 잠 깨자마자 치아부터 마주치도록 하자. "여러 가지 양생법 중 치아의 양생보다 우선시 되는 건 없다"[150]라는 말처럼, 최고의 양생법은 바로 고치법이 아니던가?

---

150) 百物養生 莫先口齒

24

목
— 목(頸項)
목의 풍부혈(風府穴)은 잘 보호해야 한다

風府宜護 _{풍부의호}

소위 "목이 좋다"는 가게는 대개의 경우 사람들의 왕래가 잦은 교차로에 위치한다. 두 갈래의 길, 또는 그 이상의 길들이 문자 그대로 사귀고[交] 엇갈리는[叉] 자리인 것이다. 서로 같거나 혹은 다른 성질의 여러 길들이 상호 마주치는 곳, 그리하여 보다 발전적인 새로운 성질의 기운이 창출되는 곳! 이렇게 목이 좋은 곳에서는 재화(財貨)의 빈번한 교환에 따른 상업의 성황이 불을 보듯 뻔하리라!

좋고 나쁨을 따질 수 없어서 그렇지, 우리 사람들도 모두 목을 가지고 있다. 그리고 손목, 발목 등도 일종의 목임에 분명하지만, 원조는 역시 머리와 몸통의 사이를 잇댄 잘록한 부분으로서 영어로 'neck', 한자로 '경항(頸項)', 우리말로 '목'이라 일컫는 곳이다. 시쳇말로 '모가지'[151]라 부르기도 한다.

한자가 한글이나 영어보다 어려운 문자임에도 불구하고 중요하게 다뤄야 하는 이유는, 이전에도 언급했지만, 소위 '표의문자(表意文字)'이기 때문이다. '목', '모가지', 그리고 'neck'이라는 글자만으로는 절대로 방위(方位)를 구분할 수 없지만, 뜻글자인 한자를 사용해 '경항(頸項)'이라고 표현하면, 전후(前後)에 대한 분별뿐만 아니라 머리와 연관된 잘록한 연결 부위라는 의미까지 파악되지 않은가?

한의학에서는 목을 '경항(頸項)'이라 일컫는다. 그리고 두 글자 모두 '머리 혈(頁)'을 '부수(部首)'로 삼는 닮은꼴 글자이지만, '경(頸)'은 앞 목을, '항(項)'은 뒷목을 뜻한다[152]. 그 이유는 다음과 같다. 우선 '경(頸)'은 '머리 혈(頁)'에 '지하수 경(巠)'이 결합된 글자[頁+巠=頸]이므로, 목 중에서도 혈관의 분포가 풍부한 앞 목을 의미한다. 이에 비해 '항(項)'은 '머리 혈(頁)'에 '장인 공(工)'이 결합된 글자[工+頁=項]이므로, 하늘인 머리[─]와 땅인 몸통[─]이 뼈로써 종적으로[│] 연결된 뒷목을 뜻한다.

여기서 한 걸음 더 나아가면, 경(頸)은 목의 기능적인 측면이 강조된 글자인 반면, 항(項)은 목의 구조적인 측면이 강조된 글자임이 드러난다. 글자만으로도 경(頸)에는 항(項)에 비해 물이 질펀하게 흐르는 모양을 뜻하는 '내 천(巛)'이 더 들어 있지 않은가? 비유컨대, 경(頸)이 식물 줄기의 물관과 체관에 해당된다면, 항(項)은 식물의 줄기 자체에 해당되는 것이다. 머리와 몸통 사이의 목 좋은 곳에 항(項)이라는 가게가 차려지고, 여기에서 머리와 몸통 사이의 직접적인 물물교환, 즉 경(頸)이 이루어지는 것이다. 구조와

---

151) 모가지는 '목'과 약하다는 의미의 '아기'의 합성어인데, 쉽게 발음되기 위해 '모가지'로 정착되었다. 목이 머리와 몸통에 비해 유약한 구조를 가지고 있어서 붙여진 이름이지만, 기능은 머리와 몸통에 절대 뒤지지 않는다.

152) 前曰頸 後曰項

기능이 한데 어우러진, 머리와 몸통이 한데 어우러진, 우리 인체의 질서정연한 생명활동이 느껴지는가?

인체를 파악하는 한의학적 관점의 가장 큰 특징은 '전일관(全一觀)'이다. 우리 몸을 구성하는 세포·조직·기관들이 부분부분 존재하지만, 이들 각각이 부분보다는 하나의 전체로서 파악될 때 가장 정확히 관찰된다는 말이다. 기실, 머리 없는 몸통으로만 살아간다면 인간이 하등동물과 다를 게 무엇이겠는가? 또 몸통 없는 머리로만 살아간다면 인간이 인공지능 컴퓨터와 무엇이 다르겠는가? 정신과 육체, 머리와 몸통, 머리에 삐져 나온 이목구비(耳目口鼻)와 몸통에 틀어박힌 오장(五臟)이 상호 긴밀한 상관관계를 형성할 때, 비로소 인간다운 생명현상이 발휘되는 것 아니겠는가?

목, 그중에서도 뒷목과 관련된 질환은 크게 두 가지로 나눌 수 있다. 남성과 여성, 구조와 기능, 길고 짧음 등 음양으로 대비되는 목의 특성을 닮은 탓인지, 질환 또한 '항강(項强)'과 '항연(項軟)'으로 나뉘는 것이다. 물론 '항강'은 문자 그대로 뒷목[項]이 뻣뻣한[强] 병증이고, '항연'은 뒷목[項]이 물러[軟] 목을 가누지 못하는 병증이다.

흔히 뒷목이 뻣뻣하다고 호소하는 사람들, 즉 '항강' 환자들은 신경을 써서 그렇다고 스스로 진단하곤 한다. 하지만 요즘 시대에 그만큼 신경 쓰지 않으면서 사는 사람이 어디 있겠는가? 예전에는 그렇게 신경 써도 아프지 않고 멀쩡하게 지내지 않았던가? 신경 과로로 인해 뒷목이 가일층 뻣뻣해지는 것은 틀림없지만, 항강의 보다 근본적인 원인은 우리 몸의 '양기(陽氣)'가 뒷목 부분의 힘줄과 근육에 적절한 기운[氣]을 불어넣지 못했기 때문이다.

허리나 목이 뻣뻣하고 아프면 사람들은 대개 허리 디스크나 목 디스크, 전문 의학용어로 요추(腰椎) 혹은 경추(頸椎) 추간판탈출증(椎間板脫出

症)을 떠올리곤 한다. 하지만, 이런 기질적인 병변으로 인한 경우는 채 10%가 되지 않으니, 대부분은 뼈를 지탱하는 힘줄과 근육의 피로가 주된 원인으로 작용한다. 무거운 머리를 떠받치느라 그렇지 않아도 힘에 겨운 판에, 힘의 원천인 '양기'마저 적절히 공급되지 않아서 뒷목이 고목나무처럼 뻣뻣하게 굳는 게 항강인 것이다.

'항연'은 표면상으로는 항강과 정반대의 병증이지만, 항연의 원인 역시 양기가 모자라기 때문이다. 흔히 힘이 다 빠져서 몹시 무기력할 때 "목 가눌 힘조차 없다"라고 말한다는 사실을 떠올리면, 항연도 머리를 떠받치는 힘줄과 근육에 양기가 적절히 공급되지 않는 까닭에 목을 가누지 못하는 것임을 알 수 있다. 이에 대해서는 유아의 성장과정을 생각하면 훨씬 이해하기 쉽다. 가령 아이는 태어난 뒤 우선 목을 가누고, 이후 손발을 움직여 기거나 서서 몸을 자유롭게 움직인다. 이런 일련의 발달과정에 장애가 생기는 것이 항연(項軟)을 필두로 수연(手軟), 각연(脚軟), 신연(身軟), 구연(口軟) 등의 병증이니, 한의학에서는 이 다섯 가지를 통틀어 '오연(五軟)'이라 일컫는다[153].

이전에도 설명했지만 우리 인간은 얼굴에 나와 있는 코로는 무형(無形)의 천기(天氣)를, 입으로는 유형(有形)의 지기(地氣)를 받아들이고 있다. 몸통 속에 든 오장이 생명활동의 동력인 '기혈(氣血)'을 생성하도록 원료를 공급하는 것이다. 그런데 오장에서는 천지의 기운을 바탕으로 기혈뿐만 아니라 '정신(精神)'까지도 만들어낸다. 사람이 진정 사람다울 수 있도록 정신을 창출함으로써 '신-기-혈-정(神-氣-血-精)'으로 구분되는 유·무형의 에너지를 생성하는 것이다. 따라서 인체 구성의 네 가지 요소는 '신-기

---

153) 五軟者 頭項軟 手軟 脚軟 身軟 口軟 是也

-혈-정'인데, 여기에 한의학의 인식 도구인 '음양'이라는 잣대를 들이대면, 무형의 신(神)과 기(氣)는 양에 속하고 유형의 혈(血)과 정(精)은 음에 배속된다.

항강과 항연의 원인으로 작용하는 양기의 부족은 바로 이런 차원에서 이해해야 한다. 즉 항강이나 항연의 병증이 나타나는 까닭은 유형의 에너지원인 음혈(陰血)이 부족해서가 아니라 무형의 에너지원인 양기(陽氣)가 부족하기 때문이라는 것이다. 물론 항강과 항연의 병리적인 발생기전에는 현저한 차이가 있다. 목이 뻣뻣한 항강은 공급망에 문제가 있어서 목의 힘줄과 근육에 양기가 제대로 전달되지 않는 것인 반면, 목을 가누지 못하는 항연은 공급원 자체의 문제로 목에 양기가 다다르지 못한 것이기 때문이다. 비유컨대, 수돗물이 나오지 않는다는 점은 똑같지만, 항강은 수도관이 막힌 것이고, 항연은 수원지가 메마른 것이다.

한의학에서는 인간의 모든 병이 외부적인 원인 아니면 내부적인 원인에 의해 발생한다고 했다. 외부적인 원인은 질병을 유발하는 사사로운 기운이 밖으로부터 침입한 경우인데, 쉽게 말해 환경요인으로 작용하는 기후의 변화이다. 가령 바람 불고·춥고·덥고·축축하고·뜨겁고·건조한 날씨 및 제철에 걸맞지 않은 날씨 탓에 병이 생긴다는 것이다[154]. 반면 내부적인 원인은 질병이 내 몸속에서 저절로 생기는 경우인데, 이는 다시 크게 네 가지로 구분된다. 가령 칠정(七情), 즉 '희로우사비공경(喜怒憂思悲恐驚)'의 과불급에 의해서, 지나치게 과로하거나 권태로운 생활을 계속한 까닭에, 음식물 섭취를 잘못한 탓에, 주색 과도에 따른 피로 축적으로 인해 병이 생긴다는 것이다[155]. 서양의학에서는 이름도 생소한 각종 바이러스가 병인인 경

---

154) 邪氣之自外而入者也. 凡風寒暑濕火燥, 氣有不正, 皆是也.
155) 凡病自內生, 則或因七情, 或因勞倦, 或因飮食所傷, 或爲酒色所困.

우가 많지만, 한의학에서는 이상과 같은 내·외인(內·外因)에 의해 병이 생긴다고 파악하는 것이다.

　너무 거시적인 면이 없지 않지만, 곰곰 생각해 보면 우리가 살아가는 데 있어서 이상의 외인(外因)과 내인(內因)을 벗어나는 경우는 거의 없다. 물론 부모로부터 선천적으로 강한 체질을 물려받은 사람과 그렇지 않은 사람과는 커다란 차이가 있을 것이다[156]. 가령 똑같이 상한 음식을 먹었을지라도, 함께 날밤을 꼴딱 새웠을지라도, 거뜬한 사람이 있는가 하면 도통 맥을 못 추는 사람도 있으니까……. 하지만 건강은 대개 스스로가 어떻게 하느냐에 달려 있다. 강한 체질임에도 매번 무리를 일삼으면 병이 날 수밖에 없고, 약한 체질임에도 해로운 것을 잘 삼가면 건강해질 수 있다[157].

　예로부터 우리 할머니, 할아버지들께서는 외출할 때 우선 목도리부터 찾으셨다. 젊은 사람 눈에는 별로 춥지도 않은 날씨에 너무 엄살 부리는 것마냥, 또 지나친 의관정제의 일종으로 보였겠지만, 돌이켜 생각해 보면 이는 탁월한 양생법이었다. 기혈(氣血)이 쇠약한 노인은 약간의 한기(寒氣)에도 만병의 근원이라는 감기에 걸리기 쉬운 법인데, 목도리는 한의학에서 차가운 기운이 침범한다는 목 뒷덜미의 '풍부(風府)'라는 혈(穴)자리를 따뜻하게 감싸주기 때문이다. 오죽하면 '풍부의호(風府宜護)'도 모자라 따뜻한 남쪽지방에 살지라도 허약한 사람은 비단 등으로 삼각건을 만들어 목 뒤를 감싸야만 된다고 했을까?[158]

　천재지변이나 인재(人災)가 아니면, 사람은 누구나 건강하게 천수(天壽)를 누릴 수 있다. 질병에 걸려 고생하는 것도, 노익장을 과시하며 건강

---

156) 人之稟賦言, 則先天强厚者多壽, 先天薄弱者多夭.
157) 先天之强者不可恃, 恃則幷失其强矣. 後天之弱者當知愼, 愼則人能勝天矣.
158) 南人怯弱者 以帛護其項 俗謂三角是也. 凡怯弱者須護其項後可也.

하게 사는 것도 모두 일차적으로는 자신에게 달려 있는 법이다. 자신의 건강은 자기 스스로 지킴으로써 항상 젊음을 유지하도록 하자.

25

목

— 편도(扁桃)

인후에 생기는 질병은 모두 화열(火熱)의 범주에 속한다

咽喉之疾 皆屬火熱 인후지질 개속화열

만약 당신이 "인간의 생존 조건은 무엇인가"라는 질문을 받는다면 무어라 답하겠는가? '바칼로레아(Baccalauréat)'[159] 논술 고사 문제에 해당될 만큼 쉽고도 어려운 질문인데, 답변은 당연히 사람마다 자신이 처한 상황에 따라 각각 다를 것이다. 수많은 대답 중 어느 한 가지만을 딱히 정답이라고 규정할 수는 없을 터인데, 한의사라면 천기(天氣)와 지기(地氣)를 받아들여 인기(人氣)를 만드는 것이라고 주장할 것임이 틀림없다.

'천기'는 문자 그대로 하늘의 기운인데, 우리는 무형의 하늘 기운을 들이마시고 내뱉음으로써 하늘과 교감하게 된다. 한편, '지기' 역시 글자 그대로 땅의 기운이며, 사람은 누구나 지천으로 널린 금수초목을 몸통 속에

---

159) 프랑스의 대학 입학 자격 시험.

집어넣은 뒤 찌꺼기를 배설함으로써 땅과 교감한다. 하늘과 땅 사이에 존재하는 인간은 이렇게 천지의 기운을 호흡출납(呼吸出納)하며 사람의 기운, 즉 '신기혈정(神氣血精)'을 생성하며 살아가는 것이리라!

동양에서는 예로부터 하늘·땅·사람, 즉 '천(天)·지(地)·인(人)' 세 가지를 '삼재(三才)'라 일컬으며 다방면으로 원용했다. 때문에 서산대사께서 지으셨다는 『도가귀감(道家龜鑑)』에서도, 우리 한민족의 경전이라는 『천부경(天符經)』에서도 '천지인 삼재'라는 글귀를 찾아볼 수 있다. 물론 우리나라 한의학의 대표 서적인 『동의보감』에서도 '천지인 삼재'에 대한 설명이 쓰여 있다.

『동의보감』의 「내경편(內景篇) 면문(面門)」에는 아래와 같은 ― 앞서 명당(明堂)을 설명할 때 곁들였던 ― 그림이 실려 있는데, 아래의 그림을 보면 얼굴 중심선 오른쪽으로 하늘·사람·땅에 해당하는 한자 천지인(天地人)이

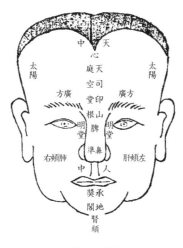

〈인체의 명당〉

기록되어 있다. 얼굴 정중앙의 코를 기준으로 위는 하늘의 기운이 드나드는 곳이라 천(天)이고, 아래는 땅의 기운이 출입하는 곳이라 지(地)이며, 하늘과 땅의 중간에 사람이 자리 잡고 있어 문자 그대로 '인중(人中)'이라 한 것이다.

그런데 시각을 넓혀서 사람의 몸 전체를 천지인 삼재로 구분하면, 머리는 하늘, 몸통은 땅, 그리고 그 중간에 있는 목은 '인중'에 해당한다. 앞 장에서 머리와 몸통을 연결하는 잘록한 부분, 곧 목이 이번에는 하늘과 땅의 중간에 자리 잡은 사람으로 바뀌는 것이다. 구조적 측면이 강조된 '뒷목 항(項)'과 기능적 측면이 강조된 '앞 목 경(頸)'의 의미를 다시금 떠올리면, 목에서 이루어지는 천지와의 교감이 더욱 실감날 것이다. 더군다나 목은 사람을 사람이게끔 만드는 언어를 목소리에 실어내는 성대까지 있는 곳이 아니던가?

천지간에 존재하는 인간처럼, 머리와 몸통 사이에 둥지를 틀고 있는 목! '천기'와 '지기'를 내뱉고 들이마시며 '인기'를 만들어내는 사람처럼, 하늘인 머리와 땅인 몸통의 기운을 주고받으며 '신기혈정'을 창출해내는 목! 그 목의 내부를 좀 더 자세히 들여다보자.

인간은 누구나 코로는 숨을 쉬고, 입으로는 음식을 먹으며 살고 있다. 일반화된 의학 용어까지 동원해서 보다 상세하게 말하면, 코를 통해 흡입한 공기는 공기의 통로인 기도(氣道; trachea)를 거쳐 폐(肺; lung)로 진입하고, 입을 통해 섭취한 음식물은 음식물의 통로인 식도(食道; esophagus)를 거쳐 위(胃; stomach)에 다다르는 것이다. 그런데 너무나 잘 아는 이 사실을 한의학 버전으로 바꾸면, 그간 잘 나타나지 않았던 천기와 지기의 교차로 내부, 즉 목구멍이 '인후(咽喉)'라는 이름을 달고 선명하게 드러난다.

한의학에서는 코[鼻]로 들이켠 무형의 하늘 기운은 천기의 통로인 '후롱(喉嚨)'[160]을 거쳐 폐(肺)로 들어가고, 입[口]으로 삼킨 유형의 땅 기운은 지기의 통로인 '인익(咽嗌)'[161]을 거쳐 위(胃)로 내려간다고 했다. 따라서 '인후'는 '인익'과 '후롱'의 첫 글자를 딴 용어인데, 이렇게 목구멍이 '인후'로 변환되면 어두컴컴했던 목구멍의 내부 상황은 순식간에 환히 밝아진다. 천기와 지기가 목구멍에서 한데 어우러짐이 느껴지고, 머리와 몸

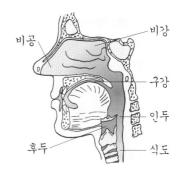

〈목의 주요 구조〉

통을 연결하는 부위의 내면에서 '신기혈정'을 만들어내는 모습이 떠오르기 때문이다. 유형과 무형, 천기와 지기, 머리와 몸통, 인익과 후롱, 구조와 기능, 경향과 인후, 기혈과 정신 등등 음양론(陰陽論)에 입각한 인체의 정연한 생명활동을 깨달을 수 있겠는가?

목구멍 내부, 곧 '인후'는 천기와 지기가 하나로 통합되어 교류하는 곳이지만, 한편으로는 코와 입으로 받아들인 천기와 지기를 각각의 목적지로 가게끔 교통정리를 하는 곳이기도 하다. 무형의 천기는 앞쪽의 '기도'를 거쳐 '폐'로, 유형의 음식물은 뒤쪽의 '식도'를 거쳐 '위'로 전달되어야 하는 까닭인데, 만약 잘못된 길로 들어서면 '회염(會厭)'[162]이라는 교통경찰에게 가차없이 딱지를 떼이게 된다. 서양의학에서는 회염을 후두(喉頭)를 덮는[蓋] 구조물이라고 해서 '후두개(喉頭蓋; epiglottis)'라 일컫는데, 이 믿음직한 경찰공무원이 버티고 있는 덕택에 음식물은 거의 절대 '기도'로 들어서지

---

160) 喉主天氣, 天氣通於喉
161) 咽主地氣, 地氣通於嗌
162) 會厭 管乎其上 以司開闔 掩其喉則其食下 不掩之則其喉錯 必舌抵上齶 則會厭能開其喉矣

못한다. 간혹 지기(地氣)가 건방지게 천도(天道) 쪽으로 방향을 잘못 잡았다가는, 회염이 즉각 "Don't go down in the wrong way!"라고 외치며 '사례'[163]의 형태로 몸 밖으로 내치기 때문이다.

목구멍 내부의 교통경찰로는 회염뿐만 아니라 '현옹(懸雍)'도 들 수 있다. 현옹은 한자의 의미 그대로 매달려서[懸] 막는 것[雍]인데, 우리말로는 '목젖', 서양의학용어로는 '구개수(口蓋垂; uvula)'라 불리는 구조물이다. 이렇게 입구멍과 목구멍의 경계영역에 근무하는 현옹 덕택에, 입으로 삼킨 음식물이 콧구멍으로 역류하는 모습은 여간해서 연출되지 않는다. 부어라 마셔라 과음한 취객(醉客)이 정신 없이 구토하는 경우에야 현옹도 불가항력이겠지만…….

지금까지 목구멍 내부를 간략히 살펴보았다. 코와 입으로 들어온 천기와 지기가 한데 뭉쳤다가 다시 각자의 길을 걷도록 만드는 인체의 주도면밀한 생명활동에 재삼 놀랐을 것이다. 그런데 걸핏하면 목구멍 속이 벌겋게 붓고 열이 나는 '편도염(扁桃炎; tonsillitis)'으로 고생한 경험이 많은 사람이라면 "앙꼬 없는 찐빵"에 불과하다고 여길지도 모르니, 마지막으로 '편도(扁桃; tonsil)'에 대해서도 살펴보자.

편도는 입을 "아~" 하고 벌렸을 때 목구멍으로 넘어가는 부분의 양쪽에 있는 2개의 아몬드(almond) 모양의 살집으로, 엄밀하게 말하면 '구개편도(口蓋扁桃; palatine tonsil)'이다. 다음의 그림처럼 원래 목 언저리에는 인두편도·이관편도·구개편도·설편도 등 모두 4개의 편도가 있기 때문이다. 아울러 일반인은 물론 전문가들조차도 간혹 '편도선'이라 부르곤 하는데, '선(腺; gland)'이란 땀샘·눈물샘 등과 같이 무언가를 분비하는 것을 말하

---

163) 음식을 잘못 삼켜 숨구멍 쪽으로 들어갔을 때 갑자기 재채기처럼 뿜어 나오는 기운.

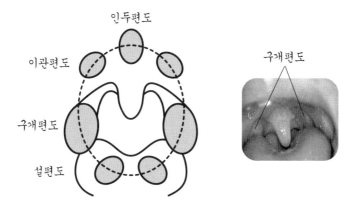

인두편도

이관편도

구개편도

설편도

구개편도

므로, 편도를 편도선이라 일컫는 것은 잘못된 관행이다.

목구멍의 입구를 둘러싸듯이 존재하는 림프망상조직(淋巴網狀組織) '구개편도'는 원래 감기 등과 같은 상기도 감염(上氣道感染; upper respiratory infection)에 대한 방어체계를 구축하기 위한 것이다. 그러나 4,000년 전부터 재배한 터키 원산의 아몬드를 번역한 우리말 편도는, 절대 초콜릿에 쌓인 달콤한 주전부리로 다가오지 않는다. 특히 조금만 과로했다 싶으면 거의 영락없이 '편도염'을 앓는 환자나 그 보호자라면, 반복적인 '상기도 감염'으로 비대해진 편도가 '코골이'나 '치아의 부정교합' 같은 증상을 유발하지 않도록 아예 떼어내 버리기를 원하기도 한다. '편도'라면 지긋지긋하다며 '아데노이드(adenoids)'라 일컫는 '인두편도(咽頭扁桃; pharyngeal tonsil)'까지 함께 수술하겠다며…….

하지만 수술은 편도의 존재가 이로운 점보다는 해로운 점이 많다고 판단될 때 비로소 시행하는 것이다. 연령이 증가함에 따라 편도의 크기는 감소하므로, 단순히 편도가 크다거나 1년에 3~4회가량 목 감기를 앓는다는 이유만으로 수술을 고려해서는 안 되는 것이다. 아데노이드 역시 4~5세

때를 정점으로 그 후 계속 작아져서 사춘기에는 흔적만 남는 상태로 자연 퇴화되므로, '난청'이나 '삼출성 중이염' 등을 일으키지 않는 바에야 기다리는 것이 좋다.

한의학에서는 '유아(乳蛾)'가 서양의학의 편도염에 해당된다. 편도가 벌겋게 부어오른 모습을 육안으로 관찰한 결과 그 모양이 마치 누에나방의 유충인 번데기와 흡사하다[164]고 여겼기 때문에 붙인 이름인데, 양측이 모두 부풀어 오른 '쌍유아(雙乳蛾)'가 한쪽만 부은 '단유아(單乳蛾)'에 비해 치료하기 쉽다[165]고 했다.

하늘인 머리와 땅인 몸통을 연결하는 길목의 내부에서는 이상의 여러 구조물들이 끊임없이 복잡다단하게 작용하며 '신기혈정'의 생성에 이바지한다. 그러나 워낙 좁은 길목에서 천기의 호흡(呼吸)과 지기의 출납(出納)이 이루어지는 탓에 늘 뜨거운 열기(熱氣)에 휩싸이기 쉽다. 마치 자동차가 병목지점을 빠져나갈 때 정체·지체를 반복하느라 엔진이 과열되듯이, 천지의 기운이 드나드는 목구멍 내부 또한 '화열(火熱)'이 발생하기 십상인 것이다. 이런 까닭에 한의학에서는 "인후에 생기는 질병은 모두 '화열'의 범주에 속한다"[166]고 파악하며, 다만 '화열'의 미심(微甚)에 따라 증상의 경중(輕重)이 결정될 뿐이라고 했다[167]. 가벼운 경우에는 천천히 치료해도 되지만, 심하고 급한 경우에는 '사혈(瀉血)'이 최고[168]라면서……

하늘을 머리에 이고, 땅을 발아래 밟고 사는 우리 인간들! "하늘과 땅 사이에서 사람이 가장 귀하다. 머리가 둥근 것은 하늘을 본뜬 것이고, 발이

---

164) 以其形似乳蛾 一爲單 二爲雙.
165) 會厭之兩傍腫者 俗謂之雙乳蛾 易治, 會厭之一邊腫者 俗謂之單乳蛾 難治.
166) 咽喉之疾 皆屬火熱
167) 咽喉之疾 皆屬火熱 雖有數種之名 輕重之異 乃火之微甚故也
168) 微而輕者 可以緩治 甚而急者 惟用砭刺出血 最爲上策

모난 것은 땅을 본뜬 것이다……"[169]로 시작하는『동의보감』첫 구절을 들지 않더라도, 우리 모두는 세상만물의 으뜸가는 우두머리이다. 교차로에서 병목현상이 일어났다고 해서 경고음 빵빵대며 열받기보다는, 우두머리로서 양보의 미덕을 발휘하는 것이 교통소통뿐만 아니라 목 건강에도 이로울 것임이 틀림없다.

---

169) 天地之內 以人爲貴 頭圓象天 足方象地……

26

목
― 호혹(狐惑) 및 매핵기(梅核氣)
질병을 치료하고자 하면 먼저 그 마음부터 다스려야 한다

欲治其疾 先治其心 욕치기질 선치기심

여우는 꾀 많은 동물의 대명사이다. 죽은 척, 병든 척하면서 토끼나 까마귀를 유인하기도 하고, 머리에 수초를 얹고 조용히 헤엄쳐 가서 물 위에 떠 있는 오리를 잡기도 하며, 배가 부르면 구멍을 파서 포획물을 감추어 두었다가 나중에 꺼내 먹기도 하는 등 영악하기 그지없기 때문이다. 게다가 침실·거실·화장실·주방·휴식처 등으로 구분되는 굴은 하나둘이 아니어서, 이리저리 들락날락하면 도대체 어디에 있는지 파악하기가 쉽지 않다. "여우에게 홀렸다"라는 표현이 딱 들어맞는 것이다.

목 부위와 관련된 질환 중에서도 문자 그대로 여우에게[狐] 홀린 듯한[惑] 소위 '호혹증(狐惑證)'이라는 병증이 있다. 호혹증은 항문 및 외음부에 궤양이 생기는 '호증(狐症)'과 인후 및 구강에 궤양이 생기는 '혹증(惑症)'의 합성어인데, 대개는 호증과 혹증이 함께 어우러져 나타난다[170]. 즉, 호혹

증은 항문·외음부·구강·인후, 때로는 눈에도 발생하는 궤양이 꾀 많은 여우처럼 워낙 변화무쌍하게 나타나 붙여진 이름이다. 재미있는 것은 한의학에서는 이미 중국 한(漢)나라 때부터 알려졌던 호혹증이, 서양의학에서는 20세기에 이르러서야 '베체트씨 증후군(Bechet's syndrome)'이라는 이름으로 소개되었다는 사실이다.

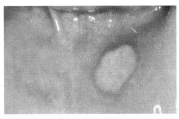
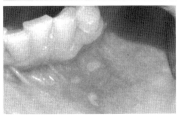

호혹증

베체트씨 증후군은 터키의 피부과 의사인 베체트(Hulusi Behcet)가 1937년 구강과 성기에 궤양이 있으면서 눈에도 '포도막염(葡萄膜炎; uveitis)'[171]이 있었던 환자 3명을 보고하면서 알려진 질병이다. 10,000명당 1명 꼴로 발생한다는 베체트씨 증후군은 유전적·면역적 이상을 주된 병인으로 여기고 있지만 원인은 아직까지도 불분명하다. 또한 확실한 검사법도 없어서 학자들은 환자들의 80% 이상에서 나타나는 반복적인 구강 궤양과 함께, 성기 궤양·피부 발진·눈의 염증·피부의 이상 과민반응 등과 같은 네 가지 증상 중 두 가지 이상이 존재하면 베체트씨 증후군으로 진단하자는 약속으로 진단기준을 대신하는 실정이다.

정말 여우에게 홀린 듯, 베체트씨 증후군의 경과는 만성적으로 호전과 악화를 반복하며 환자 개개인에 따라 다양한 양상을 나타낸다. 어떤 사람은 피곤할 때 단순히 입이나 성기 주위의 궤양만을 호소하기도 하고,

---

170) 狐惑之爲病, 狀如傷寒, 默默欲眠, 目不得閉, 臥起不安. 蝕於喉爲惑, 蝕於陰爲狐, 不欲飲食, 惡聞食臭, 其面目乍赤乍黑乍白.

171) 홍채·모양체·맥락막으로 구성되어 있으면서 망막과 공막의 중간층에 해당하는 포도막에 생기는 염증. 세균이나 바이러스에 의하기도 하지만, 자가면역반응에 의한 경우가 많다.

또 어떤 사람은 눈의 염증이 너무 심해 실명에 이르기도 한다. 하지만, 특별한 치료법이 없는지라 증상을 완화시키고 합병증을 예방하는 데 최선을 기울일 수밖에 다른 도리가 없다. 한의학 문헌에서도 호혹증을 '시충(尸蟲)'이 개재하는 일종의 감염병으로 인식해 '시인(尸咽)'이라 칭하기도 했던 만큼[172], 역시 모든 병은 평소의 건강관리에 따른 예방이 최선이다.

목 부위와 관련된 병증으로는 '매핵기(梅核氣)'도 있다. 매핵기는 글자 그대로 "매실[梅]의 씨[核]가 목구멍에 걸린 듯한 기운이나 기분[氣]"이라는 뜻이다. 옆 사람이 으스스 춥다며 몸을 움츠리고 콜록콜록 기침을 해대면, 흔히 "몸살기 있는 것 아닌가? 감기기 있는 것 아닌가?"라고 말한다는 사실을 떠올리면 훨씬 이해하기 쉽다. 아무튼 이 매핵기는 호혹증과는 비교할 수 없을 만큼 많은 사람들, 특히 중년의 부인들이 자주 앓는 병증이다.

환자들은 대부분 가래침과 같은 것이 솜이나 얇은 꺼풀처럼 뭉쳐서 ─심한 경우에는 매실의 씨만 한 크기로─ 목구멍을 가로막는 느낌 때문에 괴로워한다. 답답한 마음에 툭 뱉어내거나 꿀꺽 삼켜보려 하지만, 이 또한 원하는 대로 뱉어지지도 않고 삼켜지지도 않는다[173]. 하지만, 귀신 곡할 노릇인 게, 신나는 일에 집중하거나 평소 즐기던 음식을 먹을 때에는 언제 그랬냐는 듯이 전혀 이물감을 느끼지 못한다. 간혹 뱃속이 그득하다며 음식을 꺼리기도 하고, 상기감(上氣感)과 함께 숨이 차기도 하지만[174], 역시 주된 증상은 목 안쪽에 매실 씨 같은 게 걸려 있는 느낌이 드는 것이다.

---

172) 狐惑之病, 或初得狀似傷寒, 或因傷寒而變, 皆蟲證也. 蟲蝕其喉爲惑, 使人聲嗄; 蟲蝕其下部爲狐, 使人咽乾. 其候皆默默欲眠, 不得臥, 起居不安, 惡飮食, 面目乍白乍黑是也. 此由傷寒病腹內熱, 飮食少, 腸胃空虛, 而蟲爲之不安, 故隨所食上下部, 而病名狐惑也.

173) 痰涎凝結 如絮如膜 甚如梅核 窒碍於咽喉之間 喀不出 嚥不下

174) 或中滿艱食 或上氣喘急

이럴 때 무슨 큰 이상이 아닌가 하는 걱정스런 맘에 이비인후과를 찾으면, 대개의 경우 소위 '인두 신경증(咽頭 神經症; pharynx neurosis)'이라는 병명을 부여받는다. 비록 환자는 목구멍 안의 이물감을 호소하지만, 일반적인 이비인후과 검사로는 그에 합당한 기질적인 국소 병변이 발견되지 않기 때문이다. 목에 공 같은 것이 오르락내리락한다고 해서 붙여진 별명인 '히스테리성 구(Globus Hystericus)'에서도 알 수 있듯이, '신경성'인 것이다.

사람은 몸과 맘, 곧 정신과 육체가 한데 어우러진 존재인지라 정신적인 측면이 관여되지 않는 질병은 하나도 없다. 정신적인 면과 전혀 무관한 일반적인 외상(外傷)일지라도, 외상을 당한 그 순간 이후부터는 정신에, 마음에 영향을 끼치는 심리적인 요인으로 작용하기 때문이다. 따라서 의사로부터 노이로제, 아니 신경성, 아니 좀 더 순화된 "좀 예민하다"라는 말을 들을지라도 그리 얼굴 붉힐 필요는 없다. 신경증은 인격이 황폐화되는 '정신병'과는 전혀 다르며, 또 사람이면 누구나 어느 정도의 신경증적 증상을 갖고 있기 때문이다. 할 수 있는 한 최선의 노력을 경주해 완벽함을 추구하는 사람도, 나쁘게 말하면 일종의 '강박 신경증(强迫神經症; obsessive-compulsive neurosis)' 아니겠는가?

한의학에서는 몸과 맘, 정신과 육체는 불가분의 관계이기 때문에, 질병의 발생과 치료에는 항상 정신적인 측면이 관여된다고 파악한다. 모든 한의학 문헌에 "질병을 치료하고자 하면 먼저 그 마음부터 다스려야 한다"[175]라는 경구가 빠지지 않고 등장하는 것도 한의학이 심신일여(心身一如)의 관점을 견지하기 때문이다. 눈에 보이지 않고, 귀에 들리지 않으며, 손에 잡히지 않아도 육체라는 껍데기를 이끌고 다니는 것은 바로 '정신'이

---

175) 欲治其疾 先治其心

아니던가?

　정신(精神)에 대해서는 혼백(魂魄), 넋, 의지(意志), 마음 등과 더불어 앞부분에서 자세히 살펴본 바 있다. 아마 간·심·비·폐·신의 오장에 혼·신·의·백·지의 오신(五神)이 배속된다는 것 정도는 어렴풋이 기억할 것이다. 그런데 우리들 인간에게는 이러한 정신과는 또 다른 '감정(感情)'이라는 게 있다. 그리고 머리와 몸통이 목을 통해 유기적인 전체로 연결되듯이, 정신과 육체는 이 감정을 통해 심신합일(心身合一)의 상태를 이룬다.

　'감정'은 지극히 정상적인 생리작용이다. 슬퍼해야 할 때 슬픈 감정이 생기지 않고, 기뻐해야 할 때 기쁜 감정이 생기지 않는다면 이것이 오히려 크나큰 병이지 않겠는가? 따라서 '희로우사비공경(喜怒憂思悲恐驚)', 소위 '칠정(七情)'이라 부르는 감정의 발로 자체는 지극히 생리적인 현상이며 건강한 반응이다. 문제는 '칠정'의 표출이 때와 장소에 걸맞지 않으면 정상적인 사람 대접을 받지 못하며, 그 정도가 지나치면 병이 될 수밖에 없다는 사실이다.

　살다 보면 사람은 누구나 칠정으로 압축되는 감정의 변화를 겪게 마련이다. 가령, 진급해서 기쁘고[喜], 부하직원이 말을 듣지 않아 부아가 치밀며[怒], 기안 작성하느라 골똘히 생각하지 않는가[思]? 직장 상사가 인정해주지 않아 서글프고[悲], 자신이 기획한 신상품이 전혀 주목받지 못할까 두려워하며[恐], 동료의 깜짝 아이디어에 놀라 자빠지지 않는가[驚]? 그런데 이런 감정의 표출은 그 자체로 끝나지 않고 우리 몸에서 부단히 흐르고 있으면서도 눈에 보이지 않는 '기(氣)'에 영향을 준다. 즉, 기쁠 때 기가 조화롭고 뜻이 통달되고[176], 화가 나면 기가 거꾸로 치밀어 오르며[177], 근심 걱정이 있으면 기가 가라앉고 막히게 된다[178]. 또 생각에 골몰하면 기가 뭉치고[179], 슬퍼지면 기가 소모되며[180], 두려울 땐 기가 아래로 내려가고[181],

깜짝 놀라면 기가 문란해지는 것이다[182].

　'칠정'에 의한 '기'의 변화는 종국에는 심신에 영향을 미친다. 아울러 그 정도가 너무 지나치면 정상 궤도를 이탈해서 머지않아 질병이 발생하게 된다. 심신의 연결고리인 감정이 정상적이고 건강할 때는 '칠정'으로 작용하지만, 정도를 지나쳐 비정상적이고 병적일 때는 '칠기(七氣)'로 작용할 수밖에 없는 것이다[183]. 대철 아리스토텔레스는 "인간은 이성적 동물이다"라고 해서 고매한 정신을 강조했지만, 어지간히 수양을 쌓지 않고서야 대부분의 사람들은 매사에 이성보다 감정이 앞설 수밖에 없다. 감정이 정상적인 칠정의 영역을 벗어나 병적인 칠기의 상황에 이르지 않도록 스스로 잘 조절할 수 있다면 좋으련만……

---

176) 喜則氣和志達　177) 怒則氣逆上　178) 憂則氣沈, 氣閉塞而不行　179) 思則氣結　180) 悲則氣消　181) 恐則氣下　182) 驚則氣亂
183) 人有七情 病生七氣

27

목
─ 목소리(聲音)

목소리는 신(腎)으로부터 나온다

聲音出於腎 성음출어신

인간 목소리의 원천은 어디일까? 단순히 목구멍 안의 성대(聲帶; vocal cord)가 목소리의 근원일까? 사실 목소리는 내뱉는 날숨에 따른 성대 근육의 진동에 의해 형성되므로 완전히 틀렸다고는 할 수 없다. 하지만, 고작 1cm 남짓한 성대의 흔들림이 때에 따라서는 쩌렁쩌렁 울려 퍼지는 웅장한 음성까지 만들어낼 수 있을까?

우리나라 고유의 농악은 언제 들어봐도 신명난다. 특히 농악기인 꽹과리·징·장구·북으로 연주하는 '사물놀이'를 보노라면 저절로 흥이 돋아 덩실덩실 춤이라도 추고 싶은 마음이 일곤 한다. 최근에는 사물놀이가 서양의 오케스트라에 절대 뒤지지 않는 실내악의 영역까지 넘나들곤 하는데, 공연 중 북이나 장구의 소리를 듣노라면 흥겨운 소리의 원천이 절대 바깥 가죽에 있지 않음을 알 수 있다. 겉가죽을 두드리는 장구채에 의해 소리가 나는 건 틀림없지만, 장구 소리의 원천은 가운데의 잘록한 허리 부분에서부터 양옆의 가죽 표면에 이르기까지 꽉 들어찬 공기인 것이다.

서양의학에서도 내뱉는 숨이 양쪽 성대 사이의 '성문(聲門)'을 통과하면서 성대를 진동시켜 후두 원음(原音)을 만들고, 이 후두 원음이 성문의 위·아래에 있는 인두·구강·비강·기관·폐 등의 음성 부속기관에서 공명(共鳴) 또는 수식(修飾)되어 목소리가 만들어진다고 설명한다. 따라서 목소리의 원천은 내뱉는 날숨인 셈인데, 보다 근원적인 것은 날숨을 위해 들이마신 들숨이라고 봐야 한다. 물론 이 날숨과 들숨, 즉 '호흡(呼吸)'은 바로 대기 중의 공기를 내뱉고 들이마시는 것이다.

우리는 음식을 먹지 않고서는 며칠 동안 버틸 수 있지만, 호흡하지 않고서는 이내 목의 숨을 내놓아야 된다. "목구멍이 포도청"이라 하지만, 대기 중의 진기(眞氣)인 공기를 몸 안팎으로 들이마시고 내뱉는 호흡이 입의 풀칠보다 훨씬 긴요하고 절박한 것이다. 이런 이유로 우리의 몸도 호흡을 원활하게 하기 위해 총력을 기울이고 있다. 적절한 호흡작용을 유지하도록 몸통 속의 오장인 간심비폐신이 각각의 역할을 수행하는 것이다.

호흡은 알고 있듯이 '호~'하고 내뱉는 날숨 '호(呼)'와 '흡–'하며 들이마시는 들숨 '흡(吸)'으로 이루어진다. 그런데 한의학에서는 날숨인 호출(呼出)은 오장 중 횡격막(橫膈膜; diaphragm) 위쪽의 심폐(心肺)가 주관하고, 들숨인 흡입(吸入)은 횡격막 아래쪽의 간신(肝腎)이 주관한다고 파악한다. 횡격막을 경계로 상하의 '심폐'와 '간신'이 각각 '호흡출입'의 역할을 수행한다고 여기는 것이다. 중간에 끼어 있는 비(脾)는 일순 소외된 듯하지만, '비' 또한 제자리에 걸맞게 호흡 중간 중간의 쉬는 시간을 주관하고 있다.

특히 신(腎)은 대기 중의 '진기'를 인체의 가장 깊숙한 곳까지 끌어들이는 섭납(攝納)작용을 수행하는 까닭에 "신은 '납기(納氣)'를 주관한다"[184]

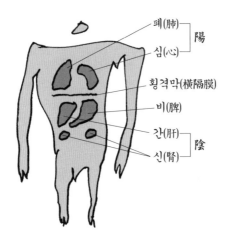

心肺↑ 공기 방출: 呼
肝腎↓ 공기 흡입: 吸

라고 일컬으며, 이런 연유로 한의학에서는 우리 목소리의 근본은 오장 중 '신(腎)'에 있다고 규정한다. 그리고 그 연장선상에서 어떤 소리를 낼 것인지 결정하는 것은 '심(心)'이고, 그 소리의 출처는 '폐(肺)'이며, 소리의 근본 바탕은 '신'에 있다[185]고 인식한다.

이해를 돕기 위해 예를 들어보자. 모처럼 부지런한 발놀림으로 산길을 걸어서 정상에 올랐다. 비지땀을 흘리며 이뤄낸 정상 정복의 기쁨에 최대한 깊게 숨을 들이마신 뒤 "야호~" 하고 힘차게 소리를 질렀다. 이 일련의 과정을 목소리에 포커스를 맞추어 분석하면, '야호'라는 목소리를 내리라 결정하는 것은 정신작용의 본산인 '심'에 의해 이루어지고, 목청껏 내지른 목소리가 나오는 곳은 성대와 후두 등의 기관을 아우르는 '폐'이며, 목소리의 원천은 최대한 깊게 숨을 들이마시게끔 작용한 '신'에 있는 것이다.

횡격막 아래에 있는 '간신(肝腎)'의 작용, 특히 '신'의 '납기' 작용에 의해 인체의 최하부·최심부까지 흡입되었던 공기가 '심폐'의 호출에 의해 본

184) 腎主納氣
185) 心爲聲音之主 肺爲聲音之門 腎爲聲音之根

래 있던 대기 중으로 돌아가는 과정이 그려지는가? 그리고 그 와중에 목을 통과하며 성대를 크게 진동시킴으로써 목소리, 즉 음성(音聲)이 만들어짐을 깨닫겠는가? 결국, 목소리는 '신'으로부터 비롯된다[186]는 것을 이해하겠는가?

목소리의 크기는 사람마다 제각각이다. 성대를 진동시키는 내뱉는 날숨의 양과 압력, 즉 호기량과 호기압의 크기가 사람마다 제각각이기 때문이다. 물론 이 호기량과 호기압의 크기는 곧 흡기량과 흡기압의 크기에 의해 많이 좌우된다. 작용·반작용의 법칙처럼, 날숨을 힘차게 내뱉으려면 우선 들숨을 최대한 깊게 들이마셔야 하는 까닭이다. 따라서 우렁찬 목소리를 내기 위해서는 흡입작용을 주관하는 '간'과 '신'이 건실(健實)해야 된다.

한의학적으로는 과로를 피하고 절약하는 것이 '간'과 '신'을 건실하게 만드는 한 방법이다. 모든 한의학 문헌에 기록된 바와 같이, '간'은 피로와 직결되는 장기[187]이고, '신'은 아껴야 되는 장기[188]이기 때문이다. 물론, 이렇게 어려운 한의학 구절을 참고하지 않고 '간신'이 '흡입'을 주관한다는 사실만 염두에 둬도 된다.

사람의 목소리가 단순히 목구멍에서 나오는 소리가 아니라 온몸의 보디랭귀지라는 사실을 이해하면, 사람마다 음색(音色)과 성량(聲量)이 제각각임은 너무도 당연하다. 이목구비의 생김새가 다르듯이 그와 연관된 몸통 속 오장의 크기와 위치도 다르며, 이에 따라 호기량과 호기압은 물론 흡기량과 흡기압도 천차만별이기 때문이다. 여기에, '간신'의 건실함을 위해 노력하는 사람과 그렇지 않는 사람까지 더하면 한이 없을 정도이다.

---

186) 聲音出於腎
187) 肝者罷極之本
188) 腎爲慳

그럼에도 한의학에서는 사람의 목소리를 크게 다섯 가지로 구분한다. 손가락의 무늬인 지문(指紋)처럼 목소리의 무늬인 성문(聲紋)도 제각각이지만, '목화토금수'의 '오행'에 입각해 '각·치·궁·상·우(角·徵·宮·商·羽)'의 '오음(五音)'으로 분류하는 것이다. 이 오음 음계가 낯설게 느껴지는 까닭은 우리나라 사람이면서도 국악을 많이 접해 보지 못했던 탓인데, 아무튼 이를 높은 음의 순서로 재배열하면 '궁·상·각·치·우'가 된다. 그리고 이 '궁·상·각·치·우'를 우리에게 익숙한 서양 음계로 따지면, 각각 '도·레·미·솔·라'에 해당된다.

음악에는 소양이 없는지라 오음의 특징을 정확하게 표현하기는 힘들지만, 오음은 기본적으로 오행의 특징을 띠고 있어서 유추해서 파악하는 데는 큰 어려움이 없다. 가령, 목(木)에 배속되는 '각음(角音)'은 시원하게 뻗은 대나무처럼 긴 소리에 가깝고, 화(火)에 속하는 '치음(徵音)'은 가뭄에 말라터진 논바닥처럼 마르고 깔깔한 소리와 유사하며, 토(土)에 배치되는 '궁음(宮音)'은 모든 소리가 뒤범벅된 흡사 진흙탕과 같은 중탁(重濁)한 소리와 비슷하다. 또 '상음(商音)'은 오행의 금(金)에 배속되어 학교 종처럼 맑게 울리는 쟁쟁(錚錚)한 소리이고, 마지막으로 수(水)에 속하는 '우음(羽音)'은 겨울의 시냇물처럼 차갑고 맑은 소리이다[189].

사람의 목소리를 잘 파악하는 것은 질병의 진단과 치료에 있어서도 매우 유용하다. 환자들이 지닌 개개의 특징적인 형색(形色) 못지 않게 각자의 특색 있는 목소리 또한 질병에 대한 귀중한 정보를 제공하기 때문이다[190]. 이런 이유로 옛날의 고명한 의사들은 환자들이 내뱉는 목소리에도 세심한 주의를 기울여 '오음'으로 구분함으로써 진단에 만전을 기했다[191]. 목

189) 木聲長 火聲燥 土聲濁 金聲響 水聲淸
190) 聽聲音辨病

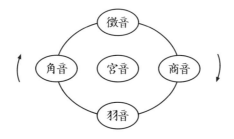

소리가 쓸쓸하고 나직하면서 한 번씩 외마디를 내지르는 것은 뼈마디에 병이 있는 것이고, 말은 못하고 단지 소리만 내면서 끝맺지 못하는 것은 가슴 부위에 병이 있는 것이며, 목소리가 처량하면서 가늘고 긴 것은 머리에 병이 있는 것이다[192] 등등이 한의학 문헌에 기록되었다는 사실이 이를 잘 입증한다.

---

191) 聞其五音以別其病也
192) 語聲寂寂然 善驚呼者 骨節間病 語聲喑喑然 不徹者 心膈間病 語聲啾啾然 細而長者 頭中病

28

목
― 언어(言語)

말을 적게 해서 내부의 기운을 기르도록 하라

少言語 養內氣 소언어 양내기

언어는 사람을 다른 동물과 구별하는 크나큰 특징이다. 아울러 인간이 만물의 영장으로 우뚝 서게 된 것도, 자신의 생각이나 느낌을 소리나 글자로 나타내는 수단, 즉 언어를 지니고 있는 덕택이다. 언어 없는 사회생활이 불가능하지는 않지만-벌과 개미처럼 고등한 사회생활을 하는 경우도 있기 때문에-만약 인간에게 언어가 없었더라면 이토록 찬란한 문화를 꽃피우고 문명의 발전을 이끌어내기란 절대 불가능했을 것이다.

언어는 크게 음성언어(音聲言語)와 문자언어(文字言語)로 나뉜다. 음성언어, 곧 말은 목소리를 내서 그것을 귀로 듣게 해서 의사소통을 하는 언어이다. 일부 농아자(聾啞者)처럼 특수한 경우에는 음성 없이 문자언어를 습득할 수도 있고, 또 '수화(手話)'도 있지만, 언어의 매체는 일차적으로 '음성'이다. 한편 문자언어는 의미를 상징하는 부호, 즉 '문자'를 사용해 의사소통을 하는 언어이다. 글을 습득하려면 어느 정도의 노력은 꼭 필요하지만, 말에 비해 도달 거리와 장기 보존의 측면에서는 훨씬 뛰어난 장점을 지닌 까닭에 요즘 같은 세상에서는 그 가치가 날로 높아지고 있다.

입으로 내뱉는 말이 되었건, 손을 사용해 기록하는 글이 되었건, 인간이 구사하는 언어는 모두 마음의 소산이다. 앞 장에서 살펴본 바와 같이 목소리의 뿌리와 출처는 각각 신(腎)과 폐(肺)이고 글은 분명 손으로 쓰는 것이지만, 어떤 말을 할지, 어떤 내용을 쓸지 결정하는 것은 바로 마음[心]에 달려 있지 않은가? 따라서 언어는 구사하는 사람의 자아를 그대로 투영하기 마련이며, 이런 까닭에 예전부터 사람을 평가할 때는 언어를 중요한 준거로 삼았다. 가령 중국 당(唐)나라 사료(史料)의 하나인 『신당서(新唐書)』[193]의 「선거지(選擧志)」에서는 사람을 뽑을 때의 평가기준으로 '신언서판(身言書判)'을 제시했다. 과거에서 인재를 고를 때 몸·말·글·판단력의 네 가지를 심사 잣대로 삼은 것이다.

'신(身)'은 몸, 즉 사람의 외형을 의미한다. 흔히 외형적 모습은 미추(美醜)로 구분하기 십상이지만, 여기서는 신체의 건강 여부가 본의에 가깝다. "건강한 몸에 건전한 정신"이라는 속담처럼, 등용하려는 인재가 올바른 정신의 소유자인지 알기 위해서는 우선 신체의 건강 여부부터 살펴봐야 하지 않겠는가? 자기 관리에 실패해 자신의 건강조차 챙기지 못하는 사람을 재목으로 삼을 수 있겠는가? 몸은 대소비수(大小肥瘦), 곧 크고 작고 살찌고 마른 것을 떠나 건강함을 바탕으로 밝고 선명한 이미지를 드러내야

---

193) 송나라 때 구양수(歐陽修)·송기(宋祁) 등이 1044~1060년까지 17년에 걸쳐 기존의 『당서(唐書)』를 고쳐 편찬했다. 사마천(司馬遷)의 『사기(史記)』처럼 「본기(本紀)」·「지(志)」·「표(表)」·「열전(列傳)」 등으로 구성된 당나라 역사에 대한 기록인데, 『구당서(舊唐書)』에 비해 표가 많으며 병지(兵志)·선거지(選擧志)가 추가된 것이 특징이다.

한다.

'언(言)'은 음성언어인 말이다. 달변과 어눌로 구별하기보다는 말에 조리가 있어 논리가 정연한지를 가리는 게 중요하다. 물론 온갖 미사여구를 조리 있게 구사해 논리성과 박식함을 드러내는 사람일지라도 진실함이 결여되었다면 곤란할 것이다. 그런데, 말 또한 신체적·정신적 토대가 완벽할 때 스며 나오는 것이기 때문에 역시 건강상태를 그대로 반영한다. 꼬마 애들이 배고프면 떼를 쓰며 억지소리를 해대지 않던가? 고열에 시달리면 나도 모르게 헛소리가 나오지 않던가? 말도 정신적·신체적 건강함을 밑천 삼아 상황에 합당한 옳은 말을 해야 한다.

'서(書)'는 글씨이다. 글씨는 문자언어를 표현한 결과물로서 드러나는 것인데, 이 글씨도 그 사람의 됨됨이를 곧이곧대로 말해 주곤 한다. 즉, 글씨는 쓴 사람의 향기를 은연중 뿜어내기 마련이어서, 글씨를 보면 그 사람의 성격이나 마음가짐을 유추할 수 있는 것이다. 악필이냐 달필이냐만을 가지고 모든 것을 규정할 수는 없겠지만, 마음속에 지닌 바를 일필휘지로, 그것도 멋진 필체로 써 내려가는 사람이 믿음직스럽고 시원시원해 보이지 않겠는가? 요즘이야 컴퓨터 자판을 두드리는 일이 훨씬 많아졌지만, 글씨 또한 자신의 모습을 그대로 드러내니, 성급하지 않은 안정된 마음의 소유자임을 나타내도록 해야 한다.

마지막으로 '판(判)'은 소위 '문리(文理)'로서 사물의 이치를 깨달아 아는 판단력이다. 인생사란 것이 선택의 연속인 만큼 올바른 판단은 그 무엇보다 중요한데, 판단력 역시 육체적·정신적 건강과 밀접한 관련이 있다. "나이 들더니 판단력이 흐려졌다", "정신이 빠졌는지 시쳇말로 똥인지 된장인지도 구분 못한다" 등등의 말이 있지 않은가? 따라서 그야말로 빼어난 인재라면, 건강을 밑천으로 공사(公私)와 시비(是非)를 분명하게 구분하는 힘을 갖추어야 한다.

결국, 인재 등용 시의 평가 기준 '신·언·서·판'은 그 사람이 건강한가 건강하지 않은가를 파악하는 것과 대동소이하다. "재물을 잃으면 조금 잃는 것이고, 명예를 잃으면 많이 잃는 것이며, 건강을 잃으면 모두 잃는 것이다"라는 말과 같이 사람에게 있어서 가장 중요한 것은 건강이며, 건강이 곧 그 사람의 능력과 직결되는 것이다.

이번에는 언어, 그중에서도 음성언어인 말과 관련된 병증에 대해 살펴보자. 『동의보감』을 위시한 한의학 문헌에 수록된 말과 관련된 병증은 크게 세 가지, 곧 '섬어(譫語)'·'정성(鄭聲)'·'음부득어(瘖不得語)'이다. 물론 노인이 '혈관성 치매(血管性 痴呆; vascular dementia)'로 인해 지적능력의 저하와 함께 언어능력이 떨어지는 경우도 있고, 소아가 전반적인 발육이 늦어 말문이 늦게 트이는 경우도 있지만, 이들은 '중풍불어(中風不語)' 혹은 '어지(語遲)' 등의 이름으로 달리 취급되기 때문이다.

'섬어'는 흔히 말하는 '헛소리'로서 '망언(妄言)'이라고도 한다[194]. 편차는 굉장히 커서 일상적인 내용을 조리 없이 떠들기도 하고, 생전 들어보지 못한 이야기를 하기도 하며, 잠결에 분명치 않은 말을 웅얼거리기도 하고, 그저 신음 소리를 그치지 않기도 한다[195]. 심한 경우에는 친소관계를 따지지 않고 인륜에 어긋나는 욕지거리를 미친 듯이 해대기도 하는데, 이럴 때는 따로 '광언(狂言)'이라고 일컫는다[196]. "고열에 들뜨면 헛소리가 나온다"라는 사실을 떠올리면, 원인은 '사열(邪熱)'이 '신명(神明)'을 문란하게 한 것임을 알 수 있다.

---

194) 譫者 妄也

195) 或自言平生常事 或開目言人所未見事 或獨語 或睡中呢喃 或呻吟不已

196) 甚則狂言罵詈. 衣被不斂 言語善惡 不避親疎者 此神明之亂也 乃狂疾也

'정성'은 '정(鄭)'이 '겹치다, 중복되다'의 의미이므로, 말하는 게 중복되어서 말뜻이 모호하게 전달되는 것이다[197]. 쉽게 말해 "한 말 또 하고 한 말 또 하"는 것이 정성인 셈이다. 대개 술 취한 사람, 혹은 시쳇말로 말 많은 노인네들이 했던 말 계속 되풀이하는 것을 떠올리면, 원인은 기력의 쇠퇴임을 알 수 있다[198]. 물론 큰 병을 앓은 후 기운이 없어서 말이 잘 이어지지 않고 목구멍 안에서만 맴도는 것도 정성에 속한다[199].

'음부득어'는 마치 벙어리[瘖]처럼 말이 나오지 않는 것인데, 여기에는 여러 가지 경우가 있다[200]. 가령, 혼수상태에 빠져서 말을 못할 수도 있고, 입이 벌려지지 않아 말을 못할 수도 있으며, 혀가 딱딱하게 굳거나 축 늘어져서 말을 못할 수도 있다[201]. 뿐만 아니라 깜짝 놀랄 일을 당했을 때에도 말이 나오지 않는데[202], 이는 그야말로 어처구니가 없어서 말문이 막힌 것이다[203].

"침묵은 금이고, 웅변은 은이다"라는 격언도 있고, 한의학에서도 "말을 적게 해서 내부의 기운을 기르도록 하라"[204]라고 했으니, 말은 되도록 아끼는 것이 좋을 듯싶다. 아울러 이왕 하는 말이라면 흉보기나 헐뜯기보다는 "천냥 빚 갚을 수 있도록", "고래도 춤추게 할 수 있도록" 좋은 말만을 가려서 해야 할 것이다.

---

197) 鄭者重也 言語重復不已 聲音糢糊 有如鄭衛 不正之音也
198) 鄭聲者 語不接續 精氣脫也
199) 鄭聲者 聲戰無力 不相接續 造字出于喉中 卽鄭聲也 皆大病後有之
200) 不得語 非止一端
201) 神昏不語 口噤不語 舌强不語 舌縱語澁 舌麻語澁
202) 大驚不語
203) 大驚入心 則敗血頑痰 塡塞心竅 故瘖不能言
204) 少言語 養內氣

29

등
— 척추(脊椎)

등에는 삼관(三關)이 있어 정기(精氣)가 오르내리는 도로가 된다

背後三關 乃精氣升降之道路也 배후삼관 내정기승강지도로야

용마루 '동(棟)'과 대들보 '량(梁)'의 합성어 '동량'은 글자 그대로 용마루와 대들보이다. 물론, 건축용어 동량이 우수한 인재를 뜻하는 까닭은 동량이 집에서 가장 중요하고 불가결하기 때문이다. 알다시피 용마루는 전통 가옥에서 지붕 중앙에 길게 등성이가 진 곳의 주된 마루로서 서까래의 힘을 받아주고, 대들보는 집의 칸과 칸 사이에 수직으로 세워진 기둥의 위를 건너지른 수평의 나무로서 그 위에

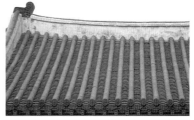
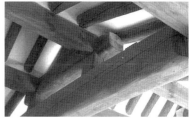

용마루와 대들보

있는 구조물들의 하중을 지탱해 주지 않는가? 그렇다면 인체에서의 동량은

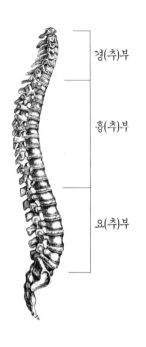

경(추)부

흉(추)부

요(추)부

어디일까? 용마루를 한편으로는 '옥척(屋脊)'이라고도 한다는 사실을 떠올리면, 우리 몸의 동량은 등뼈, 의학용어로 '척추(脊椎)'임을 알 수 있다.

등뼈, 곧 '척추'는 흔히 목 뒷덜미 아래에서부터 항문 바로 위까지 기다랗게 늘어져 있는 모두 33개의 뼈를 말한다. 즉 목 부위의 경추(頸椎) 7개, 가슴 부위의 흉추(胸椎) 12개, 허리 부분의 요추(腰椎) 5개, 골반 부분의 유합된 천추(薦椎) 5개 및 많이 퇴화된 미추(尾椎) 4개를 몽땅 더한 33개의 뼈가 척추이다. 하지만 한의학에서는 "사람의 등뼈는 모두 24개의 마디로 구성된다"[205]고 파악한다. 등뼈를 건물의 대들보에 비유하는 이유는 위로는 머리를 떠받치고 아래로는 골반과 연결되어 체중을 하지로 전달하기 때문이므로, 엉치뼈와 꼬리뼈는 엄밀한 의미에서 등뼈라고 부를 수 없다.

이뿐만이 아니다. 여기서 한 걸음 더 나아가 대다수의 한의학 문헌에는 "사람의 등뼈는 엉덩이 부분에 이르기까지 모두 21개이다"[206]라고 기록되어 있다. 첫 번째 경추인 환추(環椎; atlas)와 두 번째 경추인 축추(軸椎; axis) 및 세 번째 경추는 머리뼈에 바싹 붙어 있으면서 두개골과 함께 움직이는 경향성이 많으므로 이들마저 등뼈에서 제외시킴으로써 경추 4개, 흉추 12개, 요추 5개 해서 도합 21개의 등뼈라고 간주하는 것이다.

척주(脊柱)를 구성하는 추골(椎骨)의 개수만을 염두에 두면, 등뼈의 개

205) 人之脊骨 二十四節
206) 膂骨以下至尾骶 二十一節

수가 24개 혹은 21개라는 한의학적 견해를 오류라고 생각하기 쉽다. 하지만, 한의학에서는 외면에 드러나는 현상 위주로, 또 실제 사용되는 기능 위주로 인체를 파악하는 방식을 취한다. 따라서 한의학적 관점에서는 등줄기를 따라 쭉 이어진 추골이라 할지라도, 머리뼈 쪽에 가까운 경추 3개와 엉덩이 쪽의 천추 및 미추는 등뼈라고 보지 않는 게 오히려 당연하다.

등뼈가 모두 21개라는 한의학적 관점은 우주현상의 주체인 천지인(天地人) 삼재(三才)와 함께 '배후삼관(背後三關)'이라는 새로운 이론을 탄생시킨다. 21개의 등골(背脊)이 7개씩 상·중·하 3부분으로 나뉨으로써 등에 3개의 관문(關門)이 세워진다는 이론이 전개되는 것이다. 본래 관문은 옛날 국경이나 교통의 요소에 설치되어 출입하는 사람을 조사하는 곳인 바, 어떤 일을 하려면 반드시 거쳐야 하는 중요한 대목이 바로 관문인데, 등에 있다는 3개의 관문은 무엇이며 도대체 어떤 일을 하는 걸까?

그보다 앞서 우선 등뼈가 왜 존재해야 하는지 살펴보자. 등뼈, 곧 여골(膂骨)이 있는 까닭은 뼛속의 골수(骨髓)를 보호하고, 올바른 자세를 유지시키며, 우리 몸의 움직임과 기능이 정상적으로 작용하도록 잘 조정하려는 것이다. 또 머리와 몸통 사이의 정보교환을 원활하게 해줄 뿐더러 가장 중요한 몸통과 꼬리뼈 부위 간의 생명기능이 잘 작동하도록 하기 위함이다.

등에 있는 3개의 관문, 이름하여 '옥침관(玉枕關)', '녹로관(轆轤關)', '미려관(尾閭關)'은 이러한 등뼈의 기능을 더욱 공고히 하기 위한 것이다. 가장 상부에 있는 첫 번째 관문 옥침관은 뒤통수인데, 좋은 베개를 '옥침(玉枕)'이라고 부른다는 사실을 상기하면 잠자려고 누웠을 때 베개에 닿는 부위임을 알 수 있다[207]. 물론 옥침관이 있는 까닭은 생명현상을 조정하는 뇌는

---

207) 腦後曰玉枕關

생명의 기운이 응집된 곳인 만큼 사사로운 기운의 침입을 막기 위해 든든한 수문장을 배치한 것일 게다.

중간에 위치한 두 번째 관문은 녹로관이다. 등뼈를 끼고 있는 가운데 관문인데, 도르래에 대한 한자 이름이 '녹로(轆轤)'임을 염두에 두면 무엇인가 오르내리게끔 작용시킨다는 것을 알 수 있다[208]. 국경일에 학교 운동장에서 태극기를 게양할 때면 으레 도르래를 이용하지 않는가? 인체 내에서도 우리 몸의 정기(精氣)가 잘 오르내리도록, 서양의학적으로 비유하자면 척수신경의 생명신호체계가 원활하게 왕래하도록, 관리·감독하기 위해 설정된 관문이 녹로관인 것이다.

흔히 꼬리뼈는 단순히 흔적기관의 일종으로 치부해 버리기 일쑤이지만, 최하부의 관문은 이 꼬리뼈 부분에 있다. 한의학에서는 '정기(精氣)'의 끊임없는 순환에 의해 생명현상이 발휘된다고 인식하는 까닭에, 정기의 출입구가 꼬리뼈에도 있다고 설정해 미려관이라 이름 한 것이다[209]. 명산대천(名山大川)이 작은 구멍으로 서로 통하는 것은 큰 바다 밑의 바닷물 또한 쉴 새 없이 새는 곳 '미려(尾閭)'가 있기 때문인 것처럼[210], 인체에서도 물[水]과 불[火]이 사귀어 조화가 일어나는 곳에 미려관이 있음으로 해서 체내 정기의 승강왕래(升降往來)가 끊임없이 이루어지는 것이다.

결국 등에 있는 3개의 관문 또한 인체 내의 '정기'가 오고 가고 오르고 내리고 하는 도로이다[211]. 그리고 지나다니는 길목에 굳이 검문소와 같은 관문을 설정한 것은 관리·감독을 철저히 해서 되도록 순정(純正)한 기운으

---

208) 夾脊曰轆轤關
209) 水火之際曰尾閭關
210) 名山大川 孔穴皆相通也 水由地中行 盖循環相往來也
211) 背後三關 乃精氣升降之道路也

로 생명현상을 발현하기 위한 것이다. 원활한 도로 소통뿐만 아니라 사고 방지를 위해서도 음주운전, 과속·난폭 운전은 철저히 색출해야 한다. 오늘도 궂은 날씨를 마다 않고 적재적소에서 노고를 아끼지 않는 교통경찰 분들에게 고마움을 전하고 싶다.

30

등
— 단전(丹田)

도(道)로써 마음을 다스리는 것이야말로 병을 치료하는 최고의 방법이다

以道治心 療病之大法也 이도치심 요병지대법야

먼저 식물의 일생을 살펴보자. 식물은 매서운 눈보라가 몰아치는 한 겨울에는 자신의 모습을 드러내지 않으며 한 점 씨앗의 형태로 땅속에 파묻혀 지낸다. 개구리가 겨울잠에서 깨어날 무렵이면 앙증맞은 파란 새싹으로 슬며시 얼굴을 내밀고, 따가운 땡볕이 작열할 즈음에는 가지각색의 꽃으로 무장해 벌과 나비를 유혹하며, 낙엽 지는 가을이 되면 꽃의 화려함은 온 데 간 데 없어지면서도 자신의 2세인 열매를 남기고 다시금 겨울을 맞이한다. 보고 있노라면, 나고 자라 늙어 죽는 우리 인간의 생로병사와 하나도 다를 게 없어 동병상련에 빠져드는데…….

인체 내에서도 위의 경우와 거의 똑같은 상황이 연출되곤 한다. 눈에 보이지 않는 신체의 뒷부분에서 3개의 관문까지 설치해 철저한 관리·감독 하에 열심히 일을 하는 이유는 눈에 보이는 앞부분에서 생명을 꽃 피우는 3

개의 붉은 밭, 곧 '단전(丹田)'을 경영하기 위한 것이기 때문이다. 배를 주리지 않기 위해 등에 무거운 짐 지기를 마다 않는 것처럼, 신체 전면에 위치한 단전에서 생명의 꽃을 피워내기 위해 배부(背部), 즉 신체의 북쪽지방[背=北+肉]에 위치한 관문은 기꺼이 추위를 감내하는 것이다.

앞부분에 위치한 3개의 붉은 밭은 위로부터 각각 상단전(上丹田), 중단전(中丹田), 하단전(下丹田)이다. 생각건대, 하고많은 이름 중 굳이 '밭'이라고 이름 붙인 까닭은, 밭이 농작물을 심고 가꾸어 거두는 곳인 것처럼 '단전' 또한 생명 에너지를 저장하고 순환시키며 드날리는 곳이기 때문이리라! 또 하고많은 색 중 유독 붉은색을 취한 이유는, 생명력이 발휘되는 힘·에너지·기운 등의 이미지와 걸맞은 색은 오직 적색이기 때문이리라!

전면의 가장 위쪽에 있는 밭 '상단전'은 후면의 최상부에 있는 관문 '옥침관'의 맞은편이다. 양쪽 눈썹 사이, 즉 양미간 부위의 '인당혈(印堂穴)'이 '상단전'인데, 바로 이곳에서 '니환궁(泥丸宮)'이라 일컫는 '뇌(腦)'가 우리들 생명의 '기(氣)'를 관장한다[212]. 중간의 밭 '중단전'은 '녹로관'에 대응해 심장 아래 부분의 '전중혈(膻中穴)'인데, 여기서는 '강궁(絳宮)'이라 부르는 '심(心)'이 생명의 '신(神)'을 총괄한다[213]. 맨 밑의 밭 '하단전'은 '미려관'과 상응하는 배꼽아래 세 치 부분의 '관원혈(關元穴)'이며, '정궁(精宮)'에 해당하는 '신(腎)'이 생명의 '정(精)'을 주재한다[214].

등에 관문이 세 개 있다는 '배유삼관(背有三關)'이나, 단전이 세 개라는 '단전유삼(丹田有三)', 그리고 각각의 '단전'에서 총괄한다는 우리 몸의 세 가지 보배 '정기신(精氣神)'은 모두 우주현상의 주체인 '천지인(天地人) 삼

---

212) 腦爲髓海 上丹田, 上丹田 藏氣之府也.
213) 心爲絳宮 中丹田, 中丹田 藏神之府也.
214) 臍下三寸 爲下丹田, 下丹田 藏精之府也.

재(三才)'에 입각한 이론이다. 물론 이는 한의학이 많은 영향을 주고받은 유·불·선의 세 종교 중 특히 '도교'와 관계 깊은 견해인데, '내단수련(內丹修煉)'의 원리를 설명한 도교 서적『오진편(悟眞篇)』[215]에서는 인간의 모든 생명현상은 우리 몸의 단전 세 곳에서 저장하는 이 '정기신'에 의하므로 수양하는 사람은 이 세 가지를 단련하는 것일 뿐이라고 했다[216].

　　신학이나 미학, 종교 등은 소위 과학적 잣대로 설명하기 어려울 뿐더러 억지로 짜맞추려 하면 본질을 훼손할 위험이 크므로 비유로써 이해하는 것이 가장 좋다. 생각건대, 인체의 세 가지 요소 '정기신'에 의해 생명현상이 발현되는 우리의 삶은 밝게 빛나며 활활 타오르는 초에 비유하는 것이 제일 그럴 듯하다. 초 자체는 에너지가 고도로 농축된 물질로 '정(精)'에 해당하고, 활활 타오르는 불꽃과 그에 수반되는 열기(熱氣)는 '기(氣)'에 해당하며, 밝게 빛나는 촛불의 불빛은 '신(神)'에 해당하기 때문이다.

　　이러한 비유를 긍정적으로 받아들인다면, '기'는 '정'으로부터 생기고 '신'은 '기'로부터 생긴다[217]는 것도 알 수 있다. 또 인체를 구성하는 가장 물질적인 기초는 '정'이므로 정이야말로 신체의 근본이며 지극한 보배라는 것도 수긍할 수 있다[218]. 아울러 '정'이 충만하면 '기'가 웅장해지고 '기'가

---

215) 북송(北宋) 때 장백단(張伯端)이 지은 도교 서적. 황제(黃帝)의『음부경(陰符經)』, 노자(老子)의『도덕경(道德經)』, 위백양(魏伯陽)의『주역참동계(周易參同契)』, 진단(陳搏)의『지현편(指玄篇)』과 함께 내단경전(內丹經典)으로 불리는 책이다. 약 100수의 시(詩)·사(詞)로 구성되어 있으며, 주된 내용은 입정(入靜)과 호흡조정을 통해 체내의 정기를 약으로 삼고, 연정화기(煉精化氣)·연기화신(煉氣化神)·연신환허(煉神還虛) 등의 단계를 거치면 곧 신선(神仙)이 될 수 있다는 것이다.
216) 人之一身 稟天地之秀氣而有生 託陰陽陶鑄而成形 故一身之中 以精氣神爲主 神生於氣 氣生於精 故修眞之士 若執己身而修之 無過煉治 精氣神三物而已
217) 氣生於精 神生於氣, 精能生氣 氣能生神
218) 精爲身本 精爲至寶

웅장하면 '신'이 왕성해지며 '신'이 왕성하면 신체가 건강해서 질병에 걸리지 않으므로, 양생하는 사람들이 가장 귀중하게 여기는 것은 '정'이라는 사실까지 이해할 수 있다[219].

근래에 유행하는 '단전호흡(丹田呼吸)'은 '인신삼보(人身三寶)'라 일컫는 '정기신' 중 특히 '정'에 많은 비중을 둔 양생법이다. 원칙적으로는 상중하 세 곳의 '단전'을 모두 운용하는 게 올바르겠지만, 셋 중 유독 '하단전'에 주력하는 방법이기 때문이다. 즉, 가장 하부의 단전인 '관원혈' 부위를 선천원기(先天元氣)의 기운이 생기고 모여서 생명의 근원적인 힘으로 작용하는 중심자리로 설정하고, 숨을 들이마시고 내쉴 때 기운이 아랫배 하단전의 위치까지 깊숙이 들어오게 하는 방법, 일명 '태식법(胎息法)'을 응용하는 것이다.

태식법은 문자 그대로 태아[胎]가 숨쉬는[息] 방법[法]이니, 태아가 엄마 뱃속에서 코와 입이 아닌 탯줄로 숨을 쉬듯, 성인이 되어서도 탯줄을 끊은 자리인 배꼽으로 호흡하는 방법을 말한다[220]. 가장 손쉬운 방법은 처음에 코로 숨을 들이마신 뒤 입을 다물어 마치 배꼽으로 호흡하듯 하면서 마음속으로 수를 세어 나가되, 숨이 막혀 도저히 참을 수 없는 상태가 되면 비로소 숨을 내뱉는 것이다. 이를 되풀이하여 습득하면, 입을 다물고 마음으로 헤아리는 수가 점차 늘어남에 따라 호흡의 횟수는 도리어 줄어들어 우리 몸에 기가 쌓이게 되는데, 이렇게 축적된 기가 우리 몸을 더욱 힘차게 추동시키게 된다.

주의할 점은 숨을 들이마시고 내뱉을 때 가늘고 천천히 해야 한다는

---

219) 養生之士 先寶其精 精滿則氣壯 氣壯則神旺 神旺則身健 身健而少病
220) 不用口鼻 但以臍呼吸 如在胞胎中 故曰胎息

것인데, 이를 지키기 위해 옛사람들은 아주 가벼운 기러기 깃털을 코와 입 사이의 인중(人中) 부위에 붙여 놓고서 흔들리지 않을 때까지 연습했다[221]. 좀 심하다 싶을 정도지만, 고대의 현인들이 이에 집착했던 까닭은 '인신소천지(人身小天地)', 즉 인체를 작은 천지로 여겼기 때문이다. 천지가 장구할 수 있는 까닭은 천지의 호흡인 밀물과 썰물이 하루에 한 번밖에 이루어지지 않을 정도로 느리기 때문이므로, '소천지'인 인간 역시 장수(長壽)하기 위해서는 호흡을 천천히 해야 된다고 생각한 것이다[222].

기러기 깃털이 움직이지 않을 만큼 가늘고 천천히 호흡을 하노라면, 바깥의 온갖 것은 모두 잊어버리고 오직 자신의 내면에만 빠져들기 마련이다. 그래서 전문적인 수련을 받지 않았더라도 소위 '명상(瞑想)' 혹은 '내관(內觀)'의 상태를 자연스레 체험하게 된다. 육체의 눈을 감고 마음의 눈으로 내면을 되돌아보고, 마음을 고요히 해 이른바 '무념무상(無念無想)'의 상태에 빠져드니, 물질문명의 외화내빈에 길들여진 현대인들에게 어찌 이롭지 않겠는가?

단전호흡을 익힌 뒤 건강에 도움을 받은 많은 사람들은 "단지 숨쉬는 방법만 바꾸었을 뿐인데……"라며 깜짝 놀라기 일쑤이다. 그러나 앞서 지적했듯이 현재 '단전호흡'이라고 부르는 대부분의 방법은 '하단전'의 수련일 따름이다. 얼마 전에야 비로소 '뇌호흡'이라는 이름으로 '상단전'을 수련하는 방법이 소개되었을 정도인데, 이제는 한 걸음 더 나아가 '중단전'의 주재자인 '심'을 단련해야 할 때이지 않을까?

본디 한의학은 유교·불교·도교가 혼합된 동양학문의 특성 덕택에

---

221) 以口吐氣 出之當令極細 以鴻毛 着于口鼻之上 吐氣而鴻毛不動爲度
222) 江海之潮 則天地之呼吸 晝夜只二升二降而已 人之呼吸 晝夜一萬三千五百息 故天地之壽 攸久而無窮 人之壽延者 數亦不滿百也

"내 탓이오"의 경향이 주를 이룬다. 문제가 발생했을 때 "네 탓이야"라며 상대방을 윽박지르기보다는, 내 잘못이 무엇인지 반성하고 고치려 노력하겠다는 입장이다. 따라서 건강에 이상이 초래되었을 때에도 외부적인 세균의 침입을 염두에 두는 것이 아니라, 대부분 스스로 몸 관리에 소홀했음을 원인으로 여기곤 한다. 『동의수세보원』을 지은 동무공(東武公)께서 지적하신 것처럼[223], 술·담배와 같이 건강을 해치는 기호식품에 지나치게 탐닉하지 않았는지, 섹스를 말초적 쾌락을 얻기 위한 수단으로서만 강구하지 않았는지, 재물에 대한 욕심 자체뿐만 아니라 재물을 얻기 위해 뼛골이 빠지도록 일만 하며 심신의 휴식에는 무관심했는지, 권세·명예에 눈이 멀어 주위 사람을 서운케 하거나 원한을 사지는 않았는지……. 기실, 몹쓸 유전병이나 교통사고 같은 외상이 아닌 바에야, 자신의 건강은 자신이 어찌 하느냐가 관건 아니던가? 만성적인 질병으로 고생하는 것도, 나이가 들었지만 젊은이 무색하게 건강한 것도, 모두 스스로 어떻게 생활했느냐에 좌우되지 않던가?

이 때문에 한의학에서는 "질병을 치료하고자 하면 먼저 그 마음을 다스려야 된다"[224]라고 했으며, "도(道)로써 마음을 다스리는 것이야말로 병을 치료하는 최고의 방법이다"[225]라고도 했다. 육신이라는 껍데기를 좌지우지하며 이끌고 다니는 것은 눈에 보이지 않는 속 알맹이인 마음이기 때문이다. 옛 성현께서도 "성인(聖人)은 병들기 이전에 치료하고, 의사는 이미 병든 이후에 치료한다. 병들기 이전에 치료하는 것을 일컬어 마음 다스리기 혹은 수양(修養)이라 하고, 이미 병든 이후에 치료하는 것을 약물과 침·뜸

---

223) 酒色財權 自古警戒 謂之四堵墻 而比之牢獄 非但一身壽夭 一家禍福之所系也

224) 欲治其疾 先治其心

225) 以道治心 療病之大法也

이라 한다. 비록 치료하는 방법은 두 가지이지만 병의 근원은 하나이니, 바로 모든 병은 마음으로부터 비롯되는 것이다"[226]라고 말씀하셨으니…….

모든 게 오직 하나 '마음'으로 귀결되는데, 이 '마음'은 다시 어디로 돌아가야 될까?

萬法歸一 一歸何處 만법귀일 일귀하처

---

226) 至人治於未病之先 醫家治於已病之後. 治於未病之先者 曰治心 曰修養 治於已病之後者 曰藥餌 曰砭焫. 雖治之法有二 而病之源則一 未必不由因心而生也.

31

등
— 남녀(男女)

남자와 여자는 음양(陰陽)과 기혈(氣血)처럼 상호 보완적이다

陰陽者 血氣之男女也 음양자 혈기지남녀야

　생물학적으로 남녀를 가리기 모호한 간성(間性), 즉 반음양(半陰陽)도 엄연히 존재하지만, 인간이라면 크게 남성 아니면 여성으로 나뉘기 마련이다. 그런데 남성과 여성은 동종의 인간 개체임에도 불구하고 해부생리학적 구조가 현저하게 다르다. 생식기에서부터 고환과 난소로 구분되는 내부 성선(性腺), 그리고 궁극적으로는 XY와 XX로 나뉘는 성염색체까지 엄청난 차이를 띠고 있다. 이렇게 밖으로 드러나지 않는 차이뿐만 아니라 남성과 여성은 겉모습도 많이 다르다.

　우선 어깨를 살펴보자. 어깨는 팔과 몸통을 결합하는 부분의 윗면인데, 남성의 어깨는 넓고 두꺼우면서 억센 반면, 여성의 어깨는 상대적으로 좁고 얇으며 가냘픈 모습이다. 어깨 관절은 신체 바깥쪽으로 돌출한, 흔히 어깨 죽지뼈라고 말하는 견갑골(肩胛骨)의 얕은 관절 구멍과 상완골두(上

腕骨頭) 부분 사이로 형성되는데, 우리 몸의 관절 중 전형적인 공 모양 관절이며 가동 범위가 가장 넓은 관절이다. 따라서 어깨가 크고 억세며 두껍다는 것은 아래로 늘어뜨린 팔을 잘 지탱할 수 있음은 물론 그 팔을 힘차게 움직일 수 있다는 의미이다. 이른바 '완력(腕力)'이라는 힘을 만들어내기에 유리해서 그만큼 육체적인 노동에 유용한 것이다.

엉덩이는 다리와 몸통을 연결하는 부분인데, 남성의 엉덩이는 높고 좁으며 밋밋한 반면, 여성의 엉덩이는 상대적으로 낮고 넓으며 풍만한 모습이다. 물론 엉덩이의 생김새가 이토록 다른 것은 엉덩이 내부에 숨겨진 골반(骨盤)의 형태가 다르기 때문인데, 골반은 남녀의 골격 중에서도 성별 차이가 가장 뚜렷한 골격이다. 어깨와 엉덩이를 연결하는 허리 역시 차이가 있다. 남성의 허리는 비교적 일자로 쭉 뻗어 있는 반면, 여성의 허리는 비교적 움푹 들어가 있다. 남녀의 등은 어깨, 허리, 엉덩이 각각의 뒷모습은 물론 전체적인 옆모습에서도 뚜렷하게 차이가 난다. 즉 남자의 등은 곧바로 뻗은 일자형에 가깝고, 여성의 등은 구불구불 뻗은 S자형에 가깝다. 등의 상단 어깨에서부터 허리를 거쳐 하단의 엉덩이에 이르기까지 남녀의 뒷모습과 옆모습은 이토록 큰 차이가 있다.

똑같은 인간임에도 불구하고 왜 남성은 어깨가, 여성은 엉덩이가 두드러지게 발달한 걸까? 성 생물학 분야에서는 달리 설명하겠지만, 한의학적으로는 내부에서 작용하는 힘이 다르기 때문이라고 생각한다. 즉, 외부로 드러나는 형체는 내부에서 작용한 힘의 결과인 바, 우리 몸속에서 주도적으로 작용하는 오장(五臟), 곧 간심비폐신(肝心脾肺腎)의 기운과 관련되었다고 보는 것이다. 그리고 한 걸음 더 나아가, 중앙에 위치한 비(脾)[227]보다는 상부에 자리잡은 심폐(心肺)와 하부에 자리잡은 간신(肝腎)의 작용에 의해 달라진다고 이해하는 것이다.

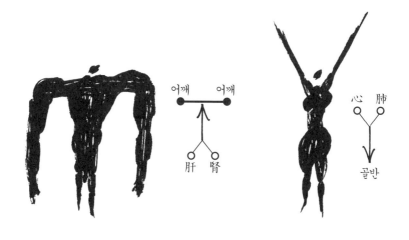

여성은 오장 중 상부에 위치한 심(心)과 폐(肺)를 '본체[體]'로 삼는 까닭에 그 '쓰임[用]'은 오히려 하부의 엉덩이 쪽으로 드러난다. 심폐의 기운이 상부에서 충만한 결과 그 잉여의 기운이 하부에 축적되어 엉덩이 쪽이 발달된 것이다. 반면에, 남성은 오장 중 하부에 위치한 간(肝)과 신(腎)을 '본체'로 삼기 때문에 그 '쓰임'은 정반대로 상부의 어깨에 나타난다. 간신의 기운이 하부에서 충만한 결과 그 나머지의 기운이 상부에 쌓여 어깨 쪽이 발달된 것이다.

이렇게 '본체'와 '쓰임'이 서로 반대된다[228]는 '체용(體用)' 이론은 한의학을 공부할 때 반드시 넘어야 할 산[229]일 정도로 명쾌하게 설명하기란 쉽지 않다. 그럼에도 굳이 예를 들자면, 오장육부에 대한 설명이 대표적인 경우이다. 즉, "장(臟)은 음(陰)에 속하지만 그 수가 다섯인 것은 본체[體]인 '음'이 쓰임[用]에 있어서는 도리어 홀수[奇數]이기 때문이고, 부(腑)는 양(陽)

---

227) 脾居中州
228) 體用相反之殊
229) 體用互根之理, 醫者不可不知.

에 속하지만 그 수가 여섯인 것은 본체[體]인 '양'이 쓰임[用]에 있어서는 도리어 짝수[偶數]이기 때문이다."[230]라는 구절처럼……. 기실, 한의학에 문외한인 분들에게는 너무 어려우므로 여기서는 일단 넘어가기로 하자.

『서경(書經)』의 「홍범(洪範)」에서는 오행 중 '목(木)'의 특성을 일컬어 '곡직(曲直)'[231]이라 했다. 글자 그대로 '곡(曲)'은 구불구불 굽었다는 것이고, '직(直)'은 곧게 뻗었다는 것인데, 이는 봄철에 나무가 대지를 뚫고 한 줄기로 뻗어 오를 때[直] 힘을 효율적으로 사용하기 위해 몸을 뒤틀며[曲] 일어서는 것을 말한다. 나무는 새싹 시기에 용수철마냥 굽은 상태를 취해 힘을 비축했다가 어느 순간 눈을 비비게 할 정도로 일직선으로 훌쩍 커버리지 않던가? 이런 나무의 모습을 보면, 직선도 곡선도 그 자체로 완벽할 수는 없다. 무엇이든 완성을 위해서는 조화가 중요하다.

---

230) 臟屬陰, 其數五者, 陰反用奇也; 腑屬陽, 其數六者, 陽反用偶也.
231) 木曰曲直

32

등
― 배통(背痛)

등이 결리거나 아픈 것은 심신의 과로 탓이다

背疼乃作勞所致 배동내작로소치

우선 잘 알려진 그리스신화 한 토막! 그리스 테베 시(市) 사람들은 인면수신(人面獸身)의 스핑크스(Sphinx)를 두려워했다. 사람들이 지나다니던 대로변에 있다가 지나가는 행인에게 수수께끼를 낸 뒤 풀지 못하면 곧바로 죽였기 때문이다. 그런데 통행인 모두가 죽임을 당한다는 이야기를 듣고서도 오이디푸스[232]는 대담하게 도전했다. "아침에는 네 다리로 걷고, 낮에는 두 다리로 걷고, 저녁에는 세 다리로 걷는 것이 무엇인가?"라는 스핑크스의 물음에, 오이디푸스는 "그것은 인간이다. 인간은 어릴 때는 두 손

---

232) 오이디푸스(Oidipous) : 그리스 신화의 영웅. '퉁퉁 부은 발'이라는 뜻이다. 테베의 왕 라이오스와 왕비 이오카스테 사이에 태어난 아들이다. 라이오스는 이 아들이 "아비를 죽이고 어미를 범한다"는 신탁(神託)을 받았기 때문에, 그가 태어나자 복사뼈에 쇠못을 박아서 키타이론의 산중에 내다 버렸다. 아이는 이웃나라 코린토스의 목동이 주워 길러 코린토스의 왕자로 자란다. 청년이 된 왕자는 자기의 뿌리를 알고자 델포이

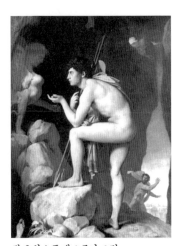

과 두 무릎으로 기어다니고, 커서는 두 발로 걸으며, 늙어서는 지팡이를 짚고 다니기 때문이다."라고 대답했다. 이에 그간 신의 대리자라 자처했던 스핑크스는 굴욕감을 이기지 못하고 스스로 목숨을 끊고 말았다.

아침에는 네 다리로, 낮에는 두 다리로, 저녁에는 세 다리로 걷다보면 하루가 다 지나는 것처럼, 인간은 누구나 나고 자라 늙어 죽는 생로병사(生老病死)의 숙명을 피할 수 없다. 우리는 모두 이렇게 태어나는 순간부터 죽음을 향해 계속 질주하게 된 운명인지라, 석가세존(釋迦世尊)도 삶이 곧 죽음, 즉 생사불이(生死不二)라고 갈파하셨을 게다. 그런데 철학 냄새 풍기는 숙명까지는 못 되고, 그보다 훨씬 현실적인 인간의 한계 또한 없지 않다. 그리고 인간의 한계는 한두 가지가 아니지만, 등 부위를 눈으로 직접 볼 수 없고 손으로 손수 만지기 어렵다는 것도 신체적 구조에 따른 크나큰 한계 중의 하나이다. 그래서 아플 때는 물론이려니와 가려울 때 역시 나 아닌 타인의 눈과 손이 필요한 법인데, 이런

에서 신탁을 받았는데, 그것이 앞의 내용과 같은 것이었다. 그는 이를 피하려고 방랑하다가 테베에 이르는 좁은 길에서 한 노인을 만나 사소한 시비 끝에 그를 죽이고 말았다. 그 노인이 곧 자기의 부친인 것을 모르고 죽인 것이다. 당시 테베에는 스핑크스라는 괴물이 나타나 수수께끼를 내어 풀지 못하는 사람을 잡아먹고 있었다. 여왕은 이 괴물을 죽이는 자에게 왕위는 물론, 자기 자신까지도 바치겠다고 약속한다. 그때 오이디푸스가 수수께끼를 풀어 스핑크스를 죽인 후 왕위에 올랐고, 모친인 줄도 모르고 왕비를 아내로 삼았다. 둘 사이에는 네 자녀가 태어났는데, 왕가의 불륜이 사달이 되어 테베에 나쁜 병이 나돈다. 오이디푸스는 그 원인이 자기 자신임을 알자 두 눈을 뽑아내고 방랑의 길을 떠나 코로노스의 성림(聖林)에서 죽었다. 여왕도 자살하고 나머지 자녀들도 왕위를 둘러싼 골육상쟁으로 모두 죽고 말았다.

이유에서라도 사람과 사람은 서로 기댈 수밖에 없다고 하면 너무 철학적일까?

앞 장에서 남녀의 등 모습에 대한 차이점을 설명했는데, 사실 어깨와 엉덩이로 대표되는 남녀의 등 모양이 다른 점은 동양적 인식론의 틀인 '음양(陰陽)'을 통해서도 파악할 수 있다. 즉 음양으로 구분되는 남녀(男女), 상하(上下), 천지(天地), 기혈(氣血) 등등을 속성별로 나누어 대비시키면, 양(陽)에 속해 기(氣)를 위주로 하는 남성[男]은 하늘[天] 부위인 위쪽[上]의 어깨가 발달해 역삼각형(▽) 형태를 띠고, 음(陰)에 속해 혈(血)을 위주로 하는 여성[女]은 땅[地] 부위인 아래쪽[下]의 엉덩이가 발달해 정삼각형(△) 형태를 띤다.

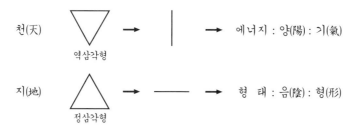

그런데 여기서 한 걸음 더 나아가면, 남녀를 불문하고 우리들 인간의 가령(加齡)에 따른 등 모습의 변화까지도 해석 가능하다. 물론 위에서 언급한 내용에 유무형(有無形)의 기혈(氣血) 및 생사(生死)에 대한 개념을 추가함과 더불어, 역삼각형 형태는 'ㅣ(뚫을 곤)'자의 모양인 '세로'로 변환시키고, 정삼각형 형태는 'ㅡ(한 일)'자의 모양인 '가로'로 변환시킨 후, 시간의 흐름까지를 더해야만 된다.

아버지의 정자(精子)와 어머니의 난자(卵子), 곧 부정(父精)과 모혈(母血)이 어우러진 후 10개월 정도가 경과하면 아이는 엄마로부터 독립하게 된다. 이후 아이가 엄마의 정미(精微)로운 젖에 전적으로 의존하는 영아기(嬰兒期)에는 유형(有形)의 땅 기운[地氣]을 지닌 모체의 영향을 크게 받는다. 당연히 아이의 등허리인 척추(脊椎) 역시 여(女)·음(陰)·지(地)·하(下)의 속성을 지니는 탓에 '가로'로 눕게 된다. 땅에서 출발을 시작한 인생의 여명기에는 누구나 네 다리로 기어다닐 수밖에 없는 것이다.

　　첫돌 무렵을 전후해서 무형(無形)의 하늘 기운[天氣]이 그간 비축한 역량을 발휘하면 아이는 부모를 온통 흥분의 도가니에 빠트린다. 아이의 등이 남(男)·양(陽)·천(天)·상(上)의 속성을 닮아가면서 '세로'로 곧추 세워지기 때문이다. 그토록 앙증맞고 조막만 한 발로 땅을 힘차게 딛고 일어섬도 모자라 뒤뚱뒤뚱·아장아장 걸음마를 시작했을 때의 기쁨이란! 이렇게 어엿한 직립(直立) 인간임을 부모에게 알린 이후부터는 너나 할 것 없이 사람들은 모두 두 다리로 활보하게 된다. 하늘로부터 부여받은 생기(生氣), 즉 양기(陽氣)를 바탕으로 소아기·청년기·장년기에 이르기까지 소위 인생역정(人生歷程)을 두 발로 밟아 가는 것이다.

　　그러나 노년기에 이르러 '양기'가 줄어들면 그간 수직으로 꼿꼿했던 등의 모습은 급격히 앞으로 굽어지게 된다. 생명력이 떨어졌다는 것은 그만큼 사지(死地)에 근접했음을 의미하기에, 태어난 고향으로 쉽게 돌아가기 위해 등 또한 구부정한 모습을 취함으로써 땅에 가까워지는 것이다. 그래도 아직은 자율의지를 지닌 인간인 탓에 인위적인 다리, 곧 지팡이를 동원해 세 다리로 버텨보기도 하지만, '양기'가 고갈되면 흙에서 태어난 몸은 흙으로 되돌아가야 하는 법!

　　스핑크스가 낸 수수께끼의 초점은 다리에 있는 것 같았지만, 기실 문제의 핵심은 내 눈으로 직접 볼 수 없고, 내 손으로 손수 만지기 어려운 등이었다. 그리고 한 살 남짓부터 꼿꼿하게 세우고 다녔던 등이 노년기에 구부러지는 까닭은 하늘로부터 부여받은 생명력, 곧 '양기'가 소진되었기 때문이었다. 그렇다면 왜 사람들은 '천수(天壽)'라 여겨지는 100~120세의 절반 정도부터 등이 구부정하게 바뀌고, 등에 여러 가지 병증(病證)이 나타나는 것일까? 이유야 한두 가지가 아니겠지만, 한마디로 요약한다면 바로 '욕심' 때문이다.

네 발로 엉금엉금 기어다니는 젖먹이 시절은 논외이다. 젖먹이의 욕심이래야 젖이 모자랄 때, '응가'와 '쉬'를 한 즉시 기저귀를 갈아주지 않을 때 등 거의 본능에 의해 움직이기 때문이다. 하지만 두 발 시기가 시작되고 나서는 많이 달라진다[233]. 좋아하는 음식을 양껏 섭취하려는 소년기의 식탐(食貪)을 필두로, 청춘기에는 이성(異性)에 대한 욕심이 발동하고, 장년기에는 재화(財貨)에 대한 욕심과 권력(權力)에 대한 욕심이 마음속에 가득하게 되는 것이다. '주색재권(酒色財權)'으로 압축되는 두 발 시기 이후의 이런 욕심 탓에 우리 몸의 기혈(氣血)은 안정되게 쌓이지 못하고 소모되는 방향으로 치닫게 된다. 욕심이 생명력을 갉아먹음으로써 여러 가지 병증이 발생하는 것이다.

노년기, 즉 세 발 시기에 이르러서도 현명하지 못한 사람은 결코 욕심을 버리지 못한다. 가령 '노익장(老益壯)'은 수사(修辭; rhetoric)의 의미가 많음을 깨닫지 못하고 과거 젊음에 대한 회귀의 욕심을 부리기도 하고, 황당

---

233) 인간의 자의식(自意識; self-consciousness)이 싹트는 것은 대개 두 살을 넘기면서부터라고 하는데, 보다 정확하게는 언어를 구사하기 시작하면서 '싫다', '아니다' 등의 부정어 어휘를 사용하면서라고 할 수 있다. 부정의 표현은 자기라는 정체성이 서 있어야만 가능한 것이기 때문이다. 자의식이 싹틈으로 해서 '나'라는 개념이 생기고 곧 '내 것'이라는 개념이 생겨 만병의 근원인 욕심이 발동하는 것이다.

무계하지만 이른바 '영생(永生)'에 대한 욕심까지 부리는 사람도 없지 않다. 몸과 마음을 추스르고 아껴야 할 시기에 오히려 '노욕(老慾)'으로 시간을 재촉한다면, 그렇지 않아도 부족한 '기혈'이 이제는 순환마저 쉽지 않을 테니 그 결과가 어떻겠는가?

등의 병증으로는 등이 앞으로 굽어지는 '배구루(背傴僂)'를 위시하여 등에 서늘한 기운이 느껴지는 '배한(背寒)', 등에서 불이 확확 타오르는 듯한 느낌의 '배열(背熱)', 그리고 등이 결리거나 아픈 '배통(背痛)' 등을 들 수 있다. 앞에서 등에 발생하는 제반 병증의 원인은 한마디로 욕심이라 했지만, 기왕지사 등의 여러 가지 병증 명칭까지 알아본 만큼 이제 이들 병증에 대해 좀 더 자세히 살펴보자.

먼저 '배구루'는 등 '배(背)'와 '구부릴 구(傴)', 그리고 '구부릴 루(僂)'라는 한자가 결합된 용어라는 사실에서 짐작되듯이, 등이 구부정한 노인네의 모습을 형용한 병증이다. 앞서 노년기에 등이 굽는 것은 생명력이 현저히 저하된 까닭에 사지(死地)에 가까워지는 처연한 몸짓으로 해석할 수 있다고 했던 바, 한의학에서도 노년기에 등이 구부정해지는 것은 우리 몸의 근본인 '정(精)'이 부족해 등줄기 한 가운데를 흐르는 '독맥(督脈)'이 허약해진 까닭이라고 파악했다. 아울러 그 연장선상에서 '정'의 저장 장부인 '신(腎)'을 '보(補)'하는 처방을 응용하곤 했다[234]. 그렇다면 이렇게 보신익정(補腎益精)하는 한약들은 나이를 먹어감에 따른 생리적 노화 현상을 '방지'하지는 못할지라도, 적어도 '지연'의 효과는 발휘하지 않을까?

'배한'은 문자 그대로 등[背]이 차가운[寒] 병증이다. 혹 주변 분들, 특히 여성들이 등에 얼음덩이가 붙어 있는 듯 차갑다고 말하는 것을 듣는 경

---

234) 老人傴僂 乃精髓不足 而督脈虛也. 宜用補腎益精髓之劑.

우가 많을 텐데, 이런 게 바로 '배한'이다. 대개 몸이 많이 약해지거나 출산 후처럼 체내의 기혈(氣血) 소모가 심했을 때 나타나며, 심한 사람은 푹푹 찌는 한여름에도 찬 기운을 느끼지 않으려 웃옷 벗기를 꺼려 한다[235]. 한의학에서는 이를 두고 체내에 '담음(痰飮)'이 발생한 까닭에 등에서 한기(寒氣)를 느끼는 것이라고 설명하는데[236], 여기서 언급한 '담음'의 개념은 너무 어려우므로 체내에 생긴 불순물 정도로만 이해하고 넘어가도록 하자.

'배열'은 위의 '배한'과는 정반대로 등[背]이 뜨거운[熱] 병증인데, 이렇게 '배열'을 호소하는 사람들은 등을 상중하로 삼등분했을 때 허리나 엉덩이 쪽이 아닌 등의 가장 윗부분에서 뜨거운 불길이 치솟는 느낌으로 괴로워한다. 왜냐하면 '배열'은 등의 상부에 자리잡은 폐(肺)에 발생한 열(熱)이 등 윗부분에서 드러난 것이기 때문이다[237].

마지막으로 '배통'은 등이 결리거나 몹시 아리고 욱신욱신한 느낌이 들거나 통증이 있거나 하는 병증으로서 흔히 손이나 팔을 많이 사용하는 사람들에게 발생하며, 거의 대부분 심신(心身)의 과로에 뒤이어 나타난다는 특징이 있다[238]. 종일토록 컴퓨터 자판을 두들기고 난 후 손이나 팔보다는 오히려 등이나 어깨가 아팠던 경험자들은 한층 이해하기 쉬울 것이다. 또 방금 전에 살펴본 대로 등은 폐가 자리잡은 곳이기에 폐에 병이 있을 때도 '배통'이 나타나고[239], 많지는 않지만 지나친 성관계로도 기인한다[240]. 하지만 '배통'의 표면적 원인인 심신의 과로나 과도한 성관계 역시 재물욕·명

---

235) 體虛人 背上惡寒 或夏月怕脫衣 及婦人産後被風冷

236) 背惡寒是痰飮

237) 背熱屬肺 肺居上焦 故熱應於背

238) 背疼 乃作勞所致 技藝之人 與士女刻苦者 多有此患.

239) 肩背痛 屬肺分野

240) 色勞者 亦患之

예욕·성욕 등이라 일컫는 '욕심'이 그 근본 바탕이지 않겠는가?

스핑크스의 수수께끼가 시사하는 바는 하나둘이 아니지만, 가장 중요한 것은 인생의 의미에 대한 깊은 통찰이다. 어느 가수의 노랫말처럼 알몸으로 태어나서 옷 한 벌은 건지는 게 인생이라면, 너무 그렇게 욕심부리지 않아도 되지 않을까? 그리고 욕심부리지 않는 삶을 사노라면, 건강은 부수적으로 자연스레 따르게 되지 않을까?

33

가슴
― 흉곽(胸廓)

가슴을 흉격(胸膈)이라 부르는 데에는 합당한 의미가 있다

胸膈之名有義 흉격지명유의

언어란 인간이 상징 기호를 사용해 자신의 생각·감정·욕구 등을 의도적으로 전달하는 의지적 수단이다. 미국의 언어학자 '사피어'[241]는 "우리들의 사고 과정이나 경험 양식은 언어에 의존하고 있으며, 언어가 다르면 그에 대응해서 사고와 경험이 달라질 수 있다. 또 언어란 그 언어를 사용하는 집단의 역사관·세계관·종교관 등의 모든 것이 녹아 있는, 즉 살아온 과거가 송두리째 들어 있는 유기체이다. 아울러 개별 언어의 서로 다른 특성이 사고방식과 문화의 상이성(相異性)을 초래한다."라고 주장했다.

사피어의 주장을 수긍한다면, 동물 특히 포유동물의 몸통 앞쪽 상반부로서 배와 목 사이에 있는 부분에 대한 우리말 '가슴'을 한자로는 왜 '흉

---

241) 사피어(Edward Sapir, 1884~1939) : 미국의 인류학자이자 언어학자. 『언어-말의 연구 서설』이 대표작이다.

(胸)'이라 이름했는지 탐구해 볼 필요가 있다. 도대체 무슨 까닭에 신체를 의미하는 '육달월(肉=月)변'에 하고많은 글자 중 '흉할 흉(凶)'을 결합할 수밖에 없었을까? "같은 값이면 다홍치마"라고 '흉'보다는 '좋다, 아름답다, 길하다' 등의 '길(吉)'을 사용할 수도 있었을 것 같은데…….

앞에서도 잠깐 언급했지만, 한자(漢字)는 지구 상의 가장 대표적인 표의문자(表意文字; ideogram)이다. 우리 한글이나 영어처럼 말소리를 기호로 나타내어 음형의 실체를 전달하는 표음문자(表音文字; phonogram)가 아니라, 글자 자체에 개념이 담겨져 있어서 보기만 해도 뜻이 전달되는 문자인 것이다. 문자의 발달단계로 따지면 그림문자 → 상형문자 → 표의문자 → 표음문자의 순서로 업그레이드된 것이라고 하지만, 표의문자인 한자가 지닌 장점, 가령 시각(視覺)을 통해 사상(思想)이 전달될 수 있고, 글자 하나가 여러 가지 다른 의미로 해석될 수 있는 까닭에 우리는 보다 풍요로운 언어생활을 즐길 수 있는 것이다. 기왕지사 여기까지 왔으니, 이 기회를 빌어 우리말의 70% 이상을 차지하는 한자에 대해 좀 더 자세히 살펴보자.

한자를 이야기할 때 절대 빼놓을 수 없는 것은 조자(造字)와 해자(解字)의 원칙, 곧 글자를 만들거나 풀이하는 법칙으로 설명되는 '육서(六書)'이다. 본디 육서라는 명칭은『주례(周禮)』에 가장 먼저 나타나지만, 우리는 으레 상형(象形)·지사(指事)·회의(會意)·형성(形聲)·전주(轉注)·가차(假借)를 육서라고 알고 있다. 후한(後漢) 시대에 '허신(許愼)'이 문자(文字)에 대해 해설(解說)을 가한 그의 책『설문해자(說文解字)』의 서(序)에서 육서의 법칙을 체계적으로 확립해 놓았기 때문이다[242]. 아무튼 육서는 많은 사람들이 한

---

242) 周禮八歲入小學 保氏敎國子 先以六書. 一曰指事 指事者 視而可識 察而可見 上下是也. 二曰象形 象形者 畵成其物 隨體詰詘 日月是也. 三曰形聲 形聲者 以事爲名 取譬相成 江河是也. 四曰會意 會意者 比類合誼 以見指撝 武信是也. 五曰轉注 轉注者 建類一首 同意相受 考老是也. 六曰假借 假借者 本無其字 依聲託事 令長是也.

자를 만들어가던 과정에서 귀납적으로 유추해낸 체계적 법칙이라 할 수 있는데, 허신 이후 육서의 법칙을 적용해 한자를 만들고 운용했기 때문에, 육서는 한자의 의미를 파악하는 데 큰 도움이 된다.

무턱대고 주입식으로 외우기보다는 상상력을 발휘해 이해하는 것이 훨씬 효과적인 학습법이므로, 이제 우리가 직접 한자를 만든다는 생각을 가지고 육서의 하나하나를 살펴보자. 첫째, '상형(象形)'은 그림문자가 원형이라 할 정도로 형체를 그대로 본뜬 글자로서, 대표적인 경우는 뫼 산(山)·나무 목(木)·날 일(日)·달 월(月) 등이다. 가령 산을 산이라고, 또 나무를 나무라고 이름 붙이기 이전이라면 당신은 어떻게 표현하겠는가? 가장 좋은 방법은 형태를 그럴싸하게 그리는 것이니, 세계 어느 지역을 막론하고 문자의 초창기는 그림문자, 곧 상형문자로부터 비롯되는 것이다. 혹 산은 그럴듯 하지만 해와 달의 모습은 아니라고 느끼는 분들도 없지 않을 텐데, 이는 세월이 흐르면서 편리함을 추구하고자 모양을 간단하게 바꾸었기 때문이다.

그러나 상형의 한계는 불을 보듯 뻔하다. 새로운 사물이 나올 때마다 새로운 한자를 그려서 만든다는 게 피곤하고 비경제적일 뿐만 아니라 추상적인 개념을 처리하기가 매우 어려운 탓이다. 물론 임시방편일망정 그래도 우선 당장 해결할 수 있는 방법이 없지는 않다. 기존의 글자를 합쳐서 뭔가 새로운 것을 만들면 되기 때문이다. 가령 해와 달이 함께 있으면 몹시 밝겠구나 해서 '밝을 명(明=日+月)'을 만들고, 모름지기 사람의 말은 믿어야 하나니 해서 '믿을 신(信=人+言)'을 만들 수 있지 않은가? 머리를 살짝 굴려 나온 두 번째 방식 '회의(會意)'는 이렇게 부류를 합해 가리키고자 하는 뜻을 나타내는 것이며, 대표적인 예는 밝을 명(明)·좋을 호(好)·믿을 신(信)·쉴 휴(休) 등을 들 수 있다.

그럼에도 한계를 극복하기란 여전히 쉽지 않다. 이렇게 회의의 방식으로 조합하는 것에 회의(懷疑)를 느낄 정도이니, 이젠 어쩐단 말인가? 하지만, '궁즉통(窮卽通)'이라고 그야말로 획기적인 방법이 퍼뜩 떠올랐다. 기존의 상형문자 두 개를 결합시키되 한쪽은 형태를, 나머지 한쪽은 소리를 나타내게끔 하면 되지 않을까? 가사 '푸를 청(靑)'을 오른쪽에 두고 왼쪽에 물[水]을 붙여서 '물 맑을 청(淸)', 태양[日]을 붙여서 '해 밝을 청(晴)', 말씀[言]을 붙여 '청할 청(請)', 쌀[米]을 붙여 '좋은 쌀 정(精)' 등등.

세 번째 방법은 이처럼 한쪽은 형태[形]를 제공하고, 한쪽은 소리[聲]를 제공한다고 해서 '형성(形聲)'이란 명칭을 부여받는다. 그리고 짐작하는 바와 같이 형성은 이상의 방법 중 새로 문자를 만들기에 가장 손쉬울 뿐더러 변화까지 풍부하게 줄 수 있는 방식이어서, 자전(字典)의 대명사인『강희자전(康熙字典)』[243]에 수록된 약 47,000의 한자 중 80% 이상은 형성이 차지하고 있다. 앞에서 현운(眩暈)·경항(頸項) 등을 설명할 때 이들 한자를 현(眩=目+玄)·운(暈=日+軍)·경(頸=巠+頁)·항(項=工+頁)과 같이 좌우상하의 '부수(部首)'와 그 나머지 부분으로 쪼개서 해석하는 소위 '파자(破字)풀이'의 방법으로 풀이할 수 있었던 것은 대부분의 한자가 이렇게 형성의 원리로 만들어진 덕택이다.

하지만 눈에 보이지 않는 추상적인 개념을 표시하기엔 형성도 역부족이었다. 가장 간단한 예로 '위'나 '아래', '근본'이나 '말단' 등은 어떻게 표시한단 말인가? 어차피 문자의 통용이란 서로 간의 약속만 있으면 될 터이니 어렵게 생각하지 말자! 가로로 막대기 하나를 그어 놓고 윗부분에 점을 찍

---

243) 오늘날 한자자전의 체제를 정립시킨 전 42권의 자전으로서 청대 강희제(康熙帝)의 칙명(勅命)으로 진정경(陳廷敬)·장옥서(張玉書) 등 30명의 학자가 참여해 완성했다. 12지(支)의 순서로 12집(集)으로 나누고 119부(部)로 세분했고, 214의 부수(部首)를 세워 약 47,000자를 각 부수에 배속시켜 획수 순으로 배열했다.

어 '윗 상(上)', 아랫부분에 점을 찍어 '아래 하(下)'라고 하자. 또 나무의 근본은 뿌리이니 나무 목 아래에 점을 찍어 '근본 본(本)', 나무 위 가장 끝부분에 막대기 하나를 그어 '끄트머리 말(末)'이라고 하자. 사물의 추상적인 개념을 가리키는 이 '지사(指事)'의 방법이 일단 받아들여지면, 다른 사람들도 새로운 글자를 만들 때 마구잡이로 만들지 않고 나름대로 이 방식을 적용하겠지.

이상의 네 가지 원칙, 즉 상형·회의·형성·지사로 끝났으면 좋으련만, 한자는 뜻글자인 까닭에 새로운 사물이나 개념이 나올 때마다 새로운 글자를 만들 수밖에 다른 도리가 없다. 그런데 이만큼 했으면 됐지, 이제 더이상 새로 만들기도 지쳤다. 해서 다시금 머리를 굴려본다. 계속해서 만들어내는 것보다 이미 있는 글자에 새 의미를 부여하거나 확대 해석하는 등잘 활용하면 되지 않을까? 그래, 기존의 한자 중에 그럴듯한 것을 골라 아예 다른 뜻으로 사용해 보는 거야! 그리고 발음이 비슷한 것을 빌려오면 '가차(假借)', 뜻이 비슷한 것을 은근슬쩍 빼오면 '전주(轉注)'라고 하는 거야!

다섯째 방법인 '가차'는 본디 없는 글자를 소리에 의지해서 사실을 기탁하는 방식이다. 예를 들어 '올 래(來)'는 원래 '보리'라는 뜻이었다. 그런데 사람들이 보리가 익어 가는 것을 보고 "이제 거둬들일 때가 온 거야, 때가 왔어"라고 말하다 보니 자연스레 '오다'라는 뜻으로도 쓰여졌다. 급기야는 '보리'의 뜻으로 쓰이기보다는 '오다'의 뜻으로 더 많이 이용되었으니, 원주인은 하릴없이 뒷방으로 밀려나게 된다. 보리를 늦게 거둬들인다는 점에 착안해 '래(來)' 아래에 '저녁 석(夕)'을 붙여 따로 '보리 맥(麥)'을 만들어 버린 탓이다. 주객전도(主客顚倒)도 유분수(有分數)라 하겠지만, 어차피 세상을 움직이는 것은 힘 아니던가? 아니, 이건 너무 어렵다. 아시아(Asia)를 '아세아(亞細亞)', 프랑스(France)를 '불란서(佛蘭西)'로 표시하는 것과 같이 외래어나 음역자(音譯字)를 예로 들면 될 것을……

마지막으로 '전주'는 의미를 기준으로 삼아 같은 뜻끼리 서로 주고받는 방법이다. 워낙 설이 분분해서 육서 중 가장 정의하기 어려운 것이 이 전주인데, 간단히 말해 가기 다른 글자를 서로 빌려 쓸 수 있다는 생각이다. 대표적인 예로 언급되는 '고(考)'와 '노(老)'의 경우를 설명하면, 글자는 비록 다를지라도 그 뜻이 '늙다'로 매한가지면, '考'와 '老'는 호환(互換)이 가능하다는 것이다. 심한 비유이겠지만, 널리 알려진 '주자(朱子)'의 권학문(勸學文) 첫 구절 "소년이로학난성(少年易老學難成)"에서 '노(老)'를 '고(考)'로 바꿀지라도 절대 틀린 게 아니라는 말이다.

우리말의 70% 이상을 차지하는 한자! 그 한자에 대한 이해의 폭을 넓히고자 한자의 생성원리 및 활용방법이라 할 수 있는 육서에 대해 비교적 자세히 살펴보았다. 쉽게 설명한답시고 약간의 억지를 부리기도 했지만, 아무튼 육서, 나아가 '한자'라는 문자가 지닌 특성을 훨씬 수월하게 파악했을 것이다. 그럼 본론으로 되돌아가서, 우리말 가슴에 대해 중국인들은 무슨 이유로 육서 중 '형성'의 원리에 입각해 '흉(胸=月+凶)'이라 이름했을까? 가슴을 '육체의 흉한 부분'이라고 간주한 이면에는 어떠한 인체관·질병관·의학관이 들어 있을까?

우리 가슴을 살짝 들여다보면, 뒤쪽은 등뼈인 척추 중 12개의 흉추(胸椎; thoratic vertebra)로, 앞쪽은 판자 모양의 흉골(胸骨; sternum)로, 좌우 옆쪽은 12쌍의 갈비뼈인 늑골(肋骨; rib)로 사방에 방어벽을 쌓고 있음을 알 수 있다. 가슴을 흉곽(胸廓)이라고도 부르는 이유이다. 아무튼 옛날 옛적 전쟁에 대비해 쌓아올린 성곽(城廓)처럼 철통같은 방비태세를 갖추고 있는 셈인데, 여기서 그치지 않고 가로막인 횡격막(橫隔膜; diaphragm)으로 아래쪽의 복부(腹部)와도 뚜렷한 경계를 이루고 있다. 그리고 바로 이 구중

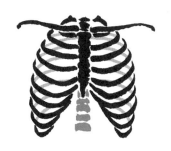

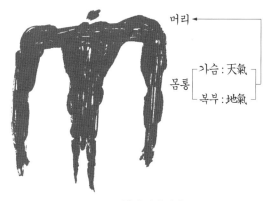

머리 ◄──

가슴 : 天氣

몸통

복부 : 地氣

가슴의 뒤쪽은 등뼈인 척추 중 12개의
흉추로, 앞쪽은 판자 모양의 흉골로,
좌우 옆쪽은 12쌍의 갈비뼈인 늑골로
사방에 방어벽을 쌓고 있다.

〈우리 몸의 얼개〉

궁궐(九重宮闕) 안에서 심장과 폐장이 펄떡펄떡 살아 숨쉬고 있음이렷다!

그런데 '음양(陰陽)'이라는 안경을 끼고 다시금 바라보면, 우리 몸은 크게 '머리'와 '몸통'으로 나뉘고, 몸통은 또다시 '가슴'과 '배'로 나뉘게 된다. 그리고 보다 자세히 관찰하면 코로 들이켠 무형의 경청(輕淸)한 천기(天氣)는 오장(五臟) 중 '심폐(心肺)'가 자리 잡은 가슴으로 들어가고, 입으로 삼킨 유형의 중탁(重濁)한 지기(地氣)는 가슴을 거쳐 오장 중 '간신(肝腎)'이 자리 잡은 배로 들어간다는 사실을 알 수 있다.

따라서 가슴은 생명유지에 필수 불가결한 천기와 지기가 반드시 거쳐 지나가는 곳이어서 조금이라도 절도를 잃으면 질병을 일으키는 사사로운 기운이 가슴속에 그득해지는 등 흉조(凶兆)를 드러내기 십상이다. 즉, 가슴은 지정학적 여건상 흉한 징조를 띨 수밖에 없는 부위[244]인 까닭에, 한자로는 신체를 의미하는 '육달월(肉=月)변'에 '흉할 흉(凶)'을 결합해서 '가슴 흉(胸)'이라 이름 붙인 것이다. 아울러 가슴과 배를 구분 짓는 횡격막 역

244) 夫人之胸者 呼吸之所經 飮食之所過 一或失節 則疾病邪氣交至於胸中 乃有凶之
兆 故謂之胸也.

시 아랫부분의 탁한 기운이 위로 '심'과 '폐'에 스며들지 못하도록 차단하고 있기에[245], '육달월 변'에 '막을 격(鬲)'을 결합해서 '횡격막 격(膈)'이라 한 것이다.

어떤가, 대단한가? 아니, 오히려 너무 허무한가? 우리말 '가슴'을 한자로 '흉(胸)'이라 이름한 것에 대해 무슨 굉장한 비밀이 숨어 있을 것으로 기대했는데, 막상 뚜껑을 열고 보니 별것 아니라고 느꼈을 수도 있다. 기실 가슴은 공기와 음식물-거창하게 천기와 지기로 표현되긴 했지만-이 통과하는 곳에 불과할 뿐이니, "그까이꺼" 탁한 공기나 상한 음식물 약간 섭취하기로서니 무슨 흉조가 얼마나 들겠느냐고…….

그러나 행간(行間)의 의미를 파악할 줄 아는 사람이라면, 우리들 인간이 지닌 무형의 궁극적 실체인 '마음'까지 포함해서 가슴이라고 이해하며 고개를 끄덕였을 것이다. 가슴이 형이하학적으로는 '흉곽'이나 흉곽 안에 담겨진 '심폐'를 의미하지만, 형이상학적으로는 바로 '마음'을 지칭하기 때문이다. '흉금(胸襟)'을 터놓고 이야기하자는 말이 문자 그대로 윗도리 벗고서 대화하자는 것이겠는가? 가슴이 저미고 아프다는 말을 하려면 반드시 협심증(狹心症; angina pectoris)이나 심근경색(心筋硬塞; myocardial infarction)을 앓아야만 가능하겠는가?

천기와 지기가 반드시 지나가야 되는 부위인 가슴이 쉽게 결딴날 수 있는 망징패조(亡徵敗兆), 즉 '흉조(凶兆)'를 발할 수밖에 없는 것은 그만큼 우리들이 올바른 마음으로 살아가지 않기 때문이리라! 매 순간 하늘에 널린 공기를 들이마시면서도 하늘의 고마움을 모르지 않던가? 매 끼니 땅에서 난 음식물을 섭취하면서도 땅의 수고로움을 모른 척하지 않던가? 아니,

---

245) 蓋膈者 隔也. 遮隔濁氣不使上熏於心肺, 故謂之膈也.

범위를 좁혀 나 자신을 있게 해준 하늘과 땅, 곧 내 부모에게 항상 감사하는 마음으로 대했던가? 무릇 효(孝)는 백행(百行)의 근본이라 했다. 이번 기회에 『명심보감(明心寶鑑)』[246]에 등장하는 글귀를 읽으며 올바른 마음으로 살아갈 것을 다짐하자.

"아버지 날 낳으시고 어머니 날 기르셨다. 아! 애달프다. 부모님이시여! 나를 낳아 기르시느라 정말로 고생하셨네. 그 깊은 은혜를 갚으려면 넓디넓은 하늘도 모자란 것을……[247]."

---

246) 고려 충렬왕 때의 문신(文臣) '추적(秋適)'이 금언(金言)·명구(名句) 등을 필사(筆寫)해 엮은 책.
247) 父兮生我 母兮鞠我 哀哀父母 生我劬勞 欲報深恩 昊天罔極.

34

젖가슴
─ 유방(乳房)
남자의 신(腎)과 여자의 젖가슴(乳)은 생명의 근본이다

男女乳腎爲根本 남녀유신위근본

　여성의 유방은 영장류인 인간에게 있어서 가장 뚜렷한 '이차 성징(the secondary sexual character)'[248]이다. 태어날 때에는 흔적밖에 없었지만, 사춘기 무렵 난소에서 여성호르몬이 분비됨에 따라 젖꼭지 '유두(乳頭)'와 젖꽃판 '유륜(乳輪)'이 솟아오른 후, 점차 지방조직이 부풀어오름으로써, 수유기관(授乳器官)의 면모를 띠게 된다.

　한의학에서는 유방의 형성에 대해 어떤 견해를 가지고 있을까? 벌써 눈치채신 분도 있겠지만, '음양(陰陽)'이라는 마스터키(master key)를 가지고 풀어낸다. 즉, 남녀(男女)·상하(上下)·홀짝[奇偶]·승강(升降) 등을 음양

---

248) 생식기관 이외의 신체 각 부위에서 나타나는 남녀의 특징으로서, 전신의 체형·골격·근육·피부·피하 조직·발모 상태·유방·후두 등의 형태적·기능적 특징을 의미하며, 특히 남자의 변성과 발모, 여자의 유방과 체형 등에 중점을 둔다.

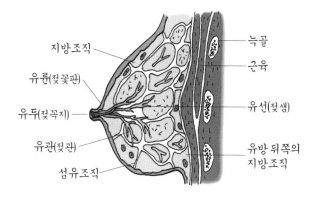

〈유방의 구조〉

지방조직
유륜(젖꽃판)
유두(젖꼭지)
유관(젖관)
섬유조직

늑골
근육
유선(젖샘)
유방 뒤쪽의
지방조직

의 속성(屬性)에 배속시켜 풀이하는 것이다.

여자는 음(陰)에 속(屬)한다. 아래[下]로 내려가는 것이 음의 속성이지만 '극(極)'하게 되면 힘의 방향이 바뀌어 위[上]로 치받쳐 오르게 되니, 그 결과 유방은 커지고 '음호(陰戶)'는 줄어든다[249]고 설명하는 것이다. 단 음이므로 짝수의 개수를 유지해서 위로는 유방이 두 개, 아래로는 요도(尿道) 하나, 질(膣) 하나 합해 두 개의 구멍을 갖추게 된다. 한편 남자는 양(陽)에 속한다. 위로 올라가는 것이 양의 속성이지만 역시 극하게 되면 힘의 방향이 바뀌어 아래로 내려가게 되니, 그 결과 '양물(陽物)'은 아래로 길게 늘어지게 되고 유방은 단지 겉치장의 '건포도'화(化) 된다[250]고 파악하는 것이다. 단 양이므로 홀수의 개수를 유지하니, 아래로 음경 하나에 요도 구멍 하나뿐이다.

여기까지 이해되었으면 한 단계 더 나아가 남녀 각각에게서 크게 발

249) 女人屬陰 陰極則必自下而上衝 故乳房大而陰戶縮也.
250) 男子屬陽 陽極則必自上而下降 故陰莖垂而乳頭縮也.

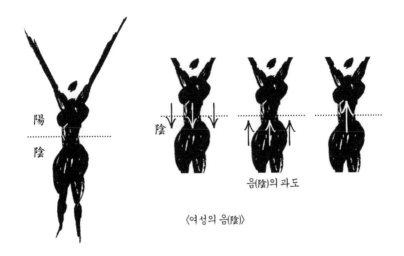

〈여성의 음(陰)〉

달한 유방과 음경에서 나오는 분비물까지 생각해 보자. 그러면 어렵지 않게 성인 여성의 유방에선 유백색(乳白色)의 유즙(乳汁)이, 성인 남성의 음경에선 유백색의 정액(精液)이 나온다는 사실이 떠오를 것이다. 이 때문에 한의학에서는 남자에게는 '신(腎; 자지 신, 불알 신)'이, 여자에게는 '유(乳; 젖가슴 유, 기를 유)'가 생명(生命)의 근본이 된다[251]고 했다. 간단히 "남녀유신위근본(男女乳腎爲根本)"이라고 말이다.

---

251) 男子以腎爲重 婦人以乳爲重 上下不同 而性命之根一也.

35

젖가슴
― 유방의 질환

젖먹이가 없으면 마땅히 젖을 삭여야 한다

無兒則當消乳 무아칙당소유

여성은 임신이라는 신호가 떨어지면 어머니로서의 요건을 갖추라는 호르몬계의 명령을 받는다. 난소에서 분비되는 것만으로도 모자라 태반에서까지 난소호르몬과 황체호르몬이 분비되니, 이들 호르몬의 양이 증가함에 따라 유선 조직은 더욱 발달하게 된다. 유방이 한층 커지게 되어 본격적으로 젖을 뿜어낼 준비를 하는 것이다. 열 달여가 지나 분만이 이루어지면 뇌하수체 전엽에서 프로랙틴(prolactin)을 다량으로 분비해 대기 상태이던 유즙을 내보내라는 명령을 내리는데, 이 즈음에는 유선 자체도 프로랙틴에 대한 감수성이 증가되어 유즙 분비의 촉진을 더욱 가속화한다. 또 뇌하수체 후엽에서도 옥시토신(oxytocin)을 분비해 유선 조직 둘레를 싸고 있는 근육섬유를 수축·압박함으로써 유즙 분비를 한층 수월하게 만든다.

이렇게 해서 출산과 함께 유방에서는 유즙을 분비하게 된다. 이 유즙

중 산후 2~4일경까지의 노란 색채를 띤 끈적끈적한 유즙을 특히 산욕초유(産褥初乳)라 하는데, 이 초유는 소화되기 쉬운 단백질을 다량으로 함유해서 대변을 부드럽게 밀어내는 '완하(緩下)작용'을 발휘한다. 때문에 갓난아기의 소화관에서 점액이나 노폐물을 잘 배설시키니, 이른바 태변(胎便)을 잘 나오게 해서 아기의 건강에 크나큰 도움을 준다. 또한 어머니가 이제껏 세균과의 전투에서 얻어낸 온갖 면역항체를 모조리 지니고 있어서, 세균에 노출된 적이 없는 아기에게 저항력을 심어 주기까지 한다.

한의학에서는 산후에 젖이 잘 나오지 않는 것을 일컬어 '유즙불행(乳汁不行)'이라고 하며 크게 두 가지 경우로 구분한다[252]. 젖이 잘 나오지 않는 것도 산모가 건강함에도 통로가 막혀 나오지 않는 경우가 있고, 산모가 너무 약한 탓에 유즙이 메말라 도통 나오지 못하는 경우가 있기 때문이다[253]. 따라서 '유즙불행'을 치료하려면 각각의 경우에 따라 모자라면 보태주고, 막혔으면 뚫어주는 것이 적절하고도 올바른 방법이다[254].

평소 기혈(氣血)이 충만한 산모가 젖이 잘 나오지 않는 경우, 무조건 돼지 족발·붕어 등을 달여 먹인다면 그야말로 엎친 데 덮친 격이 되지 않겠는가? 또 평소 기혈이 부족한 산모가 젖이 잘 나오지 않는 경우, 소통시킨답시고 절굿대뿌리·박 등만 끓여 먹는다면 문자 그대로 설상가상(雪上加霜)이 되지 않겠는가? 아무리 좋은 약재라 할지라도 내 체질이나 병중에 걸맞지 않으면 소용없을 뿐더러 역효과만 나기 십상인 것이다.

한편, 유선(乳腺)에서는 글자 그대로 젖이 샘솟듯 나옴에도 그 젖이 밖으로 흘러나오지 못하고 유방 안에 쌓이는 경우도 있다. 젖에서 열이 나

---

252) 産後乳汁不行 有二種.
253) 有氣血盛而壅閉不行者, 有氣血弱而枯涸不行者.
254) 虛當補之, 實當疎之. 疎用 通草 漏蘆 土瓜, 補用 鍾乳粉 猪蹄 鯽魚之類.

고 퉁퉁 부으며 아픈 까닭에 흔히 '젖몸살'이라고 하는데, 서양의학의 유선염(mastitis)에 해당하는 이런 경우를 한의학에서는 '취유(吹乳)', 혹은 '투유(妒乳)'라고 일컫는다.

산욕(産褥) 1개월 여에 불충분한 수유 등으로 단순히 붓고 아픈 '울체성 유선염'의 경우에는 젖을 짜내기만 하면 되지만, 벌겋게 열이 나면서 유방 전체가 단단해지고 심한 통증이 있는 '화농성 유선염'의 경우에는 치료를 서둘러야 한다. 자칫 시간을 지체해서 곪게 되면 농양(膿瘍)을 배출시키기 위해 유방절개수술까지 받아야 되기 때문이다. 젖을 물리는 데 무슨 문제가 있을까 싶지만, 유선염은 대부분 수유 중 아기의 입을 통해 포도상구균이나 연쇄상구균과 같은 세균이 엄마 유방의 손상된 피부 부위로 침입해 발생하므로, 위생에는 엄마 아이 할 것 없이 각별한 주의를 기울여야 한다.

예나 지금이나 '젖몸살'을 앓는 일이 적지 않았던지, 한의학에서도 '취유'와 '투유'에 대해서는 상당히 자세하게 설명하고 있다. 즉, '취유'는 젖먹이가 젖꼭지를 문 채 잠이 들어 그 뜨거운 입김이 젖에 들어가 단단한 멍울을 형성한 것으로, 초기에 다스리지 않으면 반드시 농양을 형성한다고 했다[255]. 또 '투유'는 갓난아이가 젖을 잘 빨지 못하거나, 아기의 입김에 의하거나, 젖을 뗄 때 남은 젖을 다 짜버리지 않거나 해서 젖이 고이게 되는 까닭에 발생하며, 처음에는 붓고 아프다가 나중에는 딴딴하게 되어 마침내는 손도 못 댈 정도로 통증이 심해진다고 했다[256].

소 잃고 외양간 고치는 우를 범하지 않기 위해서는 역시 예방이 최선이다. 그럼 유선염, 아니 '취유'나 '투유', 아니 그냥 쉽게 '젖몸살'을 예방할

---

255) 口氣熰熱 含乳而睡 熱氣所吹 遂成結核 謂之吹乳 於初起時 便須忍痛 揉令稍軟 吮令汁透 自可消散 失此不治 必成癰癤.

256) 嬰兒未能吹乳 或爲兒口氣所吹 或斷乳之時 捻出不盡 皆令乳汁停蓄其間 與血氣 搏 始而腫痛 繼而結硬 至於手不能近 則謂之妒乳.

수 있는 방법을 살펴보자. 우선 앞에서 지적한 대로 위생에 더욱 유념해야 한다. 수유할 때는 손을 깨끗이 씻고 유두 또한 청결한 상태를 유지해야 한다. 둘째, 젖을 오랫동안 배출시키지 않아도 증상이 생길 수 있으므로, 젖이 내부에서 괴지 않도록 주기적으로 짜주어야 한다. 이 때문에 한의학에서도 "산후에는 젖가슴을 부지런히 주물러서 젖이 나오도록 해야 하며, 안에서 고이도록 해서는 안 된다"[257]라고 했다. 하지만, 무엇보다 '젖몸살'을 예방하는 확실한 비급(備急)은 이른바 '소유(消乳)', 즉 젖을 삭이는 방법이다. 번거롭게 짜낼 필요 없이 아예 젖 자체를 삭여버림으로써 '젖몸살'을 원천 봉쇄하는 것이야말로 가장 좋은 방법이지 않겠는가?

젖을 삭이는 방법은 '비급'이라 부르기 민망할 만큼 의외로 간단하다. 우리의 전통 음료인 '식혜(食醯)'[258]를 만들 때 사용하는 '엿기름'을 가루 내어 몇 차례 복용하면 되기 때문이다. 혹자는 어떻게 기름을 가루로 만들 수 있느냐고 의아해하겠지만, 엿기름은 참기름이나 콩기름처럼 짜서 만드는 액상(液狀)의 기름이 아니라 "엿을 만들기 위해 껍질을 벗기지 않은 보리를 물에 담가 싹을 내도록 기른 것"이라는 의미에서 붙여진 이름이다. 곧 엿기름은 한약재로 다용되는 '맥아(麥芽)'인데, 보다 엄밀하게 말하면 '대맥얼(大麥糵)'이라 해야 한다. '맥(麥)'의 종류도 한두 가지가 아닌지라 '소맥(小麥)'은 '밀'이고, '교맥(蕎麥)'은 '메밀'이며, '대맥(大麥)'이 바로 '보리'이기 때문이다. 아울러 끝에 굳이 '얼(糵)'을 붙여야 하는 까닭은 자연의 이치대로 돋은

---

257) 産後宜勒顧乳汁 不宜令乳汁蓄積.

258) 찹쌀을 쪄서 엿기름물을 붓고 삭힌 다음 밥알은 냉수에 헹구어 건져 놓고, 그 물에 설탕과 생강을 넣고 끓여 식힌 다음 밥알을 띄워 만든 한국 고유의 음료로서 단술·감주(甘酒)라고도 한다. 조선 중기의 역관 이표(李杓)가 1740년에 쓴 『護聞事說』에 처음으로 등장하며, 지은이 미상의 1800년대 요리서 『是議全書』에는 그 제조법이 상세히 수록되어 있다.

싹이 아니라 인위적으로 물에 담가두어 틔운 싹이기 때문이다[259].

젖몸살을 예방하려면, 또 때가 되어 아픔 없는 '이유(離乳)'를 도모한다면, 엿기름을 복용하는 것이 가장 좋은 방법이다. 오죽하면 『동의보감』에서도 "젖먹이가 없으면 마땅히 젖을 삭여야 한다"[260]라는 조문(條文)을 만들어 놓고, "산후에 젖을 먹이지 않으면서 유방이 부풀어오르고 아플 경우, 엿기름 가루를 물에 타 마시면 자연스레 젖이 삭게 된다"[261]라고 밝혀 놓았을까?

마지막으로 여성 암의 대명사인 유방암(乳房癌; breast cancer)에 대해서 알아보자. 유방암은 2000년대 들어 가장 많이 발생하는 여성 암인데, 여느 암과 마찬가지로 초기에는 거의 증상이 나타나지 않는다. 그럼에도 가장 대표적인 증상은 유방에서 만져지는 멍울이므로, 조기에 진단하고 치료하기 위해서는 평소 관심을 갖고 '자가진단'의 습관을 기르는 것이 좋다. 물론 유방에 멍울이 잡힌다고 해서 지레짐작으로 암이라고 단정해 겁먹을 필요는 없다. 대부분은 단순한 유선증(mastosis)이나 양성의 섬유선종(fibroadenoma)이기 때문이다.

자가진단의 방법은 매우 간단하다. 유방 조직이 부드러워져 검사하기에 가장 적당한 시기는 생리 후 2~3일이 지난 때이므로, 이 시기에 유방을 조사하면 되는 것이다. 우선 유방의 모든 부위를 손가락 끝마디로 서서히 쓸어 내리듯이 움직이며 멍울이 만져지는지, 만져진다면 이 멍울이 단단하면서 표면이 매끄럽지 못하고 주위와 고정되어 잘 움직이지 않는지를 파악한다[그림 1]. 다음에는 거울을 마주하고서 유방의 모양을 관찰하되, 두

---

259) 不以理生芽爲蘗. 大麥水漬 候芽生 急暴令乾用 可作飴糖.

260) 無兒則當消乳

261) 無子飮乳 乳房脹痛 要消乳 麥芽二兩 炒爲末 分作四貼 每用白湯調下. 産後乳膨 麥芽末 飮調服之 自消.

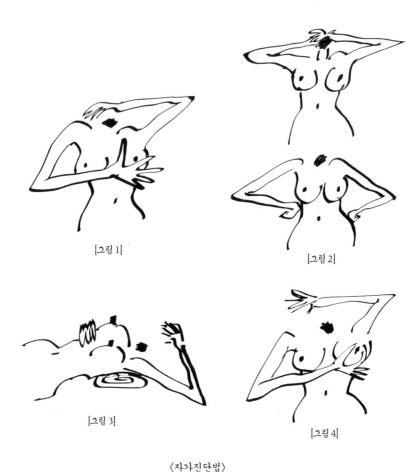

[그림 1]

[그림 2]

[그림 3]

[그림 4]

〈자가진단법〉

유방 조직이 부드러워져 검사하기에 가장 적당한 시기는 생리 후 2~3일이 지난
때이므로, 이 시기에 유방을 조사하는 것이 가장 효과적이다.

팔을 머리 위로 올리거나 허리에 걸치면서 함몰된 곳이 있는지를 중점적으
로 살펴본다[그림 2]. 뒤이어, 이번에는 똑바로 누운 상태에서 어깨 밑을 베
개 등으로 고이고 힘을 뺀 채 오른손과 왼손으로 좌우의 유방을 바깥쪽에
서부터 유두를 향해 원을 그리며 만져보고[그림 3], 마지막으로는 유방을
짜보고서 유두 분비물이 있다면 그 색깔을 기억하는 것이다[그림 4].

유방암은 역학(疫學; epidemiology)[262]적으로 35세 이후 — 특히 50세 이상의 여성, 조기에 초경을 경험했거나 임신을 하지 못한 여성, 30세 이후 첫 아기를 출산한 여성, 모유로 양육하지 않은 여성에게 발생 빈도가 높고, 가까운 친척이 유방암을 앓은 경우 발생률이 증가한다고 알려져 있다. 따라서 자신이 이상의 경우에 해당된다면 위에서 언급한 자가진단을 통해 조기에 발견할 수 있는 노력을 기울여야 한다. 병원에 가서 유방촬영술(mammography)을 받는 것도 한 방법임에 분명하지만, 유방암 진단율이 85~90%에 이른다는 이 검사법은 어찌되었던 인체에 유해한 X선을 이용한 방법이지 않는가?

한의학에서는 '유옹(乳癰)', 혹은 '눈암(妳巖)'이라는 병증이 유방암에 해당된다. '유옹'은 글자 그대로 유방[乳]에 생긴 악창[癰=惡瘡]이라는 의미이고, '눈암'은 부드러운[妳=嫩] 유방에 생긴 생채기의 모양이 오목하게 꺼져들어가 마치 바위[巖]에 구멍이 뚫린 듯하다[263]는 의미인데, 이들 병증 역시 초기에는 유방에 바둑알 정도의 멍울이 생겼다가, 이후 아프지도 가렵지도 않은 채 5~7년, 혹은 10년이 훨씬 넘어 발병한다[264]고 했다. 아울러 폐경기 이후, 특히 고령(高齡)에 발생한 경우에는 치료하기가 쉽지 않으니[265], 이는 대개 40세를 넘겨 늙어갈수록 체내에 기혈(氣血)이 부족해질 뿐만 아니라 그 '기혈'마저도 잘 순환되지 못하고 쉽게 정체되기 때문[266]이라고 했다.

거의 모든 질병에 대해 '내 탓이오'의 입장을 취하는 한의학의 특성은

262) 질병을 집단 현상으로서 파악해, 질병의 원인·유행의 지역 분포·식생활 등의 특징에서 법칙성을 찾아내어 공통 인자를 이끌어 내려는 학문 분야.
263) 妳巖 以其瘡形嵌凹 似巖穴也.
264) 乳房結核 如鱉碁子 不痛不痒 五七年後 十數年後 方爲瘡陷.
265) 女人患乳癰 四十以下 治之多愈 四十以上 治之多死.
266) 婦人乳癰 四十以下 血氣周流 患此可療 年事旣高 血氣耗澁 患此難瘳.

'유옹'이나 '눈암'에도 그대로 드러난다. 후탁(厚濁)한 음식물의 섭취를 배제하진 않았지만[267], '유옹'이나 '눈암'의 원인은 대개 성미의 조급·우울·분노 등의 정서적 문제가 오랫동안 누적되어 체내의 기혈 소통에 장애가 초래된 까닭[268]이라 했으며, 치료에 있어서도 발병 초기에 기혈을 잘 소통시키는 약물을 투여함과 동시에 반드시 감정과 생각을 뜻에 맞게 조절해야만 낫는다[269]고 설명하기 때문이다. 오죽하면 마음을 맑게 하고 고요히 요양해야만 비로소 생명을 연장할 수 있다[270]고 했겠는가?

---

267) 多因厚味

268) 婦人 性躁性急 憂怒抑鬱 時日積累 脾氣消沮 肝氣橫逆 遂成隱核 如鱉碁子 不痛 不痒 十數年後 方爲瘡陷 名曰妳巖.

269) 妳巖 初宜多服疎氣行血之藥 須情思如意 則可愈.

270) 淸心靜養 庶可苟延歲月.

36

심장
— 심(心)

심장은 임금의 기관이며, 인체의 생명활동을 총괄한다

心者 君主之官 神明出焉 심자 군주지관 신명출언

지난 20세기에 발명된 인류의 물질문명 최고의 소산은 무엇일까? 한두 가지가 아니겠지만, 뭐니뭐니 해도 역시 '자동차'일 것이다. 물론 사람이 타고 다니는 물건, 곧 탈것은 고대에도 없지 않았다. '수레'라는 게 있었으니까. 하지만 주지하다시피 수레는 움직이는 힘, 즉 동력(動力)을 자체적으로 생성하진 못했다. 기껏해야 사람이나 동물의 힘을 빌렸을 뿐! 그래서 그 이름이 요즘의 '오토(auto)' 시대와는 한창 동떨어진 인력거(人力車) 혹은 우마차(牛馬車)라는 구태를 벗을 수 없었다. 그에 비해 지금의 자동차는 어떠한가? 기름만 채워져 있다면 시동장치를 켬과 동시에 부릉부릉 거친 숨을 고르며 불원천리(不遠千里) 내달을 태세 아니던가?

수레에서 자동차로의 비약적인 발전은 엔진(engine; 機關)의 개발로부터 비롯되었다. 연료가 지닌 열에너지를 기계적 에너지로 바꾸는 기계장치, 곧 엔진이 장착됨으로써 사람이나 동물이 끙끙대며 용쓰지 않더라도 동력을 발생시켜 이름값을 하듯 저 혼자 자동적으로 굴러갈 수 있게 된 것이다. 그리고 연료를 엔진 안에서 태우느냐 밖에서 태우느냐에 따라 내연기관과 외연기관으로 구분한다지만, 자동차라면 으레 중량과 부피는 작으면서도 열효율이 높은 내연기관(內燃機關)을 탑재할 수밖에 없다.

사람을 고철덩이 기계에 견준다는 게 영 불경스런 짓이지만, 소위 '기계론적 인간관'으로 따지면 우리 몸에서는 심장이 곧 엔진이다. 엔진 없는 자동차는 무늬만 자동차일 뿐인지라 폐차 처분만을 기다려야 하듯, 심장 없는 사람은 산송장과 다름없어서 봉분(封墳)에 덮일 날만 손꼽아야 하기 때문이다.

심장은 약간 왼쪽으로 치우치긴 했지만, 거의 가슴의 정중앙에 깊숙이 자리한다. 앞서 살펴본 것처럼 흉곽(胸廓)으로 사방에 튼튼한 방어벽을 구축함도 모자라 다시금 폐장(肺臟)을 에어백(air bag) 삼아 꼭꼭 틀어박혀 있는 것이다. 자동차의 생명은 오직 엔진에 달려 있듯, 사람의 목숨은 확실히 심장에 의해 좌지우지되기 때문이리라! 그리고 굳이 태양왕 루이 14세의 "짐이 곧 국가다"라는 말을 떠올리지 않더라도, 사람의 몸을 나라에 비유한다면[271] 군주(君主)는 당연히 심장의 몫이다. 한의학에서 "심장이야말로 임금의 기관으로서 인체의 생명활동을 총괄한다"[272]라고 인식하는 것도 이런 연유이다. 절대왕정시대에 무소불위의 권력을 휘두르며 국가의 명운을 결정짓는 왕이라고 여기는 것이다.

심장의 기능은 뜨거운 피를 용솟음시켜 온몸 구석구석까지 흘려보내는 것이니, 한마디로 '혈액 순환'이다. 전신 곳곳으로 쭉 깔린 크고 작은 혈

---

271) 人身猶一國
272) 心者 君主之官 神明出焉

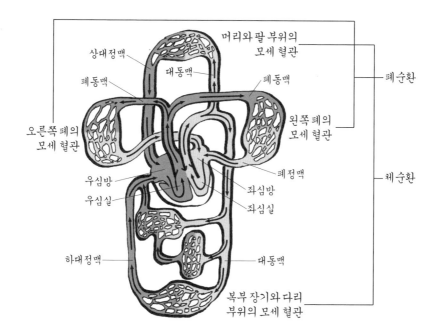

〈심장의 순환〉

관을 보급로 삼아 피를 운반함으로써 우리 몸을 구성하는 세포, 조직, 기관에 산소와 영양분을 공급하는 것이다. 고작해야 12량(兩) 전후[273], 즉 350~600g의 아직 덜 여문 연꽃 모양[274]의 붉은 살덩이가 1분당 60~70회의 펌프질로 약 3~5ℓ, 하루라면 모두 7,000ℓ 내외의 피를 뿜어낸다는 사실! 그것도 마음이 평안할 때를 가정한 수치라서 혹여 심하게 부아가 치밀 때면 평상시의 10배까지도 송혈(送血)할 수 있다니, 이 경이롭고 불가사의한 기적에는 어떤 부차적인 설명도 불필요할 뿐더러 무의미하다.

심장의 펌프질에 의한 혈액 순환은 '체순환'과 '폐순환'이라는 두 가지 다른 경로를 밟으며 이루어진다. 편의상 — 실제로도 그리 되어 있지만 —

273) 心重十二兩
274) 心形如未敷蓮花

심장을 다시 좌우의 심방(心房; atrium)과 심실(心室; ventricle) 네 구역으로 나누면, 체순환(體循環; systemic circulation)은 좌심실에서 뿜어댄 피가 대동맥-동맥-모세혈관을 통해 온몸의 세포에 산소를 공급한 뒤 이산화탄소와 노폐물을 싣고서 정맥을 거쳐 상·하대정맥이 합류하는 우심방으로 돌아오는 것이다. 한편 '폐순환(肺循環; pulmonary circulation)'은 체순환을 마치고 우심방에 모인 피가 바로 아래층 우심실에서 폐동맥을 거쳐 뿜어 올려지면 좌우의 폐로 들어가 폐포(肺胞; lung sac) 안에서 산소와 이산화탄소를 교환한 뒤 폐정맥을 통해 다시 좌심방으로 돌아오는 것이다. 체순환과 폐순환의 용적비는 3:1 정도이며, 이와 같은 혈액순환에 의지해 우리 몸의 모든 부분은 생명을 영위하고 있다.

　　때때로 휴식이 가능한 자동차의 엔진과 달리 우리 몸의 심장은 한순간도 절대 쉴 수 없고, 또 쉬어서도 안 된다. 심장의 달콤한 휴가는 목숨이 끊어지는 날에야 비로소 가능하기 때문인데, 한편으로 생각하면 인체와 같은 '폐쇄순환계(閉鎖循環系; closed circulatory system)'에서는 오히려 당연한 일이다. 오그라들면 안에 담긴 피를 짜내고, 부풀어오르면 밖에 퍼진 피를 다시금 빨아들이는 방식! 마치 고무로 만든 물총처럼 심장이 쉬지 않고 올록볼록 쥐락펴락 작동하지 않는다면, 꽉 막힌 공간 안에서 피가 어찌 흘러 다니며 전신의 모든 세포에 산소와 영양분을 공급하겠는가?

　　지금이야 심장의 박동에 의한 혈액 순환이 너무나도 당연한 상식이지만, 불과 400년 전만 해도 사정은 전혀 딴판이었다. 일반인은 물론 의사들조차 피는 순환하는 게 아니라 계속 생성되고 소모된다는 '갈레노스'[275]의

---

275) 갈레노스(Claudios Galenos, 129~199) : 이탈리아의 의학자. 동맥이 운반하는 것은 공기가 아닌 혈액임을 밝혔으며, 4체액설(점액·황색담즙·흑색담즙·혈액의 4가지 체액이 균형을 이루어야 건강하다고 믿음)과 프네우마(pneuma: 피에 의해 운반된다고 생각한 미묘한 물질)설을 주장했다.

한의학에서 심장(心藏)은 형이하학적인 심장(心臟; heart)과 형이상학적인 마음[心]이 결합된 것으로 간주한다. 생명의 영위를 주재하며 잠시라도 멈추지 않는 맥, 이 '혈맥(血脈)'을 주관하는 실질 장기임과 동시에 우리 인간의 고귀한 정신사유활동의 출처라고 여기는 것이다.

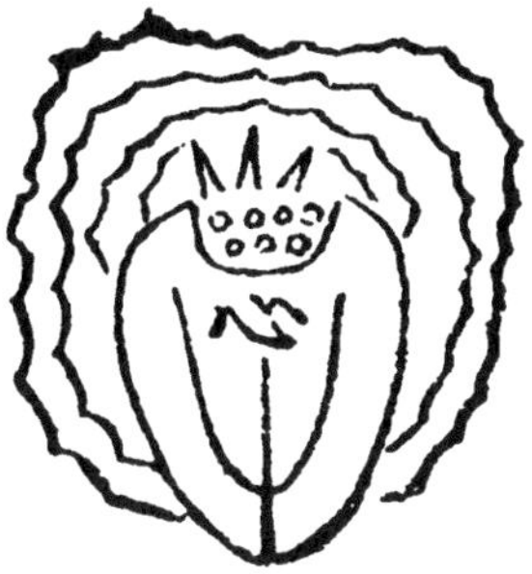

학설을 정설로 여겼던 것이다. 즉, 사람이 섭취한 음식물은 위와 장을 거쳐 간에 이르러 '자연의 영(natural spirit)'인 피로 바뀐 뒤, 정맥을 통해 온몸으로 전달되고 영양분으로 소모되어 없어진다고 생각했던 것이다. 이 얼토당토않은 억설은 무려 1,500여 년을 지배했는데, 서양의학의 역사 중 가장 위대한 발견으로 꼽히는 '하비(Harvey)'[276]의 '혈액 순환' 이론이 등장함으로써 그 명을 다했다. '하비'는 맥박이 뛸 때마다 방출되는 피의 양을 계산하면 최소 1일 300kg 이상인데, 이토록 많은 양의 피가 매일 생성되고 소모되는 것은 불가능하다면서 이를 여러 실험적 증거로 뒷받침했던 것이다.

심장의 박동에 의해 피가 온몸을 되풀이해서 돈다는 혈액 순환설! 이 역사적 발견이 좀 더 빨리 이루어질 수는 없었을까? 가령 '맥'이라는 한자를 깊이 천착했다면…….

'맥(脈, 脉)'이란 글자를 쪼개보면, 맥은 '육달월(肉=月)변'에 '파(派)' 혹은 '영(永)'이 결합되어 이루어진 회의(會意)문자임을 알 수 있다. 인체 물 갈래에서의 펄떡임이 파도치듯[派≒波] 이루어질 뿐만 아니라, 목숨이 붙어 있는 한 영구[永久]히 지속됨을 표현한 것이다. 그렇다면, 대우주인 천지의 호

276) 하비(William Harvey, 1578~1657) : 영국의 의학자. 1628년『동물의 심장과 혈액의 운동에 관한 해부학적 연구』를 출판했다. 이 책에서 그는 '갈레노스'의 주장을 부정하고, 심장의 박동을 원동력으로 혈액이 순환됨을 밝혔다.

흡이 멈추지 않는 한 밀물과 썰물이 반복해서 갈마들듯, 소우주인 인체의 생명이 끊기지 않는 한 혈액의 흐름이 온몸 한 바퀴의 원운동을 되풀이한다고 여기지 않았을까?

서양의학적으로 심장의 제일 중요한 기능은 간단없는 박동에 의한 혈액의 순환이지만, 한의학적 관점으로는 정신작용의 발휘에 가장 큰 비중을 둔다. 누차 언급한 대로 한의학은 항상 정신과 육체는 떼려야 뗄 수 없는, 심신합일(心身合一)의 시각으로 인체를 파악하기 때문인데, 대부분의 동양사상이 그렇듯 형이하학적인 육체보다는 형이상학적인 정신에 보다 가중치를 부여하는 탓이기도 하다.

이제 종합해서 정리해 보자. 한의학에서 심장(心藏)은 형이하학적인 심장(心臟; heart)과 형이상학적인 마음[心]이 결합된 것으로 간주한다. 생명의 영위를 주재하며 잠시라도 멈추지 않는 맥[277], 이 '혈맥(血脈)'을 주관하는[278] 실질 장기임과 동시에 우리 인간의 고귀한 정신사유활동의 출처[279]라고 여기는 것이다. 즉, 자나깨나 붉은 피를 내뿜는 근육 펌프로만 끝나는 게 아니라, 일거수일투족 인간의 모든 행동에 때로는 '한심(寒心)'하고 '무심(無心)'하게, 때로는 '열심(熱心)'히 '심혈(心血)'을 기울이게 만드는 마음, 바로 그 마음까지 포함된 영육일체(靈肉一體)를 '심(心)'이라 일컫는 것이다.

우리 몸의 '심'은 확실히 자동차의 엔진보다는 한 나라의 임금에 가깝다. 군주가 현명하면 그 나라의 모두가 편안하고, 군주가 현명하지 못하면 하부의 모든 신하와 백성이 위태롭다[280]는 것은 두말할 필요가 없는 법!

---

277) 脈者 所以主宰榮衛而不可須臾失也
278) 心主血脈
279) 心藏神, 心者 君主之官 神明出焉
280) 主明則下安 主不明則十二官危

굳이 '심(心)'의 자원(字源)이 '불 화(火)'임을 재차 거론하지 않더라도, 우리 마음속의 불길은 언제나 뜨겁게 타올라 밝게 빛나야 한다. 자기 몸뚱이가 녹아 없어질지언정 세상에 밝음을 드리우려는 촛불의 심정까진 못될지라 도……

37

심장
― 심통(心痛)

진심통(眞心痛)은 아침에 발작하면 저녁에 죽고,

저녁에 발작하면 다음 날 아침에 죽는다

眞心痛者 朝發夕死 夕發朝死 진심통자 조발석사 석발조사

외견상 건강해 보이던 사람이 급작스레 죽는 것을 '급사(急死)'라고 한다. 정확한 의학용어로는 '돌연사(突然死; sudden death)'라 부르며, 사망원인에 따라 외인성(外因性) 급사와 내인성(內因性) 급사로 구분한다. 하지만, 일반적으로 급사라 하면 내인성 급사를 가리키니, 망자(亡者)의 신체 내부 원인에 의해 갑자기 죽는 경우를 말한다. 그래서 누군가 급사했다면 자살·타살·중독사 등도 염두에 두며 여러 잠복 질환을 밝혀내야겠지만, 역시 사인(死因)의 제1순위는 협심증, 심근경색 등의 급성심부전(急性心不全; acute heart failure)이 차지한다. 자동적으로 잘 굴러가야 할 자동차가 갑자기 딱 멈춰 섰다면 십중팔구 엔진에 이상이 생긴 탓 아니겠는가?

급성심부전은 문자 그대로 갑자기[급성] 심장이[심] 온전하게 기능하지 않음[부전]을 통칭한 것으로서 대부분 '관상동맥'에 문제가 있어 발생한

250

다. 그 까닭은 이렇다. 앞에서 살펴본 대로 심장은 전신에 혈액을 공급하는 가장 중요한 기관이다. 하지만, 1분당 60~70회의 펌프질을 해대기 위해서는 근육덩이인 심장 자체도 혈액을 통한 영양분과 산소공급을 필수적으로 받아야 한다. 게다가 심장은 체중 대비 150~200분의 1에 불과한 몸집이면서도, 필요로 하는 혈액의 양은 체중의 15~20분의 1에 해당될 만큼 엄청나게 많다. 이 중차대한 임무를 맡은 게 관상동맥이다. 심장에 이토록 많은 양의 피를 공급하고자 심방과 심실을 크게 세 가닥으로 마치 왕관(王冠; crown)마냥 감싼 혈관이 관상동맥(冠狀動脈; coronary artery)인 바, 관상동맥에 이상이 있으면 심장의 기능장애로 이어지기 십상인 것이다.

심장이라는 근육덩이는 오직 관상동맥에 의해서만 혈액을 공급받는 까닭에, 이들 관상동맥이 좁아지거나 막히게 되면 심장의 기능을 제대로 하지 못할 수밖에 없다. 그나마 피가 부족해 가슴이 쥐어짜듯 아프다는 신호, 즉 '협심증(狹心症; angina pectoris)'에서 그치면 천만다행이다. 협심증이야 앞가슴이 쥐어짜듯 아프더라도 대개 2~3분, 길어야 10분 안에 해소되는 심장의 일시적 허혈(虛血; ischemia) 상태이기 때문이다. 하지만 관상동맥이 너무 많이 막혀서 혈액 공급이 아예 차단되어 심장 근육의 일부가 썩는 소위 '심근경색(心筋梗塞; myocardial infarction)'까지 이르면 정말 큰일이다. 극심한 통증이 30분 이상 지속될 뿐더러 이제 돌아올 수 없는 다리를 건너기란 시간 문제이기 때문이다.

관상동맥이라는 심장으로의 혈액 보급로에 문제가 생기는 것은 두 말할 나위 없이 '동맥경화(動脈硬化; arteriosclerosis)' 탓이다. 한때는 통통 튈 듯 탄력 만점의 보드랍던 고무 튜브가 어느 틈엔가 딱딱하게 굳고 삭아서 부식된 쇠파이프마냥 변해 버린 것인데, 그 원인은 한두 가지가 아니다. 가령, "나이에는 장사 없다"고 젊을 적 탱탱하던 피부가 나이 들면 쭈글쭈글

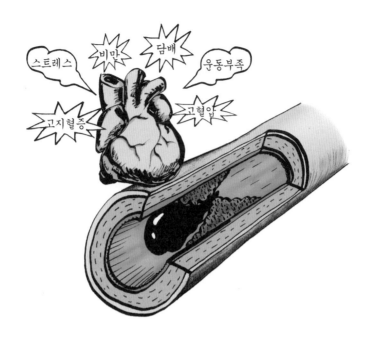

주름으로 변하듯, 혈관 역시 가령(加齡)에 따라 자연히 탄성을 잃어버린 것이다. 평소 기름진 음식을 지나치게 섭취하는 등 해서 '고지혈증(高脂血症; hyperlipidemia)'[281]이 있다면, 콜레스테롤로 대표되는 지방성 물질이 동맥 안쪽에 쌓여 혈관이 더욱 좁아질 것이다. 또 이런저런 스트레스로 혈압은 잔뜩 오르는데 줄담배만 뻑뻑 피워대면, 혈관은 한층 수축되어 바짝 오그라들 것이다. 게다가 운동을 전혀 하지 않는다면, 혈액 속 노폐물 축적이 거듭되어 급기야는 꽉 막힐 지경에 다다를 것이다.

한의학에서는 심장의 기능 장애로 목숨이 경각에 달린 경우를 '진심통(眞心痛)'이라 일컫는다. 가슴 부위[心]의 통증[痛]이 진짜[眞] 심각해서 아침

---

281) 중성지방(triglyceride)과 콜레스테롤(cholesterol) 등의 지방대사가 제대로 이루어지지 않아 혈액 중에 지방량이 많아진 상태.

에 발작하면 저녁에 죽고, 저녁에 발작하면 다음 날 아침에 죽는다[282]고 하면서……. 물론 가슴이 아프다고 해서 모두 진심통은 아니다. 가령 날 것이나 찬 것을 먹고 나서 가슴이 아프기도 하고, 음식을 너무 많이 먹어서 도 가슴이 아플 수 있기 때문[283]인데, 이런 경우는 위(胃)의 분문(賁門)이 가 슴 부위와 이어져 있어서 가슴이 아플 따름[284], 실은 소화기계인 '비위(脾胃)'의 이상으로 말미암은 통증이므로 당연히 '비위통(脾胃痛)'에 해당된다.

『동의보감』등의 한의학 문헌에서는 가슴 부위의 통증, 즉 심통(心痛)을 그 양상에 따라 음심통(飮心痛)·식심통(食心痛)·계심통(悸心痛) 등의 아홉 종류[285], 혹은 위심통(胃心痛)·진심통(眞心痛) 등의 여섯 종류[286]로 나누어 놓았다. 하지만 원인으로 대별하면 딱 두 가지, 음식에 기인한 경우와 칠정(七情)으로 비롯된 경우일 뿐이다. 먼저 음식으로 인한 경우는 방금 언급한 대로 소화기계인 비위의 문제가 가슴 부위의 통증으로 파급된, 엄밀히 말해 가짜 심통으로서 음심통, 식심통, 위심통 등이 이에 해당된다. 음·식 (飮·食), 위(胃) 등의 접두어만 봐도 사이비(似而非) 심통임이 잘 드러나지 않는가?

계심통, 진심통 등 진실로 가슴이 아픈 진짜 심통은 '칠정'에 의해 이루어진다[287]. 사람이 사노라면 희로우사비공경(喜怒憂思悲恐驚)이라는 일곱 가지 감정을 너나없이 겪을 수밖에 없는데, 이 칠정이라는 감정의 기복

---

282) 眞心痛者 心痛甚 朝發夕死 夕發朝死
283) 因食生冷 或食物過多 以致心痛
284) 胃之上口名曰賁門 賁門與心相連
285) 心痛有九種 一曰蟲 二曰疰 三曰風 四曰悸 五曰食 六曰飮 七曰冷 八曰熱 九曰去來
286) 心痛亦有六 一曰脾心痛 二曰胃心痛 三曰腎心痛 四曰積心痛 五曰厥心痛 六曰眞 心痛
287) 七情作心痛, 悸心痛 因七情 怔忡驚悸以致心痛, 心爲諸臟之主 不可傷 傷之而痛 者 爲眞心痛

은 그대로 우리들 마음의 기운, 곧 심기(心氣)에 영향을 주어 끝내는 통증까지 유발하기 때문이다. 기분을 확 풀어주는 '기쁨[喜]'[288]의 감정만은 예외이지만, 나머지 여섯 감정은 모두 마음 기운 '심기'를 불편하게 할 뿐더러 답답하고 뭉치게 만들어 결국은 아픔을 자아내는 것[289]이다.

심근경색에 비견되는 진짜 심각한 가슴 부위의 통증인 진심통은 확실히 음식보다는 칠정에 의해 발생한다. 하지만, 아주 적확(的確)하게 말하면 음식 등의 외부적 요인과 칠정 등의 내부적 요인을 가리지 않고 모든 사사로운 기운이 결국 '심(心)'을 침범한 탓[290]임에 분명하다. 인체의 모든 장기를 주관하는 심은 나라의 임금과도 같아서 절대 손상을 입지 않아야 하는데, 고량후미(膏粱厚味)한 음식섭취에 따른 탁한 피가 심장을 손상시키거나 (고지혈증에 의한 동맥경화로 생각해도 좋다) 지나친 근심·걱정에 따른 문자 그대로 상심(傷心)으로 인해 진심통이 유발되는 것이다[291]. 그리고 일단 진심통이 발생하면 극심한 통증과 함께 손·발이 파랗게 변하는 소위 '청색증(青色症; cyanosis)'[292]이 동반되며, 그 경과는 조석(朝夕)을 다툴 정도로 급박해 하루를 넘기지 못하기 일쑤이다[293]. 북망산[294]이 어드메뇨 돌아볼 겨

---

288) 惟喜則氣散

289) 六情(怒憂思悲恐驚)皆令心氣鬱結 所以作痛

290) 眞心痛者 因內外邪犯心君

291) 心爲諸臟之主 不可傷 或汚血衝心 或思慮傷心 傷之而痛者 爲眞心痛

292) 피부 및 점막이 암청색(暗青色)을 띠는 상태. 산소와 결합하고 있지 않은 환원 헤모글로빈(hemoglobin)의 양이 혈액 100㎖당 5g 이상으로 증가할 때 나타나는 증세로 대개 혈중 산소 농도의 저하 및 이산화탄소 농도의 상승을 뜻한다. 입술·팔다리 끝·등 피부조직이 얇은 곳에 잘 나타나며, 심폐질환 증세의 하나로 위독한 질환의 예후를 나타내는 중요한 지표이다.

293) 眞心痛者 手足青至節 心痛甚 朝發夕死 夕發朝死 不可復治 一日卽死

294) 북망산(北邙山) : 중국의 베이망(北邙) 산에 무덤이 많았다는 데서 유래한 것으로 무덤이 많은 곳이나 사람이 죽어서 묻히는 곳을 이르는 말.

를 없는 급사로 이어지는 것이다. 급사의 횡액(橫厄)을 면하려면 최우선적으로 스스로를 돌이켜보아야 한다. 음식 편취, 운동 부족, 감정 격화 등등 자신의 모든 일상이 원인으로 작용하기 때문이다.

38

폐장
— 폐(肺)

폐장은 재상(宰相) 같은 기관이며, 다스리고 조절하는 역할을 한다

肺者 相傅之官 治節出焉 <small>폐자 상부지관 치절출언</small>

病妻寄敝裙 千里托心素

歲久紅已褪 悵然念衰暮

裁成小書帖 聯寫戒子句

庶幾念二親 終身鐫肺腑

병든 아내 해진 치마 부처오면서 천 리 길 하얀 마음 담았어라

세월 지나 붉은빛 다 바랬으니 만년의 서글픔 가눌 수 없네

마름질로 조그만 서첩 만들어 자식들 경계 삼을 글을 적노니

바라건대 어미 아비 생각하면서 평생토록 폐부에 새기었으면

조선 후기의 대표적 실학자 다산(茶山) 정약용의 '제하피첩(題霞帔帖)'295)이란 글이다. 유배지에서 부인이 보낸 붉은 명주치마[霞帔]를 화선지

삼아 붓을 놀리고 가위질해 작은 책자[帖]를 만든 뒤, 서문 형식[題]으로 덧붙인 한 편의 시! 어떤가? 다산이 자식들에게 '폐부(肺腑)'에 새기라며 적었을 가계(家戒·집안의 가르침)의 내용은 둘째 치고, 아내의 낡아 빛 바랜 치마로 아이들에게 물려줄 소책자를 만들겠다는 생각! 발상 자체만으로도 우리들 마음의 깊은 속 '폐부'가 넘치는 감명으로 찌릿찌릿하지 아니한가?

주체하기 어려운 감동에 빠져들 때면 흔히 '폐부를 찌른다'라고 표현한다. 그야말로 심금(心琴)을 울리는 감명 깊은 모습은 그 어떤 물리적 힘도 지니지 않았건만, 단단한 방어벽인 흉곽을 가볍게 돌파함은 물론 공기주머니인 허파까지 구멍 낼 요량으로 파고들어 오기 때문이리라! 그나저나 오장(五臟)과 육부(六腑)는 엄연히 다른데도 왜 폐(肺)에 부(腑)를 붙여 '폐부(肺腑)'라고 했을까나? 그러고 보니 또 있다. 심장병, 간장병, 신장병의 경우와 달리, 왜 폐는 폐장병이라 하지 않고 폐병이라 할까나?

폐는 뒤쪽은 등뼈인 척추 중 12개의 흉추(胸椎)로, 앞쪽은 기다란 판자 모양의 흉골(胸骨)로, 좌우 옆쪽은 12쌍의 갈비뼈 늑골(肋骨)로 구성된 철통 방어벽 흉곽(胸廓) 속에 자리 잡고 있다. 폐의 모습은 우리 몸의 주군(主君) 심장을 위에서 좌우로 포근하게 감싸안고 있어서 마치 충격 완화를 위한 에어백 같기도 하고, 엔진 과열 방지를 위한 공기냉각방식 라디에이터 같기도 한데, 한의학에서는 임금님이 행차할 때면 으레 동원되기 마련인 '화

---

295) 다산의 문집 『여유당전서(與猶堂全書)』에는 "내가 강진에서 귀양살이를 하고 있을 때 몸져 누워 있던 아내가 헌 치마 다섯 폭을 부쳐왔다. 아마도 그 치마는 시집 올 때의 활옷으로 여겨지는데, 붉은색도 이미 바랬고 누른색 또한 옅어져서 책자로 만들기에 딱 알맞았다. 그래서 잘라 재단해 조그만 첩(帖)으로 만들고 생각나는 대로 경계의 말을 적어서 두 아들에게 넘겨주었다. 아마도 뒷날에 글을 읽으면 감회가 일어나 어버이의 꽃다운 은택에 유연한 감동의 마음을 일으키지 않을 수 없을 것이다. '하피첩'이라 이름한 것은 홍군(紅裙; 붉은 치마)을 돌려서 표현한 것이다. 경오(庚午; 1810)년 첫가을(7월)에 다산초당의 동암(東庵)에서 쓰다."라고 보다 자세하게 설명되어 있다.

개(華蓋)'에 비유했다. 인체의 오장육부 중 가장 높은 곳에 위치하면서 아래로 드리운 형상이 꼭 햇볕 가리개마냥 큰 양산(陽傘)과 같다는 뜻이다[296].

폐의 주된 기능은 들이마신 공기 중의 산소와 온몸 한 바퀴의 원운동을 마친 핏속의 이산화탄소를 교환함으로써 심장이 계속해서 전신에 신선한 혈액을 공급하도록 해주는 것이다. 즉, 심장의 좌심실에서 뿜어댄 피가 대동맥−동맥−모세혈관을 거쳐 온몸의 세포에 산소를 주는 대신 이산화탄소를 받아들고 우심방으로 돌아오면, 이 피가 폐동맥을 타고 좌우의 폐로 들어가 이번에는 이산화탄소를 주는 대신 산소를 받아들고 폐정맥을 통해 다시금 좌심방으로 돌아가게끔 하는 것이다. 한마디로 요약하면, '체순환'을 마친 헌 피를 '폐순환'을 거쳐 새 피로 탈바꿈시킨다고 할까?

폐는 기관지 및 이에 인접한 동맥과 정맥으로 구성되며, 그 무게는 3부분으로 나뉘는 오른쪽 폐와 2부분으로 구분되는 왼쪽 폐를 합해 약 1kg 내외이다. 이처럼 별로 무겁지도 않은 우리 몸의 산소 탱크는 안정 시 1분당 15~20회의 속도로 수축과 이완을 반복하면서 들숨과 날숨, 곧 '호흡(呼吸)'을 창출하는데, 한 번의 호흡으로 들이마시고 내뱉는 공기의 양은 0.5*l* 정도이다. 공기 중의 산소 비율은 21%로 알려져 있는데, 무의식적으로 호흡하는 사이 들이마신 공기가 폐에서 기체교환을 마치고 내뱉어질 때는 그 비율이 17%로 줄어든다고 하니, 결국 4%의 산소 차이가 헌 피를 새 피로 만드는 셈이다.

호흡에 의해 산소와 이산화탄소의 실제적인 교환이 일어나는 곳은 기관지 끝에 오디처럼 다닥다닥 붙어 있는 허파꽈리, 폐포(肺胞; lung sac)이다. 직경 0.1mm의 폐포 둘레에는 아주 가느다란 실핏줄이 거미줄처럼 얽

---

296) 肺形 懸於五藏之上而爲華蓋

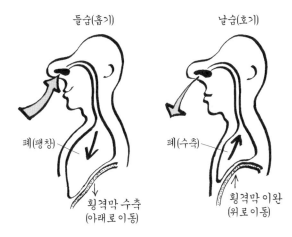

들숨(흡기)　　　　　날숨(호기)

흡기:늑골이 올라가고, 횡격막이
　　내려감, 가슴속이 넓어지고
　　내부기압 감소 공기가
　　들어감.
호기:흡기의 반대 작용

여성-흉식 호흡, 남성-복식 호흡

폐(팽창)　　　　　　폐(수축)

횡격막 수축
(아래로 이동)

횡격막 이완
(위로 이동)

〈호흡 운동〉

혀 있는데, 이 실핏줄을 통과하는 적혈구 속의 헤모글로빈이 폐포로 흡입된 산소와 결합하는 대신 이산화탄소를 방출함으로써 기체교환이 이루어지는 것이다. 사람이 지닌 폐포는 약 7억 5천만 개로 전부를 모두 펼치면 체표면적의 40배쯤 되는 $70m^2$(20여 평) 정도이니, 만약 이 미세구조에서 펼쳐지는 과정을 직접 보게 된다면 누구라도 불가사의한 경이로움에 폐부를 찔린 듯한 감동을 맛볼 것이다.

　　그런데, 폐는 스스로 수축과 이완을 반복하며 숨을 들이마시고 내뱉는 게 아니다. 근육덩이 자체인 심장과 달리 폐에는 근육이 없는 탓인데, 그럼에도 호흡이 가능한 것은 폐 주위의 근육인 횡격막과 늑간근을 효과적으로 이용하기 때문이다. 이가 없으면 잇몸으로 대신한다고, 가슴과 배를 가로지르며 구분하는 횡격막(橫膈膜)과 좌우 12쌍의 갈비뼈 사이마다 붙어 있는 늑간근(肋間筋)을 움직임으로써 폐를 늘렸다가 줄였다가 하는 것이다. 본디 공기는 기압이 높은 곳에서 낮은 곳으로 흐르기 마련인 바, 늑간근이 수축하면 늑골이 올라가고 횡격막이 내려가 흉곽이 넓어짐으로써 폐

속의 기압이 낮아지므로 바깥의 공기가 저절로 빨려 들어오는 것이고, 늑
간근이 이완하면 늑골이 내려가고 횡격막이 올라가 흉곽이 좁아짐으로써
폐 속의 기압이 높아지므로 폐 안에 있던 공기가 바깥으로 저절로 밀려 나
가는 것이다. 성별에 따른 운동 방식은 조금 달라서 여성은 늑간근이 많이
작용하는 흉식(胸式) 호흡이 위주인 반면, 남성은 횡격막이 많이 작용하는
복식(腹式) 호흡이 위주이다.

　　서양의학에서는 폐(肺臟; lung)가 호흡을 통해 헌 피를 새 피로 교체
함으로써 온몸에 산소를 공급하는 실질 장기이지만, 한의학에서는 "폐가
군주를 보좌하는 재상(宰相)과도 같은 존재로서 다스리고 조절하는 역할
을 한다"[297]라고 파악한다. 내 몸의 주군 심장이 혹여 해라도 입을까 봐 큼
지막하게 둘러싸 안은 폐의 생김새에 빗대어 '화개'라고 했듯이, 확실히 폐
는 제왕의 바로 곁에서 임금을 도와 일을 처리하는 정승과 매일반이긴 한
데, 도대체 무엇을 '다스리고 조절한다'는 것일까?

　　한의학에서도 폐의 일차적 기능은 숨쉬기이다. 사람이 생명을 계속 유
지하기 위해 가장 중요한 두 가지는 코로는 숨을 쉬고 입으로는 음식을 먹
는 일[298]인데, 얼굴에 드러난 코는 목구멍의 후롱(喉嚨)을 거쳐 몸통의 폐와
연결[299]되어 있기 때문이다. 즉, 폐는 생명 유지에 필수 불가결한 무형의 하
늘 기운, '천기(天氣)'를 코와 후롱을 거쳐 몸속으로 끌어들였다가 다시 밖
으로 내보내는 '호흡출납(呼吸出納)'의 기능을 담당하는 것이다. '나'라는

---

297) 肺者 相傳之官 治節出焉
298) 19장과 25장에서 상술했다. 무형(無形)의 공기인 천기(天氣)는 코로 받아들이
　　고, 유형(有形)의 음식물인 지기(地氣)는 입으로 받아들이는 까닭에 코와 입을 현빈(玄
　　牝)이라고 일컫는다. 또 코로 들이켠 무형의 하늘 기운은 천기의 통로인 후롱(喉嚨)을
　　거쳐 폐(肺)로 들어가고, 입으로 삼킨 유형의 땅 기운은 지기의 통로인 인익(咽嗌)을 거
　　쳐 위(胃)로 내려간다.
299) 鼻通於肺, 喉主天氣 天氣通於喉

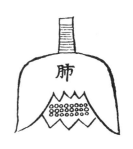

극히 미미한 존재가 천기를 들이마시고 내뿜고 한다니까 일견 너무 거창하게 느껴지지만, 한의학적 이론에 바탕하면 한 치 어김없는 사실이지 않은가?

폐가 '호흡출납'하는 '천기'는 무형으로 나를 감싸는 모든 기운이다. 사방상하(四方上下)의 공간(空間) 기운은 물론, 왕래고금(往來古今)의 시간(時間) 기운까지도 천기인 것이다. 이런 까닭에 『동의보감』을 위시한 여러 한의학 문헌에서는 폐를 위와 같은 모습으로 표현했다. 가로로 8개, 세로로 3개, 도합 24개의 구멍을 그려 넣은 까닭은 폐가 하늘에서 일어나는 기후의 변화, 다시 말해 24절기(節氣)에 따른 천기에 적절하게 대응한다고 보기 때문이다.

코를 통해 들이마셔서 폐까지 끌어당기는 하늘 기운 천기는 봄·여름·가을·겨울 사시사철 각각 입춘(立春)·우수(雨水)·경칩(驚蟄) 등 보름여를 지배하는 각각의 절후(節候)에 따라 달라지게 마련이다. 천기가 절기에 따라 차갑게·뜨겁게·맑게·탁하게 변화한다면 폐 또한 한열청탁(寒熱淸濁)의 기운을 그대로 받아들일 수밖에 없는 바, 폐는 당연히 이를 잘 다스리고 조절해야 한다. 그렇다면 폐는 천기를 호흡출납함과 동시에 내 몸에 꼭 필요한 순정(純正)한 기운으로 '다스리고 조절하는' 게 아닐까?

이번에는 '폐'라는 한자를 살펴보자. 폐(肺)는 '육달월 변(肉=月)'에 '저자 시(市)'가 결합된 글자인 바, 육신(肉身)의 시장(市場)을 의미한다. 언제부터인지 몰라도 수요와 공급에 의해 자연스럽게 탄생된 곳! 수많은 사람들이 갖가지 재화와 용역을 교환하고 거래하는 장소! 여러 가지 물건을 사들이고 내다 파는 행위가 직접적으로 이루어지는 공간! 그렇다면, 온갖 기운이 드나들 수밖에 없는 폐는 '시장 원리'라고 불러도 좋을 '다스리고 조절하는' 기능을 지니고 있는 게 아닐까? 햇것과 묵은 것, 알갱이와 쭉정이를 적절하게 존속·폐기시키려면 부단히 다스리고 조절해야 하지 않을까?

　　폐는 호흡출납을 통해 한열(寒熱)·청탁(淸濁)·신구(新舊) 등 시시각
각 변화하는 천기를 적절히 매매·교환·거래시키는 곳이다. 그리고, 시장의
평화를 유지하기 위한 법제적 관습이 있는 것처럼, 인체의 건강을 유지하기
위한 다스림[治]과 조절[節]이 수반되는 공간이다. 그렇지만 진정 다스리고
조절해야 할 대상은 바로 '나' 자신이 아닐까?

39

폐장
— 기침(咳嗽)

해수(咳嗽)는 폐의 병증이지만 오장육부 모두와 연관된다

咳嗽雖屬肺 亦有臟腑之異 해수수속폐 역유장부지이

　기침은 사촌 격인 재채기와 더불어 대개 본인의 의지와 무관하게 일어나는 반사적인 현상이다. 코·목·기관·기관지 등으로 구성되는 호흡기가 이물질에 의해 본연의 임무인 원활한 숨쉬기를 방해받을 때, 이를 재빨리 벗어나려는 인체의 자율적 방어작용이기 때문이다. 즉, 재채기는 공기 중에 떠돌던 이물질이 코의 점막을 자극한 결과 늑간근과 횡격막이 긴장했다가 단번에 이완됨으로써 폐 속의 공기가 시속 160km에 버금가는 속도로 '에취' 소리와 함께 이물질을 배출하는 것이고, 기침은 용케 코를 통과한 이물질이 기관이나 기관지의 점막을 자극한 결과 기관이나 기관지가 경련함으로써 '콜록콜록' 소리와 함께 이물질을 방출하는 것이다.

　이렇게 기침은 본디 폐를 유해한 이물질의 침입으로부터 보호하는 중요한 방어기능이지만, 공기가 드나드는 길목에 염증 등이 생기면 그 자체가

자극이 되어 질병이 계속되는 한 기침 또한 끊이지 않게 된다. 그리고 원래의 방어적인 의미를 상실한 이런 상황이 되면, 이번에는 기침이 도리어 사람을 괴롭히는 증세로 돌변한다. '콜록콜록'대는 환자를 무심히 넘기지 않고 3주 이내면 급성(急性; acute), 3주에서 8주면 아급성(亞急性; subacute), 8주이상 지속되면 만성(慢性; chronic) 등으로 분류하며 적극적으로 대처하는 까닭은, 기침이 호흡기계통에 질병이 있을 때 나타나는 매우 중요한 증상이기 때문이다. 하기야 적지 않은 경우 물컹하거나 끈적끈적한 점액성 분비물, '가래'가 동반된다는 점을 떠올리면 심상히 넘길 수는 없지 않겠는가?

한의학에서는 기침을 '해수(咳嗽)', 재채기를 '분체(噴嚔)'라 일컫는다. 두 단어를 이루는 네 글자 모두 좌변에 '입 구(口)'를 부수(部首)로 삼아 만들어졌으니, 미루어 짐작컨대 입에서 나타나는 현상을 표현한 셈인데……. 먼저 '분체'는 긴 설명이 필요 없다. '뿜을 분(噴)'과 '재채기 체(嚔)'라는 한자의 훈음(訓音) 그대로 콧속이 간질간질하다가 폐 속의 공기가 뿜어져 나오면서 '에취' 하며 내는 소리[300]를 의미하기 때문이다. 이에 비해 '해수'는 상상력의 날개를 한참 더 펼쳐야 한다. 언뜻 봐도 기침과는 전혀 상관없을 듯한 돼지[亥] 한 마리가 떡하니 들어앉은 탓이다.

'기침 해(咳)'란 글자에 생뚱맞게 돼지가 들어간 까닭은 돼지가 자축인묘진사오미신유술해(子丑寅卯辰巳午未申酉戌亥)라는 열두 개의 지지(地支), '십이지지(十二地支)'에서 맨 마지막 '해(亥)'에 대응하는 '생초(生肖)'[301]이기 때문이다. 즉, 모든 동양학문의 밑바탕인 음양오행 이론에 입각하면

---

300) 噴嚔者 鼻中因痒而氣噴作于聲也

301) 각 지지에 대응시켜놓은 열두 동물. 우리나라를 위시한 동아시아에서는 출생년도의 십이지를 호랑이띠, 토끼띠 등 소위 '띠'로 구분하는데, 각 나라의 문화에 따라 배치되는 동물은 약간 다르다. 베트남에서는 두 번째 동물이 물소이고, 베트남과 타이에서는 네 번째 동물이 고양이이며, 일본에서는 열두 번째 동물이 돼지 대신 멧돼지이다.

'해'는 방위(方位)로는 북방, 시간으로는 해시(亥時)인 21시~23시, 역월(曆月)로는 음력 10월, 오행(五行)으로는 물[水]에 해당할 만큼 다양한 의미를 내포하는데, 여기서는 그도 저도 아닌 '맨 마지막'의 의미로 원용된 것이다. 따라서 기침[咳]이란 입[口]에서 가장 최종적으로[亥] 나타나는 현상을 뜻한다. 아마도 도저히 감당하기 어려운 한계상황에 다다랐을 때 최후에 표출되는 반응이 곧 기침임을 가리킨 것이리라! 한편 '기침 수(嗽)'는 '입 구(口)변'에 '기침 수(欶)' 혹은 '양치질할 수(漱)'가 결합된 글자이므로, 입을 깨끗하게 정화(淨化)시킨다는 의미이다. 마치 이를 닦고 물로 입안을 가시는 일을 한 것처럼, 체내의 불결하고 불필요한 것들을 뱉어냄으로써 신체를 청결하게 유지시킨다는 표현이리라!

해(咳)와 수(嗽) 모두 우리말 '기침'임에 분명하지만, 한의학적으로는 상당한 차이가 있다. '해'는 가래가 동반되지 않는 마른기침인 반면, '수'는 마치 물이 끓듯 '그르렁그르렁' 소리를 내게 하는 가래가 수반되는 기침이기 때문이다. 즉, '해'는 가래 없는 건성(乾性) 해수로, '수'는 가래 있는 습성(濕性) 해수로 간주하는 것이다. 아니, 이에 대해서는 『동의보감』의 설명이 더욱 명쾌하다. "'해'는 가래가 없으면서 기침 소리만 내는 것이고, '수'는 기침 소리는 적으면서 가래가 나오는 것[302]이다. 또 '해'는 '폐기(肺氣)'가 손상받아 맑지 않은 것이고, '수'는 '비습(脾濕)'이 움직여 가래가 된 것[303]이다. 결국 '해수'란 기침하면서 가래가 나오는 병증[304]이다. '폐기'가 손상받아 '비습'을 움직인 까닭에, 기침도 하고 가래도 나오는 것[305]이다."

기침과 가래가 겸해서 나오기 마련인 해수는 확실히 폐가 손상받았

---

302) 咳謂無痰而有聲 嗽謂無聲而有痰
303) 咳謂肺氣傷而不淸也 嗽謂脾濕動而爲痰也
304) 咳嗽者 有痰而有聲
305) 因傷肺氣動於脾濕 故咳而兼痰也

을 때 발생하는 병증[306]이다. 앞서 살펴보았듯이 무형의 천기를 호흡출납하는 폐의 기능이 무슨 이유에서든 원활하지 않을 때 입을 통해 최종적으로 나타나는 현상이 해수이기 때문이다. 그럼에도 한의학에서는 오장육부(五臟六腑)의 기능 장애는 모두 해수를 유발할 수 있어서 폐 하나만의 문제가 아니다[307]라고 했다. 아울러, 해수가 비록 폐의 병증에 속하지만 오장육부가 다 연관되며, 발현 양상의 차이점에 따라 관련된 장부 역시 구분할 수 있다[308]고 했다. '해'와 '수'를 기침과 가래로 구별하며 '폐기'와 '비습'을 언급한 점으로 보아 오장육부 또한 뭔가 관계가 있을 것 같기도 한데……

한의학을 포함한 모든 동양학문의 비밀을 푸는 마스터키, 음양오행을 여기서 몽땅 설명하기란 불가능하다. 하지만 목화토금수(木火土金水)의 오행 분류체계에 따라 오장(五臟)은 간심비폐신(肝心脾肺腎), 오미(五味)는 산고감신함(酸苦甘辛鹹), 오색(五色)은 청적황백흑(靑赤黃白黑), 오관(五官)은 목설구비이(目舌口鼻耳), 오음(五音)은 각치궁상우(角徵宮商羽) 등으로 배속된다는 사실을 이미 여러 차례 언급했던 만큼, '사물 속성의 오행 귀류'라는 이름으로 정리·요약된 다음의 표가 그리 낯설게 다가오지는 않을 것이다. 물론 이렇게 간단한 도표화가 가능한 이유는 하늘과 땅 사이의 사방 상하에 존재하는 모든 것들은 절대 오행을 벗어나지 않으며 사람 또한 그렇다[309]는 인식, 즉 오행이야말로 우주의 보편적 규율이라는 관점 때문이다.

그럼 이미 알고 있는 오행 배속에 다음 표 중 오기(五氣)인 풍열습조한(風熱濕燥寒)과 춘하추동 사계의 내용 — 하나도 어렵지 않다. 솔솔 부는 봄바람[春-風], 햇볕 쨍쨍 여름날[夏-熱], 습기 그득 장마철[長夏-濕], 청명

306) 肺傷則咳嗽
307) 五臟六腑 皆能使人咳 非獨肺也
308) 咳嗽雖屬肺 亦有臟腑之異
309) 天地之間 六合之內 不離於五 人亦應之

자연계											五行	인체					
五穀	五蓄	五音	時間	五臭	五味	五色	五化	五氣	四方	四季	五行	五臟	六腑	五官	形體	情志	五聲
麥	鷄	角	平旦	臊	酸	青	生	風	東	春	木	肝	膽	目	筋	怒	呼
禾	羊	徵	日中	焦	苦	赤	長	熱	南	夏	火	心	小腸	舌	脈	喜	笑
黍	牛	宮	日西	香	甘	黃	化	濕	中央	長夏	土	脾	胃	口	肉	思	歌
稻	馬	商	日入	腥	辛	白	收	燥	西	秋	金	肺	大腸	鼻	皮毛	憂悲	哭
豆	豚	羽	夜半	腐	鹹	黑	藏	寒	北	冬	水	腎	膀胱	耳	骨	恐	呻

〈사물 속성의 오행 귀류(歸類)〉

건조 가을밤[秋-燥], 와삭 꽁꽁 한겨울[冬-寒]이지 않은가? — 을 더해서 해수에 대해 좀 더 알아보자.

겉보기에는 천기의 호흡출납이 순전히 폐 혼자만의 일로 여겨지지만, 내면을 들여다보면 그렇지 않다. 코와 후롱을 거쳐 폐로 들어온 천기는 인체 내부에서 다시 간(肝)에 의해 상승(上升)하고, 심(心)에 의해 확산(擴散)하며, 폐(肺)에 의해 하강(下降)하고, 신(腎)에 의해 저장(貯藏)되는 일련의 과정을 거치기 때문이다. 봄에 새싹을 틔워[生] 여름에 무성히 자라고[長] 가을에 결실을 맺어[收] 겨울에 씨앗으로 저장하는[藏] 식물의 일생이, 우리 몸

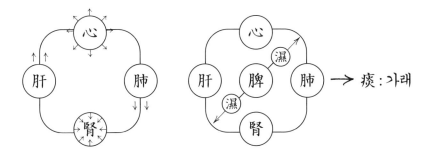

에서는 호흡하는 매순간마다 거의 찰나(刹那)에 이루어진다고 할까? 결국 해수는 폐에 의한 기운의 하강이 잘되지 못해 도리어 위로 치받치는 까닭에 발생하며, 그 상충(上衝)의 정도가 심하면 중앙의 비(脾)에 잠복해 있던 습(濕)을 움직여 가래까지 생기는 것이다[310]. 물론 소리만 내는 기침보다 가래가 동반된 기침을 보다 중증으로 여기는 이유도 여기에 있다.

해수는 이렇게 내·외부적 요인이 복합적으로 작용해 일어난다. 일차적으로는 폐가 풍열습조한(風熱濕燥寒)의 천기를 제대로 호흡출납하지 못해서 나타나지만, 한편으로는 오장육부가 호흡의 순간 발휘해야 할 제 기능을 적절히 수행하지 못한 탓이다. 이런 까닭에 해수는 크게 두 가지, 외감 해수와 내상 해수로 구별된다[311]. 폐가 감당하기 벅찬 외부(外部)의 맹렬한 천기에 감촉(感觸)되면 '외감(外感) 해수'가 발생하고, 내부(內部)의 오장육부가 받은 어떤 손상(損傷)이 폐에 영향을 미치면 '내상(內傷) 해수'가 발생하는 것이다.

외감 해수의 대표적인 예는 흔히 일컫는 '감기'이다. 살기 위해서는 풍열습조한의 천기를 청탁불문하고 받아들일 수밖에 없는데, 외부의 기운이 갑자기 변화무쌍하게 바뀌거나 너무 맹렬한 탓에 폐기가 손상을 받은 결과 기침이 나오는 것이기 때문이다. 추운 겨울에, 환절기에, 봄철의 황사에, 때론 뜨끈한 사우나 실에 들어가서도 기침을 하게 되지 않던가? 이에 비해 찬 음식을 먹고서 콜록대거나, 일이 잘 풀리지 않아 부아가 치민 끝에 나오는 기침은 가장 손쉽게 경험하는 내상 해수이다. 섭취한 음식물의 한냉(寒冷)한 기운이, 정서적 이유로 생긴 화열(火熱)이 이차적으로 폐에 영향을 미쳐 나오는 기침이기 때문이다.

---

310) 大抵素秋之氣 宜淸而肅 若反動之則 氣必上衝而爲咳嗽 甚則動脾濕而爲痰也
311) 咳嗽之要 止有二證 一曰外感 一曰內傷

감기로 인해 일시적으로 나오는 기침은 그다지 큰 문제가 되지 않는다. 감기는 누구나 걸리는 흔한 질병이면서 치료 또한 잘되기 때문이다. 하지만, 자꾸 피곤을 느끼면서 간간이 나오는 기침은 몸의 전체적인 균형이 깨진 탓인 경우가 많으므로 조심해야 한다. 심하지 않다고 사소하게 여기고 넘기다가는, "잔 주먹에 안 쓰러지는 장사 없다"라는 말처럼 체내 장부의 불균형이 누적되어 정말 심각한 상황이 초래될 수도 있기 때문이다. 호미로 막을 것을 가래로 막아서야 되겠는가?

40

폐장
— 천식(喘息)

숨결이 가쁜 것이 천식(喘息)이다

呼吸急促者 謂之喘 호흡급촉자 위지천

숨을 정상적으로 들이마시고 내뱉지 못하는 천식(喘息; asthma)은 크게 두 가지, 심장성 천식과 기관지성 천식으로 구분된다. 먼저 심장성 천식(cardiac asthma)은 심장질환, 예를 들어 고혈압·관상동맥경화·대동맥폐쇄부전 등에 의한 심부전 때문에 호흡이 곤란해지는 것이다. 본디 심장은 온몸에 산소를 공급하기 위해 피를 끊임없이 뿜어대야 하는데, 심장 자체가 병든 탓에 충분한 양의 피를 뿜어내지 못하고 그로 인해 산소 또한 부족해진 결과 숨을 헐떡이게 되는 것이다. 초기에는 운동 후처럼 전신에서의 산소 요구량이 증가했을 때만 숨쉬기가 어렵지만, 계속 진행되면 심신에 최대한의 휴식을 제공하는 수면 중에도 발작적인 호흡곤란이 일어나며, 환자는 이를 극복하고자 으레 일어나 앉아 등을 구부리고 숨을 쉬는, 보기에도 안쓰러운 '기좌호흡(起座呼吸; orthopnea)'[312]의 모습을 연출하게 된다. 예후는 당연히 원인 질환에 따라 다르지만, 앞서 '심통'에서 살펴본 바와 같이 대개는 급사의 횡액을 초래할 정도로 극히 불량하다.

한편, 기관지성 천식(bronchial asthma)은 여러 가지 요인에 의해 공기가 드나드는 길목이 좁아지거나 경련을 일으키는 탓에 호흡이 곤란해지는 것이다. 가령 감기 등으로 기도에 염증이 생기고 기관지가 과민하게 반응하면, 점막이 붓고 분비물이 증가해 기도가 좁아지기 때문에 기침·가래와 함께 숨을 헐떡이게 되는 것이다. 전형적인 양상은 기침·재채기 등에 뒤이어 급속히 숨쉬기가 힘들어지는 것인데, 특징적으로 숨을 내뱉을 때는 가래가 목에 끼어서 나는 쌕쌕 소리, '천명음(喘鳴音)'이 동반된다. 심장성 천식에 비하면 예후는 훨씬 좋은 편이지만, 감기를 비롯해 운동·꽃가루·집 먼지 진드기·동물의 털과 배설물·곰팡이·대기 오염·자극적인 냄새·담배 연기·기후 등과 같은 수많은 천식유발인자들과 완전히 담쌓고 지내기란 거의 불가능하므로, 발작이 있을 때는 그저 기관지 확장 목적의 미봉책에 의존할 수밖에 없다.

천식은 '헐떡거릴 천(喘)'과 '숨쉴 식(息)'이 결합된 단어이다. 한자의 훈(訓) 그대로 '숨쉴 때 헐떡거린다'는 말인데, 한의학에서는 이를 '천증(喘證)', '효증(哮證)', 혹은 이 둘을 합친 '효천(哮喘)'이라 일컫는다. 이제 늘 그래왔던 것처럼 파자(破字)해서 풀이하는 게 당연한 순서인데, 아무래도 이번만큼은 자전(字典)의 해석을 곧이곧대로 받아들이는 게 좋을 것 같다. '입 구(口)변'에 '부모의 상(喪) 입을 효(孝)'가 결합된 '효(哮)'야 부모님 돌아가셔서 꺼억꺼억 소리내어 울다보면 목이 메어 숨쉬기도 어렵겠거니 추리할 수 있

---

312) 누워서는 숨쉬기가 곤란해 앉아서 상반신을 앞으로 구부리고서 하는 호흡. 호흡곤란이 심할 때에는 흉곽의 움직임을 쉽게 하고자 호흡에 관여하는 모든 근육들이 활동해서 견갑골부를 올리고 척추를 늘이려고 한다. 이 때문에 환자는 상체를 똑바로 세운 체위를 취하게 된다.

지만, '실마리 단(耑)'이 결합된 '천(喘)'을 어떻게 '숨이 헐떡거린다'와 연관시킬 수 있을까?

고래의 여러 서적들을 살펴보면, 어떤 책에서는 숨결이 가쁜 것은 '천'[313]이고 목구멍에서 쌕쌕 소리가 나는 것은 '효'[314]라 했고, 또 어떤 책에서는 숨이 차올라 계속해서 숨쉬기가 어려운 것은 '천'[315]이고 숨이 차면서 목구멍에서 닭 울음소리가 나는 것은 '효'[316]라 하는 등 문헌에 따라 '천'과 '효'를 따로 구별한 경우가 많다. 하지만, 눈썰미가 썩 좋은 편이 아닐지라도 '천'은 숨쉬는 것을 중심으로 한 표현[317]이고 '효'는 소리나는 것을 위주로 한 표현[318]임을 알 수 있으니, 종합해서 '효천'이라 말하는 게 가장 합당할 것이다. 물론 '숨을 헐떡인다'는 천식 본래의 의미에 더욱 가까운 낱말은 '효'보다는 '천'이다. 피리를 불 때 손가락으로 구멍을 여닫으며 대롱 속 공기의 흐름에 영향을 준 결과 삘리리 삘리리 피리 소리가 탄생하듯, 헐떡헐떡 숨결이 가쁜 결과 쌔액쌔액 소리가 나는 것 아니겠는가?

『동의보감』에서는 '천증'을 여덟 가지 종류로 구분했다. 가령 찬바람 맞아 얻은 보통의 감기 때문에 폐기가 위로 치밀어 올라 숨이 가쁘면서 숨결이 잦아지는 것은 '풍한천(風寒喘)'[319]이고, 놀라거나 근심해서 생긴 이른바 '칠정상(七情傷)' 탓에 기(氣)가 억눌리고 답답해져 숨쉴 때 코가 들리면서 호흡이 가빠지는 것은 '기천(氣喘)'[320]이며, 폐에 열과 가래가 꽉 들어차 숨

---

313) 呼吸急促者 謂之喘
314) 喉中有聲響者 謂之哮
315) 氣促而連續不能以息者 謂之喘
316) 喘促 喉中如水雞響者 謂之哮
317) 喘以氣息言
318) 哮以聲響言
319) 風寒喘 尋常感冒 風寒傷肺 其氣逆而上行 衝衝而氣急 喝喝而息數
320) 氣喘 七情所傷 驚憂氣鬱 惕惕悶悶 引息鼻張 呼吸急促

이 찰 때마다 목에서 가래 끓는 소리가 나면서 가슴이 그득하고 열이 확확 달아오르는 것은 '담천(痰喘)'[321]이라 하는 등. 하지만, '천증'은 명나라 때의 명의(名醫) 장개빈(張介賓)[322]이 제시한 대로, '허천(虛喘)'과 '실천(實喘)' 딱 두 가지로 나누는 것이 오히려 훨씬 명쾌하다.

그런데, '천증'에 접두어 '허실'을 붙여 이렇게 '허천'과 '실천'으로 나누려면, 우선 '허'와 '실'의 개념부터 파악해야 한다. '허실'! 한의학을 이야기할 때 '음양' 다음으로 많이 등장하는 용어! 옥편(玉篇)[323]에 풀이된 바에 따르면, '허(虛)'는 '비다·모자라다·적다·드물다'의 뜻이고, '실(實)'은 '차다·가득 차다·익다·열매'의 뜻이다. 그래서 사전적인 의미로만 따지면 '허'는 나쁜 상태, '실'은 좋은 상태로 여기기 쉽다. 그렇지만, 사실은 둘 다 바람직하지 않은, 어느 한쪽으로만 치우친 병적인 상태이다. 『동의보감』에서 표현한 대로, 바른 기운이 모자라는 게 '허'이고, 삿된 기운이 넘쳐나는 게 '실'[324]이기 때문이다. 또 장개빈이 언급한 대로, '허'는 부족한 것이고, '실'은 남아도는 것[325]이기 때문이다. '과(過)'나 '불급(不及)'이나 모두 중용(中庸)의 도리를 벗어난 것이지 않은가?

이제 '천증'을 '허실'로 가려보자. 먼저 '허천'은 오장 중 '신(腎)'이 허약해서 우리 몸의 근본 활동력인 원기(元氣)가 작용하지 못한 탓에 숨이 짧고 계속해서 숨쉬기 어려운 병증[326]이다. 호흡이 급하고 기가 약하며, 숨소리

---

321) 痰喘者 凡喘便有痰聲 肺實肺熱 必有壅盛胸滿 外闊上炎之狀
322) 장개빈(張介賓, 1563~1640) : 명나라 때의 유명한 의가. 자(字)는 경악(景岳). 『유경(類經)』·『경악전서(景岳全書)』 등을 저술했다.
323) 육조시대(六朝時代) 양(梁)나라의 고야왕(顧野王)에 의해 지어진 자전(字典; dictionary). 자전의 일종이면서도 한국에 일찍부터 전해진 관계로, 흔히 자전의 대명사로 사용된다.
324) 正氣奪則虛 邪氣盛則實
325) 虛實者 有餘不足也
326) 虛喘者 其責在腎 無邪 元氣虛也 氣短而不續 慌張氣怯

는 작고 숨쉬는 게 짧아 호흡이 끊어질 듯하며, 움직이면 숨결이 더욱 가빠지면서도 길게 숨을 들이마시면 다시금 편해지는 특징이 있다. 병약한 노인들에게서 많이 나타나며, '모자라서[虛]' 발생한 병증이므로 당연히 보충해주는 방법, '보법(補法)'으로 치료해야 한다. 한편 '실천'은 삿된 기운이 오장 중 '폐(肺)'에 꽉 들어찬 까닭에 기가 넘쳐 나서 가슴이 그득하고 숨결이 거친 병증[327]이다. 호흡이 빠르고 기가 세며, 숨소리는 크고 숨쉬는 게 뿜어져 나올 듯하며, 너무 팽팽해 더 이상 숨을 들이켜지 못하면서도 길게 숨을 내뱉으면 다시금 편해지는 특징이 있다. 감기로 가래 끓는 기침할 때 많이 볼 수 있으며, '가득 차서[實]' 발생한 병증이므로 마땅히 쏟아내는 방법, '사법(瀉法)'으로 치료해야 한다.

'허천'과 '실천'이 정반대의 양상으로 뚜렷하게 대비되는 덕택에 훨씬 쉽게 이해했을 것이다. 아울러 한의학에서 질병을 치료하는 방법 — "모자라면 보충하고, 가득 차면 깎아낸다"[328] — 은 결국 '중용'을 추구하는 것에 다름 아니라는 사실까지 알았을 것이다. 그럼에도 '허천'이 '신'과 관련된다는 점에서는 고개를 갸우뚱했을 것이다. 숨을 헐떡이는 '천증'은 호흡기 계통에 발생한 문제이니, '실천'이 '폐'와 관련된다는 것은 그렇다 쳐도…….

'허천'의 원인이 '신'에 있는 까닭은 "우리 몸의 기를 주관하는 것은 '폐'이지만, 그 근본은 '신'에 있다"[329]는 이론 때문이다. 앞 장에서 기침에 대해 설명할 때, 겉보기에는 천기의 호흡출납이 순전히 폐 혼자만의 일로 보이지만, 인체 내면에서는 간·심에 의해 상승·확산되고, 폐·신에 의해 하강·저장된다고 하지 않았던가? 그런데 신이 허약해서 우리 몸의 으뜸되는 기운,

---

327) 實喘者 邪實在肺 有邪 邪氣實也 氣長而有餘 胸張氣粗
328) 虛則補之 實則瀉之
329) 肺爲氣之主 腎爲氣之根

원기(元氣)가 부족한 탓에 천기를 충분히 갈무리하지 못하면 어찌 되겠는가? 마치 뿌리 박약한 부평초(浮萍草)처럼, 끈 떨어진 연(鳶)처럼, 숨이 그저 목구멍에서만 들락날락하지 않겠는가? 이는 흉식호흡(胸式呼吸)보다 복식호흡(腹式呼吸)이 건강에 이롭다는 사실과도 일맥상통한다. 천기를 '폐'까지만 끌어당기기보다는 아랫배 깊숙이 '신'까지 받아들이는 것이 호흡량도 늘리고 호흡수도 줄이는 방법이기 때문이다.

41

배

— 해역(咳逆)

딸꾹질(咳逆)은 기(氣)가 아래에서부터 위로 치받쳐 올라 나는 소리이다

咳逆者 氣逆上衝而作聲也 해역자 기역상충이작성야

앞서 얘기했듯이 가슴은 군주지관(君主之官)인 심(心)과 상부지관(相傳之官)인 폐(肺), 곧 임금과 재상의 거처 공간이다. 높은 분들이 계신 곳인 만큼, 척추·흉골·늑골을 벽돌 삼아 전후좌우 사방으로 성곽을 쌓음으로써 외부로부터의 침입을 철통같이 방어하고 있다. 또 내부적으로는 아랫것들이 함부로 기어오르지 못하도록 횡격막으로 하부의 혼탁한 기운을 철저히 차단[330]하고 있다. 간혹 이 횡격막이 떨 때면 딸꾹질(hiccup)을 일으키기도 하지만…….

말이 나온 김에 딸꾹질에 대해 살펴보자. 딸꾹질은 어떤 원인으로 횡격막이 경련해서 공기를 급격히 들이마시고 내뱉게 된 탓에, 공기가 성대(聲

---

330) 盖膈者 隔也. 遮隔濁氣不使上熏於心肺, 故謂之膈也.

帶)를 통과할 때 성문(聲門)이 닫히면서 '딸꾹' 소리를 내는 현상이다. 횡격막에 경련이 발생하는 정확한 기전은 아직까지 알려져 있지 않은데, 대개 뜨겁고 자극적인 음식으로 위장에 부담을 주거나 감정적으로 격앙되었을 때 많이 나타난다. 보통 몇 분 지나면 자연스레 멎기 마련이어서 아주 위험한 경우는 드문 편이지만, 쉬 그치지 않는다면 몇 가지 방법을 시도해야 한다. 숨을 한동안 멈추거나 깜짝 놀라게 하거나 혀를 잡아당기는 방법부터, 찬물을 단숨에 들이켜거나 달디단 설탕을 혀끝에 올려놓거나 얼음을 씹음으로써 일부러 신경을 전혀 새로운 자극에 반응시키는 방법까지…….

한의학에서는 딸꾹질을 '해역(咳逆)'·'애역(呃逆)'·'액역(鮿逆)'·'얼역(噦逆)'·'흘역(吃逆)' 등 여러 가지 이름으로 부른다. 생소한 한자들이 한꺼번에 무리 지어 등장했는데, 이를 모두 설명하려면 각 글자의 훈음(訓音)과 더불어 '운서(韻書)'[331]에 따른 '가차(假借)'의 원리까지 들먹여야 하므로 그냥 건너뛰고, 모든 단어에 '거스를 역(逆)'이 들어간 사실에만 주의를 기울이자. 금방 짐작했겠지만, '해역'[332] 등의 용어는 우리 몸의 기운이 순조롭지 않아 기가 갑자기 배꼽노리 아래에서부터 위로 치받쳐 올라 입으로 나오면서 내는 소리에 의거해 생긴 이름들인 것이다.

고작해야 몇 분 딸꾹거리다 마는 별것 아닌 증상 같은데도, 『동의보

---

331) 한자의 발음을 표기한 일종의 발음사전. 옥편(玉篇)과 비슷하나 옥편은 부수(部首)에 의해 한자를 배열하는 반면 운서(韻書)는 한자음의 운(韻)에 의해 배열한다. 운서가 만들어진 까닭은 표준적인 한자음의 필요성이 대두되었기 때문이다. 가령 중국인들은 한시를 지을 때 운자 맞추기를 매우 중요하게 생각했는데, 중국에는 다양한 방언이 있어서 의사소통이 원활하지 못했던 것이다. 운서는 이를 충족시키고자 나온 책이며, 시인들은 운서에 기록된 한자음을 기준으로 삼아 글을 읽고 운자를 맞추어 시를 지었다. 『사성통해(四聲通解)』는 세종 때 최세진이 편찬한 우리나라의 대표적인 운서이다.

332) 咳逆 一曰吃逆 乃氣病也 氣自臍下直衝 上出於口而作聲之名也

감』에는 '해역'에 대한 내용이 아주 많이 들어 있다. 하나둘이 아닌 이명(異名)을 두고서 "흘(吃) 소리가 센 게 얼(噦)이고, 얼(噦) 소리가 약한 게 흘(吃)이다"[333]라고 구분한 것은 차라리 약과에 속한다. '해역'의 발생에 대해, 이질 앓고 나서·과식한 후·가래가 막혀서·물 마신 뒤·심지어는 지나치게 웃어서 생긴 경우 등[334]으로 각각 분류하는 것으로도 모자라 그에 따른 치료법까지 자세히 수록해 놓았으니……. 어디 그뿐인가? 심한 열병이나 지병 후의 해역은 모두 좋지 않으며[335], 소변이 나오지 않거나 배가 그득하면서 나오는 해역은 치료하기 힘들다[336]는 등 예후까지 설명해 놓았으니…….

내친김에 『동의보감』에 수록된 해역의 일반적인 치료법까지 계속 읽어보자. "풀대로 코를 찔러 재채기를 시킨다·숨을 꾹 참고 있다가 갑자기 쉬도록 한다·깜짝 놀라게 한다·코와 입을 막아 숨을 쉬지 않게 한다·조각자(皂角刺) 가루를 코에 불어넣는다·웅황(雄黃)을 술에 달여 그 냄새를 맡게 한다·종이에 유향(乳香)을 말아 태워 그 연기를 마시게 한다"[337] 등등. 어떤가? 한의학에서 사람을 치료하는 주된 세 가지 수단, 침·뜸·한약을 거론하지 않고서도 이 정도인데, 처방 이름과 혈(穴) 자리까지 따지면 그 내용이 얼마나 많겠는가?

이제 시선을 몸통의 아래쪽 '배'로 돌려보자. 배는 오장 중 심·폐를 제외한 간·비·신의 거처 공간이다. 아랫것들이 사는 곳인 만큼, 안전 역시 엉성하기 그지없다. 늘어나는 뱃살을 막아줄 건더기는 사방 어디에도 없고,

333) 謂之噦者 吃聲之重也 謂之吃者 噦聲之輕也
334) 痢後咳逆 食塞咳逆 痰閉咳逆 水結咳逆 過笑咳逆
335) 傷寒及久病得咳逆 俱爲惡候
336) 凡咳逆 小便閉塞 或腹滿者 不治
337) 以草刺鼻令嚔 無息而疾迎引之 大驚之 閉口鼻氣使之無息 皂角刺末吹鼻 雄黃二錢酒一盞煎至七分急令患人嗅其熱氣 將乳香紙捲作筒燒烟熏鼻中吸之

그나마 위쪽의 횡격막은 보호보다는 억압의 역할을 수행하는 존재 아니던가? 사실 간·비·신은 나름대로 모두 한 가닥씩 하는 훌륭한 장부(臟腑)들이다. 그러나 배에 위치한다는 본분에 걸맞게 위로 임금과 재상을 떠받들어야 하니, 한마디로 아랫것들이다. 나·너를 제외한 우수마발(牛溲馬勃)이 모두 3인칭이지 않던가?

언뜻 생각하면 배에 거주하는 간·비·신 중 제일 서러운 존재는 '비'라고 여길 것이다. 앞서 기의 호흡출납을 설명할 때도 간·심에 의해 상승·확산되고 폐·신에 의해 하강·저장된다 했고, 지금 몸통을 구분할 때도 심·폐의 가슴과 간·신의 배로 나눈다고 해서 일견 '비'를 철저히 무시하기 때문이다. 하지만 여기에는 그럴 만한 이유가 있다. 배를 한편으로 '두복(肚腹)'이라 함에서 알 수 있듯이, 목화토금수 오행 중 토(土)에 해당하는 '비'는 이미 그 자체로 '배[月+土=肚]'를 의미하지 않겠는가? 아울러 불편부당(不偏不黨)의 미덕을 갖추고서 목화와 금수의 사이인 정중앙에 위치한다면, 오히려 쉽게 드러나지 않는 게 더욱 당연하지 않겠는가?

간·비·신의 거주지, 복부를 한의학에서는 세 부분으로 나누어 관찰한다. 배꼽을 기준 삼아 위로 명치까지를 '대복(大腹)', 배꼽 주위를 '제복(臍腹)', 아래로 골반에 둘러싸인 치골까지를 '소복(小腹)'으로 구분[338]하는 것이다. 아울러 대복은 '태음(太陰)'에 속해 비(脾)가 주관하고, 제복은 '소음(少陰)'에 속해 신(腎)이 주관하며, 소복은 '궐음(厥陰)'에 속해 간(肝)이 주관[339]하므로, 혹 복통이 있을 때는 이를 잘 파악해 해당 장부(臟腑)와 경락(經絡)을 치료해야 한다고 주장했다. 또다시 생경한 용어가 불쑥 튀어나왔는데, '경락' 이론에 필연적으로 수반되는 '삼음삼양(三陰三陽)'[340]에 대한

---

338) 臍之上曰大腹 臍之下曰小腹
339) 大腹屬太陰 臍腹屬少陰 小腹屬厥陰

내용은 일단 접어두고, 여기서는 복부를 윗배에서부터 아랫배까지 이렇게 태음-소음-궐음으로 나눈다는 사실만 이해하고 넘어가자.

음양론에 따르면 등은 양이고 배는 음[341]이므로, 복부는 당연히 삼음(三陰)으로 나누어야 한다. 문제는 태·소·궐인데, 특히 대소다소(大小多少)와 뜻이 어느 정도 통하는 '태·소(太·少)'보다는 쉽지 않은 한자 '궐(厥)'이 더욱 문제이다. 이를 어찌 풀어야 할까? 그래, 앞서 언급한 '운서'를 떠올리면 '고사리 궐(蕨)'을 불러올 수도 있겠구나! 어떤가? 갑자기 꼬불꼬불한 갈색의 어린 고사리 순이 몸통의 땅 부분, 배를 토양 삼아 밑에서부터 위로 무럭무럭 자라는 게 그려지지 않은가? 기운을 채 펴지 못한 채 잔뜩 웅크리고 있다가[厥] 조금 더 펴고[少] 이내 크게 펴는[太] 모습이 보이지 않은가?

---

340) 『주역(周易)』의 '음양태소(陰陽太少)' 이론을 토대로 음양을 다시 셋씩으로 구분한 것으로 궐음(厥陰)·소음(少陰)·태음(太陰)·소양(少陽)·양명(陽明)·태양(太陽)을 총칭한 것. 한의학에서는 이 이론에 따라 인체의 십이경맥(十二經脈)과 십이장부(十二臟腑), 운기학설(運氣學說)에서 육기(六氣)의 표지(標識), 『상한론(傷寒論)』에서 육경병증(六經病證)을 명명했다.

341) 背爲陽 腹爲陰

42

배꼽
— 배꼽(臍)

배꼽은 마땅히 따뜻하게 해야 한다

臍宜溫煖 제의온난

잘 아는 대로 배꼽은 탯줄을 끊은 자리이다. 이 세상에 '응애' 하며 태어나기 위해 엄마 뱃속에서 꼭 움켜잡고 있던 생명줄을 과감히 끊어버리고서 얻은 전과물인 것이다. 이 배꼽의 등장과 함께 우리는 나름의 이름을 부여받고 독립된 개체로서 인정받게 되니, 배꼽은 실로 중차대한 의미가 있는 것이다. 그러나 배꼽이 인간, 아니 태생하는 포유류만의 특권이라고 생각하면 오산이다. 식물도 과실의 꽃받침이 붙었던 자리를 이름하여 배꼽이라 하고, 흰 돌과 검은 돌의 죽고 죽이는 싸움이 펼쳐지는 바둑판에서도 반상(盤上)의 한가운데인 천원점(天元點)을 배꼽점이라 하기 때문이다.

한의학에서는 '제거일신지중(臍居一身之中)'이라 해서 배꼽은 몸의 중앙에 있다고 설명하는데, 정말 사람의 배꼽은 바둑판 중앙의 화점(花點)에 비유될 수 있을까? 사실 두 팔을 내리고 똑바로 선 상태로 따지면 이는 완전히 틀린 말이다. 왜냐하면 머리끝에서 발끝까지 몸 전체를 10등분했을 때 우리의 배꼽은 머리에서부터는 4, 발에서부터는 6의 지점에 있기 때문이다. 따라서 배꼽은 중간보다 약간 위에 있는 셈인데, 이러한 배꼽의 위치는 다리의 길이에 따라 차이가 나지는 않는다. 한편 다른 포유동물의 배꼽은 대개 배의 아래쪽에 있는데, 이는 고등동물일수록 뒷다리가 앞다리보다 길어져서 배꼽의 위치가 상대적으로 위쪽에 자리 잡기 때문이다. 그러나 이상의 단편적인 정보로 한의학이 오류라고 생각하면, 정말 크나큰 오류를 범하는 것이다. 배꼽은 확실히 인체의 정중앙에 버티고 있기 때문이다.

우선 간단히 사람은 다리 쪽보다 머리 쪽이 훨씬 무겁다는 사실을 떠올려 보라. 몸의 한가운데는 당연히 배꼽일 것으로 여겨지지 않는가? 그렇다. 배꼽이야말로 몸의 중앙, 이른바 무게중심인 것이다. 소방관이 사다리를 타며 전신의 균형을 유지할 때 배꼽부위를 대는 것이나, 서커스단의 곡예사가 사람을 한 손으로 들어올릴 때 배꼽노리를 떠받치는 것은 모두 인체의 무게중심이 배꼽이기 때문이다.

배꼽이 인신(人身)의 중심임은 '배꼽 제(臍)'라는 한자에서도 그대로 드러난다. 육서 중 '형성'의 원리에 의해 탄생된 '제(臍)'는 신체를 뜻하는 '육달월 변(肉=月)'에 가지런하다[等], 고르다[和], 정연하다[整然]의 의미를 지닌 '제(齊)'가 결합된 글자이기 때문이다. 문자 그대로 인체를 가장 균등하고 정연하게 구분할 수 있는 소위 중심이나 기준점이 되는 신체 부분이 배꼽인 것이다. 『동의보감』에서도 "제(臍)는 가지런하다[齊]는 뜻으로 상하의 길이가 같음을 의미한다. 몸의 절반이 바로 배꼽에 해당된다는 말이다"[342]라며 부연하고 있지 않은가?

---

342) 臍者 齊也. 言其上下齊也. 身之半, 正謂臍中也.

혹자는 그래도 가장 고등한 동물인 인간의 배꼽은 상술한 대로 중간보다 약간 위에 위치하는 것 아니냐고 반문할지 모른다. 그러나 이는 계산 방법이 잘못된 것이다. 즉『동의보감』에서 지적[343]한 대로 팔을 쭉 펴서 하늘을 가리키고 발을 뻗어 땅에 이르게 한 뒤 배꼽의 위치를 측량해 보면 배꼽은 거의 정확히 몸의 한가운데에 자리잡고 있기 때문이다. 따라서 직립(直立)해서 팔을 가지런히 내려뜨린 채로 계산한 배꼽의 위치를 가지고서 시시비비를 따지는 것은 어불성설일 뿐이다.

위치에 대해서는 이 정도로 하고, 이제 배꼽의 생김새를 살펴보자. 남자든 여자든 인간의 배꼽은 몸의 한가운데에서 움푹 들어간 모양을 취하고 있다. 배꼽이 유달리 큰 '배꼽쟁이'일지라도 배꼽은 항상 들어가 있기 마련이고 또 그게 정상인데, 만약 배꼽이 배꼽참외처럼 툭 불거져 나오게 되면 병도 한참 심한 병이 들었다고 여겨야 한다. 한의학에서는 이렇게 배꼽이 돌출(突出)되는 것을 매우 불길한 증상이라고 여겨 '제흉증(臍凶證)'이라하며, 부종이나 복수(腹水) 등으로 인해 배꼽이 튀어나올 정도가 되면 치료는 이미 물 건너간 상태라고 여겼기 때문이다[344].

건강인의 배꼽은 움푹 들어가 있는 탓에 한편으로는 피부의 때[垢]가 잘 끼게 된다. 같은 포유동물이라도 개나 고양이의 배꼽은 반질반질하면서도 패이지 않아서 때가 끼지 않으니, 배꼽의 때는 인간만의 전유물일 것이다. 특히 남성보다는 피하지방이 두꺼워 상대적으로 깊은 배꼽을 가진 여성 쪽에 때가 낄 확률이 높은데, 그렇다고 안쪽을 지나치게 후벼파는 것은 별로 좋지 않다. 배꼽은 인체의 다른 부위와 달리 아래쪽에 근육이 없이 직접 복막(腹膜)으로 이어져 있어서, 함부로 배꼽 속에 손가락이나 면봉을

---

343) 當伸臂指天 舒足至地 以繩量之 則中正當臍.
344) 病人 臍腫反出者 死, 水腫 臍突出者 死.

쑤셔 넣으면 복막을 자극해 복통을 일으키거나 심한 경우엔 복막염까지 유발하기 때문이다.

이제 본격적으로 배꼽의 모양새를 탐구해 보자. 배꼽은 흉곽(胸廓)과 골반(骨盤) 사이에 위치한 복부(腹部)에서 가장 또렷하게 발견할 수 있는 신체의 표지판이다. 물론 배꼽에서 수직으로 올라가 가슴 아래쪽에 이르는 배 한복판의 오목한 줄, 즉 백선(白線)도 신체의 표지판임에 분명하지만, 군살 없는 몸매가 아닌 바에야 먼발치서 이 선을 찾기는 쉽지 않다. 그런데 신체 중심부의 이 표지판 모양을 사람들에게 그려보라고 하면 으레 동그랗게 그리기 일쑤이다. 그러나 배꼽이 동그랗지만은 않으니, 배꼽의 모양은 대체로 그 사람의 몸매에 달려 있다. 체형으로 대별하면, 뚱뚱한 사람들은 배꼽이 대개 동그랗지만(●), 호리호리한 사람들은 상하로 째진(▐) 수직세장형(垂直細長型)이 많다는 것이다.

예로부터 "머리는 차갑게 해야 아프지 않고 배는 따뜻하게 해야 아프지 않다"[345]라고 했는데, 요즘에도 우리 할머니들은 눈에 넣어도 아프지 않을 손주들이 배앓이를 하면 '할머니 손은 약손'이라며 배를 쓰다듬곤 한다. 복통의 원인도 모르면서 배를 어루만지는 것이 무슨 도움이 되겠느냐고 따질 수 있지만 적어도 할머니 손바닥의 체온이 손주의 배에 전달되어 일종의 온열(溫熱)자극 효과는 발휘하게 된다. 여기에 할머니의 따뜻한 사랑까지 곁들이는데 손주가 낫지 않고 배기겠는가? 아무튼 배는 따습게 감싸는 게 좋은데, 배의 중심부에 있는 배꼽은 더욱 따뜻하게 해야 한다. 오죽하면 한의학의 거의 모든 문헌에 "배꼽은 마땅히 따뜻하게 해야 한다"[346]라는 문구가 빠지지 않고 실려 있겠는가?

---

345) 頭無冷痛 腹無熱痛
346) 臍宜溫煖

이뿐만이 아니다. '신궐(神闕)'이라는 혈명(穴名)을 가진 배꼽은 배꼽 언저리가 싸늘하면서 발생하는 복통이나 설사는 물론 여성의 월경불순·냉 대하·불임증 등에도 필수적으로 응용되는 뜸자리이다. 아울러 건강한 사 람이라도 가끔씩 뜸을 떠서 배꼽에 온기(溫氣)를 불어 넣어주면 온갖 질병 을 예방해서 연년익수(延年益壽)할 수 있다[347]고까지 했다. 그러므로 건강 만을 따진다면 한기(寒氣)에 감촉(感觸)되기 쉽도록 배꼽을 노출하는 옷차 림은 좋지 않다. 비록 삼복더위라도 요즘은 지하철이나 버스에도 에어컨이 있어서 찬바람이 쌩쌩 부는 세상이지 않은가?

347) 灸臍得延年

43

비장
— 비(脾)

비위(脾胃)는 곡식 창고와 같은 장부이며,

산고감신함(酸苦甘辛鹹)의 다섯 가지 맛(五味)이 나오는 곳이다

脾胃者 倉廩之官 五味出焉 비위자 창름지관 오미출언

음식이면 음식, 상황이면 상황, 꺼리거나 가리는 바 없이 닥치는 대로 몽땅 소화시켜 버리는 사람을 두고 흔히 "비위(脾胃)가 좋다."라는 말을 자주 쓴다. 우리말 관용구에 자주 등장하는 이 '비위'처럼 안성맞춤인 한의학 용어도 드물다. 비위가 좋다·약하다, 비위가 상한다·사납다, 비위에 거슬리다·맞추다, 비위를 긁다·건드린다 등등 비위 뒤에 각종 동사나 형용사를 갖다 붙인 말들을 다시 한 번 곱씹어 보라! 형이상학적인 정신과 형이하학적인 육체를 모두 아우르면서도 정신을 더욱 강조하는 한의학의 특징이 고스란히 드러나지 않는가? 유형의 음식물이나 무형의 상황을 ― 설령 심히 역겨울지라도 ― 흡수 가능한 형태로 잘게 부수거나 큰 충격 없이 받아넘기는, '소화(消化)'에 대한 심신일여(心身一如)의 관점이 분명히 나타나지 않는가?

한의학에서는 소화기계를 통칭해 '비위'라 한다. 반면 서양의학에서는 입에서 항문까지 9m가량 쭉 이어진 인두-식도-위-소장-대장-직장 등의 소화관 및 소화에 도움을 주는 물질을 분비하는 침샘·담낭·간·췌장 등을 모두 포함해 소화기계(消化器系; digestive system)라고 일컫는다. 굳이 '자의(字意)'만을 가지고 콩이다 팥이다, 네가 맞다 내가 맞다 하며 일일이 시시비비 가릴 필요까지는 없지만, 그래도 잘못된

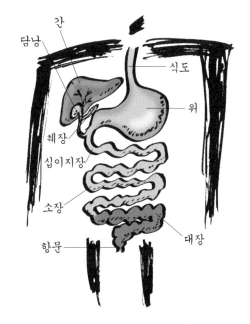

〈소화기계통을 구성하는 기관〉

것은 고쳐야 마땅하지 않을까? 본디 섭취한 음식물을 분해해서 영양분을 흡수하기 쉬운 형태로 변화시키는 '소화'와, 내 몸속으로 빨아서 거두어들이는 '흡수'는 확실히 다른 과정이지 않은가?

말이 나온 김에 하는 말인데, 말 — 문자언어 음성언어 가리지 않고 — 은 최대한 올바르게 사용해야 한다. 말에는 여러 가지 개념이 들어 있기 마련이고, 이 말에 내재된 개념은 절대 평등하지 않아서 자칫 잘못 사용하면 엉뚱한 상하관계를 만들어내기 때문이다. 물론 이런 현상은 거창한 학술용어에서든, 사소한 일상용어에서든 별반 다르지 않다. 어쨌든 말을 계속해서 잘못 사용한다면? 그때는 그 말이 우리의 의식을 지배한다. 그리고 습관적으로 잘못 사용해 온 말에 의해 형성된 그릇된 종속관계를, 나중에는 당연한 듯 아주 자연스럽게 받아들이게 된다. 첫 단추를 잘못 채운 탓에 이후는 계속 뒤틀리는데도…….

의학에서도 마찬가지다. 원래 의학이란 인체의 구조와 기능을 조사해 질병이나 상해의 치료 및 예방에 관한 방법과 기술을 연구하는 학문이다. 그리고 우리나라에서는 이 의학에 종속된 하위개념으로서 양의학과 한의학이 공존한다. 방법론에 따라 하나는 과학적·실증적·귀납적 경향이 많고, 하나는 철학적·관념적·연역적 경향이 많을 뿐! 그럼에도 대다수의 사람들은 이를 인식하지 못한 채 해당 분야의 전문가를 각각 의사와 한의사라고 — 양의사와 한의사라 불러야 마땅하거늘 — 잘못 불러 왔다. 그래서 한의학을 양의학에 종속시키는 우를 범하고 있다.

다시 비위로 돌아오자. 우선 파자풀이부터……. '지라 비(脾)'와 '밥통 위(胃)'는 모두 신체를 의미하는 '육달월(肉=月)'을 부수로 삼아 '낮을 비(卑)'와 '밭 전(田)'을 결합시킨 형성 문자이다. 추측컨대, 몸통의 중앙에 위치해 위로 심폐(心肺)를 봉양(奉養)하고 아래로 간신(肝腎)을 양육(養育)해야 하는 비천(卑賤)한 장기가 비(脾)이며, 먹을 곡식이 나는 밭[田]과 같은 장기가 위(胃)라는 뜻이리라! 그리고 이런 의미에서 한의학에서는 비와 위를 합쳐 "비위는 곡식 창고(곳집 창(倉)+쌀광 름(廩))와 같은 장부이며, 산고감신함(酸苦甘辛鹹)의 다섯 가지 맛[五味]이 나오는 곳이다"[348]라고 표현했을 것이다. 한마디로 민생고 문제 해결에 직결되는 장기가 곧 비위라는 말이리라!

그런데 비위는 주지하다시피 하나의 장기가 아니다. 오장에 속하는 '비'와 육부에 속하는 '위'를 결합한 명칭이기 때문이다. 음양론에 입각한 한의학에서 '장(臟)'과 '부(腑)'는 그야말로 하늘과 땅의 차이 아니던가? 그렇다! 인체의 장부를 음양으로 구분하면 장은 음이고 부는 양인지라, 간·심·

---

348) 脾胃者 倉廩之官 五味出焉

비·폐·신 오장은 음이 되고 담·소장·위·대장·방광·삼초 육부는 양이 된다[349]. 담당하는 기능과 그에 따른 특성도 당연히 달라서, 오장은 정신·기혈·혼백을 저장하고, 육부는 수곡(水穀), 곧 음식물을 소화해 변화시키고 진액(津液)을 운행시킨다[350]. 그리고 그 연장선상에서 오장은 정기(精氣)를 저장해서 쏟아내지 않으므로 정기가 충만하긴 해도 실(實)하진 못하고, 육부는 화물(化物), 즉 소화된 음식물을 전수(傳輸)하기만 하고 저장하지 않으므로 정기가 실하긴 해도 충만하지는 못하다[351]. 그렇다면 이제 비를 위와 구분해 따로 살펴봐야 하지 않을까?

원래 한의학에서 말하는 오장과 서양의학에서 일컫는 오장은 일대일로 대응하지 않는다. 우리말 이름은 같을지언정 내재된 개념은 상당히 다르기 때문이다. 즉, 서양의학에서의 오장은 실체를 가진 구조물로서의 실질 장기 자체를 지칭하는 반면, 한의학에서의 오장은 목화토금수 오행이 지닌 각각의 속성을 대표하는 장기를 의미한다. 앞서 설명한 '심'과 '폐'의 경우로 예를 들면, 서양의학에서는 두말할 필요 없이 '염통'과 '허파'를 뜻하지만 한의학에서는 오행 중 '화(火)'와 '금(金)'의 속성을 지닌 장기를 뜻하는 것이다. '화'의 특성을 지니면서 인체의 혈맥(血脈)을 주관하며 정신·사유활동을 총괄하는 장기를 '심'이라 부르고, '금(金)'의 특성을 대변하면서 인체의 기(氣)를 주관하며 다스리고 조절하는, 소위 치절(治節)의 장기를 '폐'라 부르는 것이다.

말이 같더라도 개념이 다르다는 사실! 이런 사실을 알지 못하면 의도

---

349) 言人身之藏府中陰陽 則藏者爲陰 府者爲陽 肝心脾肺腎五藏皆爲陰 膽小腸胃大腸膀胱三焦六府皆爲陰
350) 五藏者 所以藏精神氣血魂魄者也 六府者 所以化水穀而行津液者也
351) 五臟者 藏精氣而不瀉 故滿而不能實 六腑者 傳化物而不藏 故實而不能滿

하지 않은 오해가 발생하곤 한다. 가령, 한의사가 '간(肝)'이 좋지 않다'라고 말하는 경우는 그야말로 한의학적인 의미에서 간의 여러 기능이 저하된 상태를 뜻한다. 그럼에도 서양의학적 사고에 익숙한 많은 사람들은 으레 간장(肝臟; liver)이 좋지 않다는 것으로 받아들인다. 여기서 그치지 않고 불안한 마음에 냉큼 양방병원으로 달려가 간기능검사(LFT; liver function test)를 받은 결과 아무 이상이 없다고 판명되면? 게다가 일부 몰지각한 양의사들이 "아니 맥만 잡고서 간장이 좋지 않은 줄 어찌 알겠어요"라는 말을 더하면? 그때는 한의사와 한의학이 도매금으로 넘어간다. 겉으로는 같은 용어일지라도 속으로는 다른 개념이 있음을 모른 탓에 실로 어처구니없는 오해를 하는 것이다.

자, 그럼 비에 대해 알아보자. 비는 간심비폐신 오장 중 가장 설명하기 어려운 장기이다. 오행 중 토(土)의 속성을 대표하는 장기답게 중앙에 꼭꼭 숨어 위아래로 심폐와 간신을 자양하는 탓이다. 아울러 이름이 같은 서양 해부학적 장기를 비유로 삼을라 치면, '비장(脾臟; spleen)'보다는 오히려 췌장(膵臟; pancreas)에 가깝기 때문이다. 우리말 이름은 똑같지만 서양의학에서의 비장은 횡격막과 왼쪽 신장 사이에 있는 10~12cm 길이의 암자색을 띤 림프성 조혈기관 아니던가? 우리말 이름은 다르지만, 서양의학에서의 췌장은 위(胃; stomach)의 뒤쪽에 있는 약 15cm 길이의 각종 소화효소 분비기관 아니던가? 하지만 "비는 혈(血)을 통섭(統攝)하고, 전신의 운화(運化) — 좁은 의미의 소화를 포함해서 — 를 주관한다"[352)는 한의학 이론을 덧붙이면, 비는 서양의학의 비장과 췌장을 모두 아우르는 장기임을 알 수 있다.

한의학에 많은 영향을 주고받은 도가(道家)에서는 비를 '황정(黃庭)'이

---

352) 脾統血 脾主運化

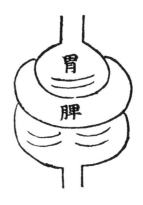

사람이 먹고 살 식량은 땅에서 거두어들이는 것처럼, 인체가 필요한 기운은 비에서 거두어들인다. 우리 몸의 오장 중에서는 오직 비가, 풍성한 곡식으로 가득 찬 약속의 땅이기 때문이다.

라고 부른다[353]. 노란색[黃]은 청적황백흑 오색의 중앙이고 뜰[庭]은 동서남북 사방의 가운데이므로 '황정'이라 일컫는 것인데, 한마디로 몸통의 한복판에 자리잡은 까닭이다[354]. 이렇게 토(土)의 속성을 빼닮은 비는 위(胃)와 협동해서 섭취한 수곡(水穀)을 소화시킴으로써 심폐와 간신을 자양하는 기능을 담당한다. 본디 비(脾)는 '육달월(肉=月)'에 '낮을 비(卑)'가 결합된 문자이지만, 한편으로는 돕는다·부린다[俾]는 뜻도 있어서 위(胃)를 부리거나 도와 수곡을 소화시킴으로써 심폐간신 사장(四臟)을 기르는 것이다[355]. 이런 점에서 위는 수납(受納)을 주관하고 비는 소마(消磨)를 주관한다[356]고 한 것일까?

　　사람이 먹고 살 식량은 땅에서 거두어들이는 것처럼, 인체가 필요한 기운은 비에서 거두어들인다. 우리 몸의 오장 중에서는 오직 비가, 풍성한 곡식으로 가득 찬 약속의 땅이기 때문이다. 이런 사실은 비를 한편으로 '중

---

353) 道家以脾爲黃庭
354) 黃者中央之色 庭者四方之中也 脾居一身之中央 故曰黃庭
355) 脾者俾也 在胃下俾助胃氣 主化水穀也 以養四臟
356) 胃主受納 脾主消磨

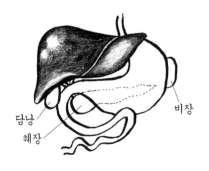

한의학의 비는 서양의학의 비장과
췌장을 모두 아우르는 장기이다.

담낭
췌장
비장

황조기(中黃祖氣)'라 칭한다는 점에서도 잘 입증된다. '중황'이야 두말할 필요 없이 오행 중 토(土)의 속성을 지녔다는 표현이고, '조기'는 기(氣)의 조상, 곧 기운의 시조(始祖)[357]임을 표현한 용어이기 때문이다. 따라서 '중황조기'는 사람의 모든 활동에 필수 불가결한 기혈! 바로 이 기혈이 생성되는, 생명의 근원이 비라는 말이 아니고 무엇이랴!

코로 들이마신 천기(天氣)가 횡격막 위의 하늘 부위로 들어가듯, 입으로 삼킨 지기(地氣)는 횡격막 아래의 땅 부위로 들어간다. 물론 지기의 목적지는 간·비·신 3장 중 당연히 비토(脾土)이다. 땅에서 난 자 땅으로 돌아가듯, 대지에서 난 음식물 역시 인체 내의 대지인 비로 들어가는 게 순리이니까……. 따라서 비는 입으로 삼킨 모든 종류의 음식물(飮食物) ─ 분류하면 유동형(流動型)의 '음물(飮物)'과 고형(固形)의 '식물(食物)'로 나누어진다 ─ 곧 '수곡(水穀)'을 위와 더불어 소화시키고 운행시킴으로써 우리 몸에 필요한 기혈을 공급하는 곳이다. 앞서 언급했듯이 비위는 인체 내의 '곡식 창고(倉廩)'로서 오미(五味)를 창출하는 장소인 것이다.

---

357)『爾雅·釋詁』에서 "祖, 始也"라고 했다.

44

비장
— 오미(五味)

매운맛과 단맛은 발산시키는 작용을 해서 양(陽)에 속하고,

신맛과 쓴맛은 토하게 하고 설사시키는 작용을 해서 음(陰)에 속한다

辛甘發散爲陽 酸苦涌泄爲陰 신감발산위양 산고용설위음

서양의학에서는 혀 곳곳에 4,000~5,000개가량 분포된 꽃봉오리 모양의 미뢰(味蕾; taste bud)에 의해 맛이 감지된다고 설명한다. 즉, 음식물이 입에 들어오면 이 미뢰가 물과 침에 녹은 음식물 성분에 반응해 그 자극이 대뇌피질에 전달됨으로써 미각이 탄생한다는 것이다. 또 인간이 느끼는 맛의 기본은 단맛·신맛·짠맛·쓴맛 네 가지이며, 매운맛은 미각이 아니라 일종의 아픔, 즉 통각(痛覺)이라고 이야기한다. 한편, 적지 않은 사람들은 흔히 초등학교 시절 배운 지식을 토대로, 단맛은 혀의 끝 부분에서, 신맛은 옆부분에서, 짠맛은 앞부분에서, 쓴맛은 뒷부분에서 감지된다고 알고 있다. 하지만, 이런 부위별 구분은 다소 불명확하며, 대부분의 미뢰가 한 가지 이상의 기본 미각에 반응한다는 게 오히려 정설이다.

그런데 음식의 실제적인 맛은 이상의 기본적인 미각뿐만 아니라 시각·

후각·촉각·온도 감각 등이 복합적으로 작용해서 결정된다. "보기 좋은 떡이 먹기도 좋다"고, 우선 먹음직스럽게 보여야 군침이 돌지 않겠는가? 너무 예쁜 나머지 먹어 치우기 아까울지언정, 음식 자체는 물론 음식을 담아낸 그릇, 더 나아가서는 음식점까지도 정갈하고 예뻐야 맛있게 먹고 싶은 욕구가 일지 않던가?

앞 장에서 살펴본 것처럼 한의학에서는 시고·쓰고·달고·맵고·짠 산고감신함(酸苦甘辛鹹)의 오미(五味)가 소화기계를 통칭하는 비위(脾胃)로부터 나온다[358]고 설명한다. 물론 미각 자체는 우리의 '마음 기운(心氣)'이 통해 있는 혀에 의해 판가름난다[359]. 바로 위에서 언급했듯이 음식물의 실제적인 맛은 분위기 등 여러 가지 복합적인 요인에 의해 결정되는데, 역시 제일 중요한 요소는 마음 기운이라고 보기 때문이다. 마음이 불편할 때 입맛이 나던가? 심기가 울적한데도 '구미(口味)'가 땅기던가? 속을 부글부글 끓인 뒤라면 산해진미라도 맛을 모를 뿐더러 죄다 쓰디쓰지 않던가?

서양의학에서는 음식물의 맛은 혀에 의해 감지되고 그 자체는 각종 소화기계통 기관들의 작용으로 소화·흡수됨으로써 인체의 자양분(滋養分)이 된다고 주장한다. 다시 말해 음식물에 함유된 각종 성분들—3대 영양소라 일컫는 탄수화물·지방·단백질에서부터 ABCD에 숫자까지 붙는 비타민 및 이름도 생소한 여러 가지 미네랄에 이르기까지—이 결국 인체에 영향을 미친다고 보는 것이다. 반면, 한의학에서는 땅에서 나는 음식물, 곧 수곡(水穀)은 우리 몸에서의 땅인 비위로 들어가며 수곡이 지닌 각각의 고유한 맛, 즉 오미는 비위에 의해 인체를 기르는 힘으로 작용한다고 생각한다. 이렇게 산고감신함의 오미가 혀에 의한 감지만으로 끝나는 게 아니라

---

358) 脾胃者 倉廩之官 五味出焉
359) 心氣通於舌 能知五味

실제로 신체에 영향을 미친다고 간주하는 까닭에, 오미는 혀가 아닌 비위로부터 비롯된다고 인식하는 것이다. 아니, 맛이 세 치 혀로 느껴지는 게 아니라 사람을 양육(養育)하는 궁극적인 힘이라고?

우리가 섭취하는 음식물은 모두 나름대로 독특한 맛의 주인공이다. 생김새가 다른 만큼 맛 또한 천차만별일 수밖에 없는데, 한의학에서는 만물이 지닌 여러 종류의 맛을 음양오행 이론에 입각해 총 다섯 가지로 분류한다. 가끔은 너무 싱겁고 담담해서 맹탕처럼 느껴지는 것들도 없지 않지만, '담미(淡味)'는 모든 맛의 근본[360]인 까닭에 살짝 배제하고 산고감신함의 '오미'로 구분하는 것이다. 그리고 이들 오미는 두말할 필요 없이 음양오행의 원칙에 따라 인체의 생명활동을 좌우하는 실제적인 힘을 가졌다고 생각한다. 즉, 목화토금수(木火土金水)의 순으로 배속되는 산고감신함(酸苦甘辛鹹)이 각각 '수건완산연(收堅緩散軟)'의 효과를 발휘한다고 여기는 것이다.

다시금 한자들이 한 무더기 등장한 탓에 지레 쉽지 않을 거라 생각할 수 있지만, 이렇게 단 한마디로 요약한 오미 각각의 효과는 누구나 체험했기에 전혀 어렵지 않다. 가령 아직 설익은 신맛[酸味]의 대표주자 살구를 먹노라면 한 조각 깨물어 삼키기도 전에 벌써 얼굴이 수축되며 입속에 침이 고이는 수렴(收斂)작용이 나타나지 않던가? 가벼운 감기에는 얼큰한 콩나물국이 최고라는 민간요법이 성행하는 까닭은 고추의 매운맛[辛味]이 땀을 뻘뻘 흘리게 만드는 발산(發散)작용을 발휘하는 덕택 아니겠는가? 살아 숨쉬듯 파릇파릇 싱싱한 김장용 배추도 짠맛[鹹味]의 소금만 몇 차례 뿌려주면 이내 숨이 죽어 보들보들 연(軟)한 겉절이로 재탄생되지 않던가?

---

360) 淡爲五味之本 故本草不言淡

오행(五行)	목	화	토	금	수
오미(五味)	酸	苦	甘	辛	鹹
작용	收	堅	緩	散	軟

〈오미의 오행 배속 및 그 작용〉

오미(五味)의 근본인 담미(淡味)를 포함해 산고감신함담(酸苦甘辛鹹淡)의 총 여섯 가지 맛을 음양으로 구분하면, 매운맛과 단맛은 발산시키는 작용을, 담담한 맛은 스며들거나 스며나가는 작용을 해서 양에 속하고, 신맛과 쓴맛, 그리고 짠맛은 토하게 하고 설사시키는 작용을 해서 음에 속한다[361]. 이렇게 각각의 맛은 혹 수렴하게도 하고 혹 흩어지게도 하며, 혹 누그러뜨리기도 하고 혹 땅겨지게도 하며, 혹 마르게도 하고 혹 적셔주기도 하며, 혹 연해지게도 하고 혹 굳어지게도 하므로, 병의 상태에 따라 도움이 되도록 적절히 사용한다면 체내의 기 또한 조절되어 내 몸을 균형 잡힌 건강체로 만들 수 있다[362]. 일상적으로 섭취하는 여러 종류의 맛에 의해 수렴(收斂)과 발산(發散), 건조(乾燥)와 습윤(濕潤), 완급(緩急)과 연견(軟堅) 등의 상대적인 두 기운이 조정되는 게 느껴지는가? 기운이 축 늘어져 있으면 거두어들여서 모아주고, 억눌려 뭉쳐 있으면 확 흩뿌려주고, 메마르면 촉촉하게 적셔주고, 물러 터져 있으면 단단히 굳혀주는[363] 등 오미에 의한 '중용(中庸)'의 조화로운 달성이 가능하다는 걸 실감하겠는가?

서양의학의 분석적 사고에 익숙한 사람들은 혹 반문할 수 있다. 가령

---

361) 辛甘發散爲陽 酸苦涌泄爲陰 鹹味涌泄爲陰 淡味滲泄爲陽
362) 六者 或收或散 或緩或急 或燥或潤 或軟或堅 以所利而行之 調其氣 使氣平也
363) 散者收之 抑者散之 燥者潤之 脆者堅之

매운 고추를 먹고서 땀을 뻘뻘 흘리는 발산작용이 나타나는 것은 고추 속의 캅사이신[364] 성분 때문이고, 시금털털한 살구를 한 입 베어 물 때 침이 고이는 수렴효과가 발휘되는 것은 살구에 함유된 유기산(有機酸) 성분 덕택이며, 뻣뻣한 배춧잎이 소금을 친 뒤 부드럽게 숨이 죽는 것은 염분의 농도 차에 따른 삼투압 현상 탓 아니냐면서……. 맞는 말이다. 하지만 한의학의 오미 이론은 보다 간명하고 효율적이지 않은가? 복잡다단한 지식을 갖추지 않아도 되고, 달면 삼키고 쓰면 뱉는 감탄고토(甘呑苦吐)의 인간 본성에도 딱 들어맞으며, 무엇보다 하루 삼 시 세 끼 매번 접하기에 너무 쉽게 익힐 수 있지 않은가? 물론 한의학도들은 '산고감신함'의 오미가 '수견완산연'의 효과를 내는 까닭은 목화토금수의 본체가 작용 시에는 상극(相克)적인 금수목화토의 특징을 발휘하기 때문이라는 꽤 어려운 '체용(體用)'이론[365]까지 익혀야 하지만…….

　　그럼에도 불완전한 인간의 맛감각에 의존해 음식의 효능을 설명하기보다는 역시 함유된 성분에 따른 해석이 훨씬 정확하리라 여길 수 있다. 이 역시 틀린 말은 아니다. 그러나 음양오행의 원리에 입각한 한의학적 관점이 더욱 필요하고 보다 본질에 가까우며 훨씬 우수할 때도 아주 많다. 가령 누가 좋아하는 과일이 뭐냐고 물었을 때 주저 없이 '사과'라는 대답을 한다면, 사과의 성분은 대동소이할지라도 새콤달콤한 '햇부사'를 염두에 둔 탓이지 한참 떨어지는 맛의 '국광'을 말하는 게 아니지 않겠는가? '푸에라린(puerarin)'[366] 함량이 거의 같더라도 전분 알갱이가 박힌 듯 달콤한 맛의

---

364) 캅사이신(capsaicin) : 고추에서 추출되는 무색의 휘발성 화합물이다. 알칼로이드의 일종으로 화학식은 C18H27NO3이며 매운맛을 내는 성분으로 알려져 있다.
365) 五味之體 以克爲用
366) 칡뿌리에 함유된 이소플라빈(isoflavin) 계열의 성분. 한약재명 갈근(葛根)인 칡뿌리를 수입할 때 지표물질 삼아 검사하는 성분이다.

칡과 나무뿌리를 씹듯 쓴맛 나는 칡은 그 효능에 있어서 천양지차 아니겠는가?

　한의학에서 음식물이나 약재의 효능을 설명할 때 최우선적으로 고려하는 모양·색깔·성질·맛 등 소위 '형색기미(形色氣味)'는, 분명 이 시대 최고의 '관능검사(官能檢査)'[367] 항목임이 틀림없다. 특히 맛은 음식물의 가장 본질적인 특징이면서 사람이라면 누구나 공감할 수 있는 만민공통의 척도이다. 따라서 한의학에서 설명하는 '산고감신함' 오미의 '수건완산연' 작용이 어렵다면, 최소한 '신맛은 수렴하고 매운맛은 발산한다'는 '산수신산(酸收辛散)'의 원리만이라도 기억했으면 좋겠다. 이 이치만이라도 유념하며 식생활에 임한다면, 21세기 최대의 생활습관병인 '비만(肥滿; obesity)'의 예방과 치료에 많은 도움이 될 테니까……

---

367) 관능검사(官能檢査; sensory test) : 사물의 품질 등을 과학적·이화학적으로 평가하기 곤란할 때 인간의 오감(五感)에 의해 시행하는 검사. 측정에 소요되는 비용·시간·노력 및 감도(感度) 등의 점에서 유리한 경우가 많다.

45

비장
— 설사(泄瀉)

비(脾)는 맑은 기운을 위로 올리고, 위(胃)는 탁한 찌꺼기를 아래로 내린다

脾主升清 胃主降濁 비주승청 위주강탁

우선 서양의학에서 설명하는 음식물의 여정을 살펴보자. 보기만 해도 군침이 도는 산해진미를 맛있게 씹어 삼키면, 입에서 침과 뒤섞인 음식물은 약 20cm의 식도를 6~7초만에 통과해서 위에 다다른다. 위에 들어간 음식물이 3~6시간에 걸쳐 위액과 섞여 걸쭉한 죽으로 변하면 십이지장으로 진입하는데, 30cm가량의 십이지장에서는 여러 가지 효소와 담즙·췌장액 등을 분비해 단숨에 소화를 진행시킨다. 이후 5~6m 정도의 소장에서 약 4~5시간 동안 영양물질과 수분을 80%가량 소화·흡수하면, 나머지 20%의 찌꺼기는 대변의 원료가 되어 대장으로 들어간다. 이어서 2m가량의 대장에서 9~16시간 동안 수분이 흡수되면 비로소 '똥색'의 단단한 대변이 형성되는데, 항문에 쌓인 이 '된똥'이 일정량을 넘기면 변의(便意)를 일으켜 마침내 '밀어내기'가 이루어진다. 먹고 마신 음식물이 입에서 항문까지 7~8m에 이

르는 소화관을 16~27시간 동안 통과한 뒤 대변으로 탈바꿈되어 빠져나오는 것이다.

이상의 서양의학적 소견에 입각하면, 설사(泄瀉; diarrhea)는 주로 소장과 대장의 수분 흡수에 문제가 생겨 물똥 혹은 물똥에 가까운 대변을 정해진 때 없이 배출하는 것임을 알 수 있다. 원인으로는 세균·바이러스·기생충 등이 만들어낸 독소의 작용, 전반적인 소화기능의 저하, 기계적·물리적 자극, 장 내용물의 이상 발효, 장 점막의 삼투압 변화 등이 꼽히는데, 급성 설사는 식중독처럼 세균으로 인한 경우가 많고 만성 설사는 역시 소화기능의 저하로 인한 경우가 많다. 설사는 해로운 장의 내용물을 배출하려는 자기방어반응일 때가 적지 않다고 한다. 따라서 대변이 본연의 모습을 갖추지 못했다고 해서 함부로 지사제(止瀉劑)를 쓰기보다는, 탈수 방지를 위한 수분 섭취에 유념하며 의료인의 지시를 따르는 게 좋다.

한의학에서는 우리가 먹고[食] 마신[飮] 음식물(飮食物), 곧 '수곡(水穀)'의 대사과정을 '음물(飮物)'과 '식물(食物)'로 구분해 설명한다. 이 또한 '음양론'에 따라 유동형(流動形)의 '마실 것'을 양(陽), 고형(固形)의 '먹을 것'을 음(陰)으로 나누어 관찰한 것인데, 서양의학적 지식에 익숙한 사람들에게는 이해하기가 영 쉽지 않다. 아니, 거의 불가능하다. 흔히 먹은 양이 너무 적을 때를 빗대어 '간(肝)에 기별도 가지 않는다'라는 말을 하곤 하지만, 그렇다 해도 한의학에서 이야기하는 음식물의 여정에 고개를 끄덕이기란 매우 어려울 것이다. 그래도 내친걸음이니, 일단 한 번 살펴보자. 우선 먹을 것부터……

"먹은 식물(食物)이 위(胃)에 들어가 잘게 부수어지면 정미(精微)롭고 순수한 영양물질들은 먼저 간(肝)으로 보내져 '간'이 주관하는 힘줄[筋]을 움직인다. 힘줄을 자양하고 남은 농탁(濃濁)한 기운, 탁기(濁氣)는 심(心)으로 들어가 '심'이 주관하는 맥(脈)에 기운을 공급하니, 이렇게 형성된 맥기(脈氣)는 우리 몸의 기혈(氣血) 순환 통로인 경락(經絡)을 흐르게 된다. 경락의 기운은 모두 폐(肺)로 귀환하는데 '폐'는 인체의 모든 맥을 주도하는 바, 당연히 '폐'가 주관하는 피부와 터럭[皮毛] 또한 영양을 공급받는다. 이렇게 인체 내외로 영양이 충만해지면 가슴 한복판의 '전중(膻中)'368)까지 기운이 흘러 들어가고, '전중'에 쌓인 기운은 '혼신의백지(魂神意魄志)'로 요약되는 우리의 정신활동을 그야말로 '신명(神明)'나게 발휘하게끔 해준다. 이처럼 정신활동을 총괄하는 '심'과 더불어 간비폐신(肝脾肺腎)에도 '신명'이 깃들면, '전중'으로 집중된 심신합일(心身合一)의 기운은 '권형(權衡)'369)으로 거듭난다. 그리고 이 '권형'은 기운이 나오는 구멍, '기구(氣口)'370)가 되어 손목 부위에서 팔딱거리니, '진맥(診脈)'으로 생사(生死)를 가늠하는 것은 이런 까닭이다.371)"

한의사들이야 수긍하겠지만, 대다수의 사람들은 무슨 말인지 잘 모를 것이다. 경락·기혈·신명 등도 그리 친숙하지 않은 마당에 전중·권형·기구 등은 거의 생판 처음 듣는 용어이기 때문이다. 한의학 용어 자체도 생소한데, 그 생소한 용어로 듣도 보도 못한 설명까지 늘어놓고 있으니……

---

368) 경혈명(經穴名)이지만, 여기서는 양쪽 유두(乳頭) 사이의 한가운데 부위로서 우리 몸의 으뜸 기운, 종기(宗氣)가 모이는 곳을 뜻한다. 심폐(心肺)와 가깝고 정신을 신명나게 하므로, 신사(臣使)의 기관으로 기쁨과 즐거움[喜樂]이 나오는 곳(膻中者 臣使之官 喜樂出焉)이라 여겼다.

369) 저울추 권(權)과 저울대 형(衡)이 결합해 '저울'을 이르는 말로서, 사물의 경중을 재는 척도나 기준을 의미해서 으레 법(法)을 상징한다. 저울은 본디 좌우상하로 기울지 않고 바르며, 올려놓은 물건의 무게에 따라 정확히 기울기가 결정되기 때문이다.

370) 양손의 요골(橈骨) 부분 안쪽의 맥이 뛰는 부위로서 촌구(寸口)·맥구(脈口)라고도 한다.

371) 食氣入胃 散精於肝 淫氣於筋. 食氣入胃 濁氣歸心 淫精於脈 脈氣流經. 經氣歸於肺 肺朝百脈 輸精於皮毛. 毛脈合精 行氣於府. 府精神明 留於四臟 氣歸於權衡. 權衡以平 氣口成寸 以決死生.

그러나 어찌 됐든 먹고 난 이후의 과정을 알아보았으니, 기왕지사 마신 뒤의 상태까지 몽땅 살펴보도록 하자.

"마신 음물(飮物)이 위(胃)에 들어가면 정미(精微)롭고 순수한 기운이 위쪽으로 떠올라 비(脾)로 수송된다. '비'에서는 이 음료들의 정수(精髓)가 다시 폐(肺)로 들어가고, '폐'에서는 전신의 진액(津液) 통로를 조절함으로써 아래로 방광(膀胱)까지 이르게 하니, 마신 음료의 '정수'는 이로써 사방팔방으로 퍼져 간심비폐신 오장과 연관된 경맥(經脈)과 더불어 인체를 운행한다. 이렇게 우리가 마신 것들의 대사과정은 사시(四時)의 기후 및 오장의 기능상태 변화에 따라 평형을 유지하는데, 이런 '규탁(揆度)'[372]이 곧 정상적인 생리상태이다. [373]"

한의학에서 설명하는 음식물의 여정을 '음(飮)'과 '식(食)'으로 나누어 낱낱이 살펴보았지만, 대부분 무슨 말인지 여전히 아리송할 것이다. 그러나 음식물의 대사과정에 대해 이렇게 전혀 다른 관점이 있음을 안 것만으로도 충분하다. 최소한 시각만큼은 이전보다 훨씬 넓어졌을 것이기 때문이다. 물론 이렇게 넓어진 시각은 자신의 건강과 질병에 대해, 내 몸에 대해, 궁극적으로는 내 삶에 대해 이전과는 다른 새로운 통찰의 기회를 제공하며, 보이지 않던 게 보이는 만큼 훨씬 풍요롭고 충족한 삶을 이끌어낸다.

그런데 이상의 한의학적 견해로는 설사에 대한 단서가 잘 포착되지 않는다. 그렇다면 실마리는 어디서 찾아야 될까? 사실은 애써 찾을 필요 없다. 이미 알고 있기 때문이다. 43장에서 살펴본 것처럼, 서양의학의 소화기계에 해당되는 한의학의 '비위(脾胃)'는 오행 중 '토(土)'에 속하지 않던가? 흙

---

372) 헤아릴 규(揆)와 헤아릴 탁(度)이 결합된 말로서 규칙·법도·제도 등을 의미한다.
373) 飮入於胃 游溢精氣 上輸於脾. 脾氣散精 上歸於肺 通調水道 下輸膀胱 水精四布 五經幷行 合於四時五臟陰陽 揆度以爲常也.

이 물기를 쫘악 빨아들이지 못해 질척이는 셈이니, 근본적으로 설사는 모두 '비위'로부터 비롯되는 병증[374]인 것이다. 물론 '비위'를 '비(脾)'와 '위(胃)'로 나누어 철저히 책임소재를 따지면, 당연히 '비'의 탓이다. 서양의학의 비장과 췌장을 모두 아우르는 장기는 육부(六腑)에 속하는 '위'가 아니라 오장(五臟)에 속하는 '비'이기 때문이다. 또 '비위'가 음식물을 수납(受納)·소마(消磨)한 뒤, '비'는 맑은 기운을 위로 올리는 역할을 하고 '위'는 탁한 찌꺼기를 아래로 내리는 역할을 하기 때문이다[375]. 맑은 기운이 위쪽으로 올라가지 못하고 아래쪽으로 내려간 까닭에 설사가 발생[376]하는 것 아니겠는가?

설사도 굳이 구분하면, 양이 적으면서 나오는 기세가 완만해서 질질 새는 느낌이 들면 '설(泄)'이고, 양이 많으면서 나오는 기세가 막을 수 없이 급박해서 쏟아 붓는 느낌이 들면 '사(瀉)'라 했다[377]. 하지만 수양변(水樣便), 곧 물똥에 가까운 대변을 여러 번 싼다는 점은 똑같은 까닭에 으레 합칭(合稱)하기 마련인데,『동의보감』에서는 음식이 소화된 것이나 소화되지 않은 것이나 가리지 않고 모두 힘을 주지 않아도 나오면서 피곤함과 나른함을 느끼는 병증[378]이 바로 설사라고 설명했다. 한편 '이질(痢疾)'도 초기에는 설사처럼 똥을 지리게 만들면서 아랫배가 땅기고 뒤가 무지근해 사람을 아주 괴롭게 하지만, 이질은 설사에 비해 훨씬 심한 병증이며 적백색(赤白色)의 곱똥, 곧 농혈변(膿血便)이 섞여 나오는 것이 가장 큰 차이[379]라고 했다. 요즘에도 '세균성 이질'[380]에 걸렸을 때 나오는 설사는 보통 때의 설

---

374) 泄瀉之本 無不由於脾胃
375) 胃主受納 脾主消磨, 脾主升淸 胃主降濁
376) 淸氣在下則生飱泄
377) 糞出少而勢緩者爲泄 若漏泄之謂也, 糞大出而勢不阻者爲瀉 傾瀉之謂也
378) 泄瀉之證 水穀或化或不化 並無努責 惟覺困倦
379) 瀉與痢不同 痢之初作 必由於瀉 此瀉與痢本爲同類 但瀉淺而痢深 瀉輕而痢重 而皆裏急後重 逼迫惱人 赤白交下爲異

사와 확실히 다르지 않은가?

　『동의보감』에서는 여러 가지 유형의 설사를 병인(病因)에 따라 풍설(風泄)·한설(寒泄)·서설(暑泄)·식적설(食積泄)·담설(痰泄)·주설(酒泄) 등으로도 분류했고, 배변 양상에 따라 폭설(暴泄)·통설(洞泄)·구설(久泄)·활설(滑泄) 등으로도 분류했으며, 장부(臟腑)에 따라 비설(脾泄)·위설(胃泄)·신설(腎泄)·비신설(脾腎泄) 등으로도 분류했다. 모두 나름대로 의미 있는 내용이지만, 이보다는 앞서 언급했듯이 설사는 근본적으로 모두 '비위'로부터 비롯된다는 사실을 재삼 기억하는 것이 더욱 유용하다. '비위'가 건전(健全)하고 조화(調和)롭게 작용했다면 섭취한 '수곡(水穀)'이 전부 우리 몸의 에너지원인 '기(氣)'와 '혈(血)'로 변환되었을 텐데, '비위'가 여러 가지 이유로 제 기능을 발휘하지 못한 까닭에 '수(水)'는 도리어 '습(濕)'으로, '곡(穀)'은 도리어 '체(滯)'로 바뀌어 설사가 나오는 것[381] 아니겠는가?

　이렇게 완전히 소화되지 않은 '수곡'이 '습체(濕滯)'의 형태로 나오는 게 설사라는 사실을 거듭 떠올리면―상상하기 괴롭지만 질척질척 물기 가득한 똥 틈틈이 소화되지 않은 알곡 덩어리들이 선명하게 드러나지 않은가? ― 이에 대한 치료법은 명약관화하다. 물은 물대로 곡식은 곡식대로 원래 가야 할 제 갈 길을 가도록 '분리수곡(分利水穀)'의 방법을 취한 다음, 애당초 이런 사태가 발생하지 않도록 '비위'를 더욱 튼튼하게 다스리면 되기[382] 때문이다.

---

380) 이질균(痢疾菌; Shigella spp.)의 감염으로 대장·소장의 점막이 손상되어 발생하는 급성 전염병. 세균성 적리(赤痢)라고도 부르며, 복통·발열과 함께 점액·혈액이 섞인 설사를 하루에 수십 차례 정도 한다.
381) 蓋胃爲水穀之海 而脾主運化 使脾健胃和 則水穀腐熟 而化氣化血 以行營衛 若飮食失節 起居不時 以致脾胃受傷 則水反爲濕 穀反爲滯 精華之氣 不能輸化 乃致合汚下降 而瀉痢作矣.
382) 治瀉之法 先當分利水穀 次則理正中焦

46

간장
— 간(肝)

간장은 장군(將軍) 같은 기관이며, 모려(謀慮)를 담당한다

肝者 將軍之官 謀慮出焉 간자 장군지관 모려출언

간이 들어간 우리말 관용어 중 "간이 크다"라는 말은 알다시피 "겁
(怯)이 없다, 배짱이 좋다, 무서워하거나 두려워하지 않는다, 대담(大膽)하
다" 등의 뜻이다. 물론 "간이 콩알만 해졌다"는 당연히 그 반대이다. 그렇
다면 "'간담이 서늘하다'"는? 내포된 의미는 거의 같다고들 알고 있지만, 왜
쓸개[膽]까지 끌어들였으며, 또 서늘하다고 표현했을까?

오른쪽 가슴의 갈비뼈 하단 뒤쪽에 자리 잡은 간(肝臟; liver)은 인체
의 오장 중 가장 무겁고, 가장 온도가 높으며, 가장 많은 일을 하는 장기이
다. 즉, 2,500~3,000억 개의 간세포로 이루어진 간의 무게는 뇌에 버금가
는 1.2~1.5kg이고, 온도는 1분당 1,000~1,800㎖나 되는 다량의 혈액이
넘나드는 탓에 38℃ 정도이며, 하는 일은 무려 500가지가 넘어서 그 비밀
의 끝은 아직까지도 알 수 없는, 실로 미스터리의 기관이다. 또 묵묵부답으

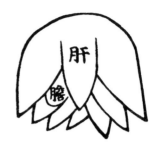

간은 전신의 기(氣)·혈(血)·진액(津液) 등을 소통창달(疏通暢達)시키는 '소설(疏泄)' 기능을 수행하고 전신의 '혈'을 총괄적으로 관장하며 온몸의 '근(筋)'을 주관한다.

로 맡은 바 소임을 다하는 탓에 병에 걸려도 특별한 증세가 잘 나타나지 않는 '침묵의 장기'이며 뛰어난 재생[383]능력을 지닌 덕에 3/4을 잘라낼지라도 곧 증식을 시작해 4개월 정도만 지나면 원래 크기를 회복하는 '불굴의 장기'이다.

　간의 주된 기능은 크게 세 가지로 구분된다. 첫째는 장내의 소화·흡수를 돕는 담즙(膽汁)을 만들 뿐만 아니라 인체에 필수 불가결한 영양소를 체내에서 사용 가능한 형태로 분해한 뒤 다시 합성하는 생산공장의 기능이다. 둘째는 유통센터의 역할을 담당해 글리코겐·지방·철·비타민 등 각종 물질들을 저장하고 있다가 필요에 따라 혈액으로 내보내는 것이다. 셋째는 거의 오물처리장이라고나 할까? 알코올·니코틴·약물 및 소화 도중에 생긴 암모니아 등 체내·외에서 비롯된 유해물질을 해독시키는 작용을 한다. 이외에도 간의 기능은 혈액응고·면역·호르몬 대사 등등 너무 많아서 일일이 다 열거하기란 불가능하다. 아무튼 이렇게 생산공장·유통센터·오물처리장을 겸비한다는 사실만으로도, 간은 인체에서 제일 복잡하고 정교한 기관이다. 인공심장·인공신장은 만들지언정 인공간장은 아직 엄두조차

---

383) 再生(regeneration) : 생물체의 신체 일부가 상실되었을 때, 그 부분을 보충하는 현상. 대개 체제가 간단하고, 계통적으로 진화의 정도가 낮을수록 강하다. 지렁이, 도롱뇽, 불가사리 등에서 많이 볼 수 있다.

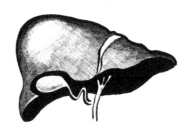

오른쪽 가슴의 갈비뼈 하단 뒤쪽에 자리 잡은 간(肝臟; liver)은 인체의 오장 중 가장 무겁고, 가장 온도가 높으며, 가장 많은 일을 하는 장기이다.

내지 못하지 않은가?

간을 주제로 삼는 만큼, 이 기회를 빌려 도무지 말도 되지 않는, 그러면서도 많은 사람들이 잘못 알고 있는 "한약은 간에 해롭다"라는 이야기의 진실을 밝혀보자. 결론부터 말하자면, 이 말은 한마디로 난센스다. 만약 한약이 간에 해롭다면, 우리들 모두는 오늘부터 당장 굶어 죽어야만 하니까……. 왜냐하면 귀에 익은 인삼(人蔘)·녹용(鹿茸)·감초(甘草) 등만이 한약이 아니라, 매일같이 식탁에 올라오는 쌀·보리·콩·밀 등의 곡물류, 배추·무·오이·시금치 등의 채소류, 쇠고기·닭고기·돼지고기 등의 육류, 조기·명태·갈치·고등어 등의 생선류, 간장·된장·고추장 및 파·마늘·소금·후추 등의 양념류 등등 일용하는 모든 양식이 죄다 한약이기 때문이다. 또한 철따라 나는 딸기·참외·수박·사과 등의 온갖 과일도 역시 한약이고, 정화수(井華水)부터 찌뿌둥할 때 몸을 담그고픈 온천수(溫泉水)까지 갖가지 물 또한 한약이다.

『동의보감』에서 한약에 대한 내용만을 모아 따로 수록해 놓은 부분, 한의학 전문용어로 '탕액편(湯液篇)'은 모두 열다섯 부분으로 나뉘어져 있다. 소위 '한약'이라고 부르는 대자연의 각종 천연물을 특성별로 분류해 수부(水部), 곡부(穀部), 어부(魚部), 과부(果部), 채부(菜部), 초부(草部) 등으로 구성해 놓은 것이다. 그리고 당연히 정화수·온천수는 수부에, 쌀·보리는 곡부에, 조기·명태는 어부에, 수박·사과는 과부에, 배추·무는 채부에, 인삼·감초는 초부에 실려 있다. 우리가 끼니때마다 거르지 않고 먹고 마시는 모든 게 한약인 것이다. 이런데도 한약이 간에 해롭겠는가? 일상적으로 섭취하는 게 전부 한약일 뿐더러, 이는 "음식이 곧 약이다"라는 말, '의식동원(醫食同源)'·'약식동원(藥食同源)'의 분명한 증거이지 않은가?

　물론 한약도 엄연한 약이기 때문에 간에 해로운 약물도 없지 않다. 자연계의 모든 천연물이 몽땅 한약인데, 간독성(肝毒性; hepatotoxicity) 없는 약물이 있을 수 있겠는가? 하지만 대다수의 한약은 방금 설명한 것처럼, 약과 음식의 구분조차 불필요할 정도로 아무런 문제가 없다. 해로운 것은 한의원에서조차 잘 쓰이지 않는 감수(甘遂)·대극(大戟) 등 몇몇에 불과한데, 이들은 2,000여 년 전의 책인 『신농본초경(神農本草經)』[384]에도 이미 '유독(有毒)'하다고 기록되어 늘 한의사의 주의를 환기시킨다. 그렇다면 일부 한약이 간에 독성을 유발한다고 해서 '한약은 간에 해롭다'고 말할 수 있을까? 행운의 상징인 네잎클로버(clover; 토끼풀)를 두어 번 찾아낸 경험만으로 모든 클로버는 잎이 네 개라고 주장해도 되는 걸까?

　최근 서양의약계의 동향은 화학적 합성 약물의 유해성을 자각·반성하며 인체에 무해한 이른바 '생약제제', 혹은 '천연물 신약' 개발에 박차를 가하는 추세이다. 그리고 그에 따른 성과로 '신약'이라 불리는 새로운 약물들이 속속 탄생해 수년 전부터 이미 시판 중이다. 재미있는 것은 이들은 거의 모두가 한약이라는 사실이다. 상품명을 직접 거론하며 예를 들면, 근래 연 매출 600억 원 이상을 돌파한 모 제약회사의 위염 치료제 '스티렌(Stillen)'은 한약재 '애엽(艾葉; 쑥)'의 추출물, 곧 한약임에 다름 아니다. 따

---

384) 중국 진한시대(秦漢時代)에 편찬된 최초의 약물학 서적.

라서 당신이 혹 양의사라면, 행여 환자에게 한약은 간에 해로우니 절대 먹지 말라고 하면서 한편으로는 한약을 처방하는 아이러니를 저질러서는 안 된다.

그런데, 실제로는 이런 '모순(矛盾)'이 아주 다반사다. 간염이나 간경화 등으로 양방내과를 방문하면, 양의사는 으레 한약은 간에 해로우니 먹으면 큰일난다고 호들갑을 떨면서도 처방전으로는 '레가론(Legalon)'을 내주기 때문이다. 본디 레가론은 한의사들의 상용 한약인 '비렴(飛廉; 지느러미 엉겅퀴)'이나 '대계(大薊; 엉겅퀴)'의 열매 추출물인데도, 제약회사에서 이들을 캡슐이나 현탁액의 형태로 생산하는 탓에 양의사들이 한약이 아닌 양약으로 오인하는 것이다. 진정 아이러니컬한 광경이지 않은가?

한자 '간(肝)'은 '육달월 변(肉=月)'에 '방패 간(干)'이 결합된 형성 문자이다. 인체 내의 병장기(兵仗器)가 곧 간이라는 의미인데, 한의학에서도 "간은 장군(將軍)과도 같은 기관으로 '모려(謀慮)', 즉 어떤 일을 꾀하는 깊은 계획과 모략(謀略)을 담당한다"[385]고 했다. 앞서 사람의 몸을 옛날의 봉건 국가에 비유했을 때, '심'은 나라를 다스리는 최고 통치자 왕이고, '폐'는 군주를 곁에서 보좌하는 정승이라고 했는데, 이번의 '간'은 국외로부터의 외적 침입을 방비하는 군대의 우두머리인 것이다. 폐가 문관(文官) 재상이라면, 간은 무관(武官) 재상이라고나 할까? 물론 장군은 힘이 강해야 할 뿐더러 지모(智謀)까지 뛰어나야 하므로, '심원모려(深遠謀慮)'는 당연히 갖추게 마련일 테고…….

간의 역할은 실로 막중하다. 우선 간은 전신의 기(氣)·혈(血)·진액(津液) 등을 소통창달(疏通暢達)시키는[386] '소설(疏泄)' 기능을 수행하는데, 흔

---

385) 肝者 將軍之官 謀慮出焉
386) 肝主疏泄

히 비위(脾胃)의 업무로 여겨지는 음식물의 소화까지도 반드시 간의 이 '소설'을 필요로 한다[387]. 또 우리들이 눈으로 보고·발로 걷고·손으로 쥐고·손가락으로 잡고 하는 것들 모두 '혈(血)'을 얻음으로써 이루어지는데[388], 이 역시 간이 전신의 '혈'을 총괄적으로 관장하는 덕택이다[389]. 혹 '혈'의 저장과 '혈'의 용도가 무슨 상관이냐고 하겠지만, 저장하는 까닭은 용도가 있기 때문 아닌가? 사람이 움직일 때는 '심'의 추동(推動)에 의해 혈이 경맥(經脈)을 운행하지만, 움직이지 않을 때라면 혈 또한 돌아가 쉴 '간'이 있어야 되지 않겠는가[390]? 아울러 간은 온몸의 '근(筋)'을 주관해서 인체의 모든 움직임에 관여함으로써 운동기능의 근본이 되며[391], 이외에 '웅혼(雄魂)'의 정신·'노여움[怒]'의 감정 및 무릎·눈·눈물·손톱 등에도 주도적인 영향력을 발휘한다[392].

이렇듯 한의학에서도 간의 기능은 한두 가지가 아니다. 여기에 오행 중 '목'의 특성을 갖는 까닭, 모양새가 삼각형 형태를 띨 수밖에 없는 이유, 야들야들한 생간이 익히면 푸석푸석하게 변하는 소이연(所以然) 등까지 더해 간의 기능을 자세히 설명하자면, 오히려 지면이 모자랄 정도이다. 그러나 간의 주된 임무는 역시 무장(武將)답게 임금을 위해 무리를 거느리고 밖의 동태를 살피는 것[393]이다. 간에 관한 우리말 관용어 또한 알게 모르게 '간'을 임전무퇴(臨戰無退)의 '장군'으로 간주하는 한의학적 이론 덕택에 생겨난 말이다.

387) 木之性主於疏泄 食氣入胃 全賴木之氣以疏泄之 而水穀乃化
388) 目得血而能視 足得血而能步 掌得血而能握 指得血而能攝
389) 肝主藏血
390) 肝藏血 心行之 人動則血運於諸經 人靜則血歸於肝臟
391) 肝主筋 人之運動 由乎筋力 運動過勞 筋必罷極 肝者 罷極之本
392) 肝藏魂 肝在志爲怒 肝主膝 肝在竅爲目 在液爲淚 其華在爪
393) 肝者主爲將使之候外

'간(肝)'은 어지간해서는 겁먹거나 무서워하지 않는다. 무엇보다 스스로가 큼지막한 '방패[干]'를 지닌 '웅혼(雄魂)'의 '장군(將軍)'인데다, 일을 도모할 때 필요한 깊은 '모려(謀慮)'까지 갖춘 탓이다. 게다가 바로 곁에는 서로 마음속을 툭 터놓고 숨김없이 친하게 사귀는 벗, 이른바 '간담상조(肝膽相照)'의 '쓸개[膽]'도 있지 아니한가? 어느 한쪽으로 치우치지 않는 아주 올바른 친구, 쓸개가 매번 결정적인 판단[決斷]³⁹⁴⁾을 해서 돕고 있는데, 그 무엇을 두려워하랴! 그럼에도 간이 오그라들어 콩알만 해지거나 간담이 서늘해지는 경우가 없지 않다. 물론 이렇게 전혀 뜻밖의 일을 당해 놀라 섬뜩해지는 것은 '놀람과 두려움', 즉 '경공(驚恐)'이 차가운 기운, '한기(寒氣)'를 불러일으키기 때문이다. 본디 오행 중 '목'의 속성을 쏙 빼닮은 장(臟)과 부(腑), 곧 간담(肝膽)은 온화한 봄날에 힘입어 새싹처럼 무럭무럭 자라야 되는데, 갑작스런 '한기'가 어린 나무의 정상적인 성장을 가로막은 것이다. 이른 봄 앙증맞은 떡잎을 내밀었다가 예상치 못한 찬 서리[霜]를 맞았다고나 할까?

　　우리말에는 한의학 이론이 참 많이 들어 있다. 군이 하이데거³⁹⁵⁾처럼 "언어는 존재의 드러남이다"라고 정의하며 어렵고 복잡하게 설명하지 않더라도, 우리 민족의 역사가 고스란히 녹아 있는 우리말 한글은 지금도 계속해서 생명을 이어가는 살아 있는 유기체임에 분명하다. 그러므로 대한국민

---

394) 膽者 中正之官 決斷出焉
395) 하이데거(Martin Heidegger; 1889~1976) : 독일의 실존주의 철학자. 대표작은 『존재와 시간Sein und Zeit』이다. 하이데거는 끊임없이 말을 하며 살아가는 인간은 엄밀하게 말해 독백이나 침묵 시에도 말을 하는 셈이므로, 언어의 형식으로 표현되지 않더라도 우리의 사고활동은 말과 함께 수행된다고 보았다. 곧, 말은 전달의 수단·표현의 도구·수용의 매체·이해의 방법으로 작용한다는 것이다. 따라서 그는 인간에게 말(언어)은 단순히 의사소통의 수단이나 도구로 소유한다기보다는 우리 자신과 불가분적인 어떤 것, 즉 존재 자체라고 하면서 "언어는 존재의 드러남이다"라고 갈파했다.

이라면 누구라도 한의학을 부정해서는 안 된다. 우리나라를 부정하고, 한글을 부정하며, 급기야는 나를 부정하는 것이기 때문이다.

47

간장
― 주상(酒傷)
술은 모든 약의 으뜸이다

酒者 百藥之長也 주자 백약지장야

이 세상에서 제일 좋은 약은 무엇일까? 진시황이 그토록 찾으려 했다던 불로초(不老草)? 신심 깊은 심마니가 산신령의 점지를 받아야 캘 수 있다는 산삼(山蔘)? 정답은 단연코 '술'이다. 그 어떤 약으로도 치유되지 않던 쓰라린 마음의 상처까지도, '주님[=酒]'의 은총만 받으면 언제 그랬냐는 듯 일순간 말끔히 해소되는 까닭이다. 물론 많이 마실 필요도 없다. 센 사람은 센 사람대로 약한 사람은 약한 사람대로, 자신의 주량을 넘어서는 딱 한 잔의 바로 그 순간부터 곧장 '접신(接神)'의 효과가 나타나기 때문이다. 고래고래 소리를 지르기도 하고 펑펑 눈물을 쏟기도 하는 나름의 주벽(酒癖)이 수반된다는 게 흠이지만, 심적 고통의 치료 방책으로 술만큼 저렴하고 용이하며 효과 또한 확실한 약은 없는 게 사실이다.

프랑스의 코냑·영국의 위스키·러시아의 보드카·일본의 사케·중국의 빼갈(고량주)·멕시코의 데킬라(용설란주) 등등의 외국산이든, 안동 소주·경주 법주·한산 소곡주·진도 홍주·전주 이강주·면천 두견주 등등의 국내산이든, 술은 모두 '에틸알코올(ethyl alcohol)' 성분을 함유한다. 쌀·밀·수수 등의 곡류로 만들었건 포도·사과·배 등의 과일로 만들었건, 또 발효시켜 만든 양조주(釀造酒)이건 증류시켜 만든 증류주(蒸溜酒)이건, 술에는 결국 에탄올 성분이 들어 있는 까닭에 체내로 들어서면 '간'을 최종 목적지로 삼는다. 그리고 누구나 갖기 마련인 자기만의 한계, 소위 '역치'[396]를 넘어서면서부터 시쳇말로 알딸딸한 '취기(醉氣)'에 휩싸인다. 적당히 마시면 흥분제·진정제·마취제·수면제 등의 바람직한 약효를 경험하지만, 과할 경우에는 지방간·간염·간경화·간암의 탄탄대로에 들어서게 되는 술! 이번에는 알코올성 간질환, 한의학적으로는 '주상(酒傷)'에 대해 살펴보자.

사발로 벌컥벌컥 들이켠 막걸리든 혀끝으로 살짝 맛본 브랜디든, 일단 술을 마시면 알코올의 20% 정도는 위에서, 나머지 80%가량은 소장에서 흡수되어 혈액 속으로 들어간다. 이후 알코올이 간문맥[397]을 거쳐 목적지 간장에 다다르면, 대기 중이던 효소(酵素)들은 곧장 '알코올 처리 시스템'을 작동시킨다. 인체의 화학공장인 간에서 알코올이 지닌 수소를 빼앗는 대신 산소를 내주는 산화과정을 진행시킴으로써 에틸알코올(C_2H_5OH) → 아세트알데히드(CH_3CHO) → 초산(CH_3COOH) → 물(H_2O)+이산화탄소(CO_2)로 이어지는 일련의 반응을 수행하는 것이다. 물에서 탄생한 술이 종내 물로 되돌아가는 셈인데, 음주에 따른 제반 육체적·정신적 변화는 이상의 과정에서 필연적으로 발생하는 '아세트알데히드'에 의해 일어난다.

---

396) 역치(閾値; threshold value) : 어떤 반응을 불러일으키는데 필요한 최소한의 자극량. 문턱 값이라고도 한다.
397) 간문맥(肝門脈; hepatic portal vein) : 간장과 장 사이의 혈관.

아세트알데히드는 유독성 발암물질인 포르말린[398]의 사촌 격에 해당할 만큼 독성이 강한 물질로서 '취기'와 '숙취'의 주범이다. 섭취한 알코올이 간에서 분해되는 와중에 생성되게 마련인 이 아세트알데히드의 혈중 농도가 차츰 높아진 결과, 교감신경계가 자극되면서 얼큰한 술기운이 야기되기 때문이다. '알코올 처리 시스템'의 공정 속도는 사람마다 다르다지만, 술꾼이 아닌 바에야 맥주 한 병(소주로는 석 잔)의 분해에는 약 3시간이 소요된다. 물론 아무리 다그쳐도 시스템의 속도가 빨라지지는 않는다. 때문에 음주량이 너무 많거나 마시는 속도가 너무 빠르면 아세트알데히드는 신났다며 온몸을 돌아다니고, 알코올 역시 간장을 무사 통과한 뒤 '혈뇌장벽'[399]의 검문을 무시한 채 뇌에까지 다다른다. 이 정도 되면 머리가 깨질 듯 아프고, 토물(吐物)을 쏟아내며, 자고 나서도 잘 깨지 않을 뿐더러 지난 밤 무슨 일이 있었는지 도통 기억나지 않는 이른바 '필름 끊김' 등의 증상들을 각오해야 한다.

기분 좋아 한 잔, 열 받아서 한 잔! 세상 누구보다 정직한 친구 술은 못 믿을 사람처럼 절대 배신·배반하지 않으니, 믿음의 은혜는 혈중 알코올 농도에 맞추어 곧이곧대로 베풀어진다. 대략 소주 반병이면 혈중 알코올 농도가 0.05%가량 되는데, 기분이 좋아지기 시작하는 이때부터는 절대 운전을 잊어야 한다. 2홉들이 소주 한 병 반 정도면 혈중 알코올 농도가 0.15%를 넘어 만취하는데, 이때에는 몸의 중심을 못 잡고서 비틀거리기 일

398) 포르말린(Formalin) : 메틸알코올을 산화해서 만든 포름알데히드의 35% 수용액. 자극성 냄새를 갖는 가연성 무색 물질로 소독·살균·방부·살충의 용도로 많이 사용한다.
399) 혈뇌장벽(血腦障壁, BBB; Blood Brain Barrier) : 혈액으로부터 뇌에 들어가는 유해 물질을 차단하는 뇌 보호 장치. 인지질(phospholipid)로 이루어진 세포막의 특성상 수용성인 화학물질은 대부분 잘 차단하지만 알콜과 같은 지용성 물질은 쉽게 통과한다.

쑤이다. 0.3%를 넘어서면 똑바로 서질 못하고, 0.5%를 넘기면 호흡중추까지 마비되어 급기야 혼수에 이르며, 1%라는 마지노선까지 건너면 아무리 술이 센 사람이라도 사망신고를 해야 한다.

알코올의 체내 대사과정을 감안하면, 원래는 사람이 술을 먹는 것이지만 때론 술이 사람을 먹는다는 게 충분히 납득된다. 주객이 전도된 이런 상황은 알코올로 인한 지방간·간염·간경화·간암 등이 낱낱이 증명하니, 내친김에 이들 알코올성 간질환에 대해서도 알아보자. 첫째, 알코올성 지방간은 한마디로 과음으로 인해 간에 지방이 많아진 것이다. 본디 간은 전체 중량의 2~5%에 해당하는 지방을 함유하는데, 지나친 음주로 간의 지방질 대사가 장애를 받은 까닭에 이보다 많은 양의 지방이 쌓이게 된 것이다. 특별히 불편한 증상도 거의 없고, 간기능 검사 수치도 대부분 정상이지만, 간에 기름이 차 있다는 상상만으로도 속이 느끼해지는 만큼 항상 절주(節酒)의 지혜가 필요하다. 둘째, 알코올성 간염은 들이부은 술 탓에 간에 지방이 침착된 정도를 넘어 염증[400]까지 유발된 상태이다. 염증의 경중(輕重)에 따라 다르지만, 이때에는 간비종대(肝脾腫大)·오심·구토 등의 위장관 증상도 잘 수반되며 간기능 검사 수치 또한 높아지는 경우가 많으니, 눈물이 앞을 가릴지라도 이 정도 되면 딱 금주(禁酒)해야 한다.

셋째, 알코올성 간경화는 간이 염증으로 종창(腫脹)된 시기를 지나 딱딱하게 굳어진, 문자 그대로 경화(硬化)된 것이다. 즉, 염증 상태가 장기간 지속되면서 간조직 내에 섬유화(fibrosis)가 발생하고, 이 섬유화가 광범위하게 진행되어 간이 정상적인 간세포 대신 단단한 결합조직(connective

---

400) 염증(炎症; inflammation) : 모든 염증은 병리학적으로 동통(pain), 발열(heat), 발적(redness), 종창(swelling), 기능장애(loss of function)라는 다섯 가지 특징을 갖는다.

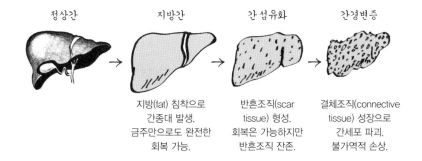

정상간	지방간	간 섬유화	간경변증
	지방(fat) 침착으로 간종대 발생. 금주만으로도 완전한 회복 가능.	반흔조직(scar tissue) 형성. 회복은 가능하지만 반흔조직 잔존.	결체조직(connective tissue) 성장으로 간세포 파괴. 불가역적 손상.

〈알코올에 의한 간 손상의 과정〉

tissue)으로 대체된 상태인 것이다. 이렇게 섬유화가 진행된 이후에는 회복되더라도 완전히 정상적인 상태로 될 수는 없어서 이미 형성되었던 반흔조직(scar tissue)은 영구히 남게 되며, 절대 되돌리지 못하는 불가역적 상황에 다다를 경우 황달·복수·정맥류 출혈·간성 혼수 등의 증상까지도 나타나게 된다. 마지막의 간암은 굳이 설명할 필요도 없다. 글자만 보더라도 간이 바윗덩어리[癌≒巖]라는 말이니, 도대체 얼마나 딱딱하게 굳으면 이렇게 표현하겠는가? 어쨌든 북망산이 코앞인 알콜성 간경화와 간암에 이르러서는 술 냄새도 맡아선 안 된다. 제삿술[祭酒]을 재촉할 요량이 아니라면, 원인 근절이 치료의 첫걸음이기 때문이다.

술[酒]은 '물 수 변(水)'에 '닭 유(酉)'가 결합된 글자라는 점에서 '유시(酉時)', 곧 오후 5시에서 7시 무렵을 지나고서 마시는 게 좋다. "낮술에 취하면 부모도 몰라본다"라는 말도 있거니와 꼭 부모를 몰라볼 만큼 분별력 없게 취하진 않더라도, 벌건 대낮에는 술 마셔서 불콰해진 모습 자체가 추태이기 때문이다. 이런 점에서라도 대부분의 사람들은 땅거미가 지기 시작하는 '유시'와 그에 뒤이은 '술시(戌時; 오후 7시~9시)'경에, 진종일의 하루 일과를 마치고서 퇴근길에 동료들과 어울려 한두 잔씩 걸치곤 한다.

한의학에서는 술을 어떻게 평가할까? 우선 엄동설한에 바닷물이 얼지 언정 술은 절대 얼지 않는 것으로 봐서 술의 성질은 뜨겁다고 했다[401]. 또 오미(五味) 중 매운맛·쓴맛·단맛을 지니고 있어서 온몸의 모든 곳—체표 는 물론 제일 높은 곳 머리까지—에 다다를 수 있다고 했다[402]. 따라서 술 은 온갖 사사로운 기운을 물리치고, 전신의 혈맥을 소통시키며, 근심을 잊 게 만들기도 때론 화를 내게 만들기도 하며, 큰소리치거나 뜻한 바를 펼치 게끔 만드는[403] 작용 등을 발휘한다. "술이 모든 약의 으뜸"[404]이라는 명백 한 증거이다. 그러나 술을 마시면 갑자기 몸을 잘 쓰지 못하고 정신이 아 득해지며 때론 사람의 본성까지도 바꾼다는 점에서 알 수 있듯이 술에는 독 (毒) 또한 있으므로, 적게 마시면 정신을 튼튼하게 하지만 과음을 일삼으면 수명을 단축시킨다[405]고 했다. 결국 술은 오곡의 진액이고 쌀누룩의 정화 로서 사람을 이롭게도 혹은 상하게도 하는[406] 양날의 칼이라는 것이다.

술의 성질을 정확히 파악하면 '주상(酒傷)'에 대한 대처법은 아주 간단 하다. 최선은 마시지 않는 것이고, 차선은 자신의 주량을 넘어서지 않을 만 큼만 마시는 것이다. 너무나 손쉬운 방법이고 누구나 알고 있는 방법이지 만, 이를 실천하기란 여간 어려운 게 아니다. 아니, 전혀 불가능하다고 해 야 맞다. 그렇다면 차차선은? 마신 뒤 얼른 게워내는 것이다. 본의 아니게 명이 깎일 정도로 과음했다면, 빨리 토해버리는 게 상책이다. 다음 날 아침

---

401) 大寒凝海 惟酒不氷 明其性熱
402) 味甘苦辛 味辛者能散 味苦者能下 味甘者居中而緩爲守 引可以通行一身之表 至 極高之分
403) 殺百邪惡毒氣 通血脈 消憂發怒 宣言暢意
404) 酒者 百藥之長也
405) 獨冠群物 人飮之便體廢神昏 易人本性 是其有毒故也 少飮壯神 過飮損命
406) 酒者 五穀之津液 米麴之華英 雖能益人 亦能損人

의 재빠른 숙취해소법을 말해 달라면? 술은 불기운을 머금은 물, 곧 '습열(濕熱)'이라는 사실에 착안해 만들어진 음식을 섭취하는 게 좋다. 차가운 성질의 북엇국이나 콩나물국은 체내의 '열독(熱毒)'을 소변으로 빼냄으로써, 그야말로 숙취[酲]를 해소[解]시키는 해장국[解酲湯]으로 안성맞춤이기 때문이다.

인간에게만 주어진 천혜의 선물, 술! 이 또한 과유불급(過猶不及)임을 명심하자!

48

신장
— 신(腎)

신장은 굳세게 만드는 작강(作强)의 기관이며, 기교(伎巧)가 이로부터 나온다

腎者 作强之官 技巧出焉 신자 작강지관 기교출언

생김새는 콩마냥·색깔은 팥마냥, 누에콩 모양(蠶豆; bean shaped)의 암적색(暗赤色) 콩팥은 횡격막 아래 등뼈 양쪽에 좌우 한 개씩 붙어 있다. 길이 10~12cm, 너비 4~6cm, 두께 3~4cm가량인 콩팥 두 개를 합해 봐야 그 무게는 250~300g에 불과한데, 오줌을 만드는 주된 책무를 위해 하루에 여과하는 혈액양은 커다란 드럼통 하나에 해당되는 180ℓ 정도이며, 콩팥은 그중 채 1%도 안 되는 약 1.5ℓ만을 혈액 찌꺼기로 간주하며 몸 밖으로 내보낸다. 이외에도 콩팥은 혈액 내 이온의 농도와 pH 및 혈압의 조절, 에리트로포이에틴(erythropoietin)이라는 조혈(造血) 호르몬 분비, 비타민 D의 합성 및 E의 활성화 등 여러 가지 중요한 역할을 수행한다. 따지고 들면 그렇지 않은 것 하나 없지만, 복잡다단한 온갖 기능을 담당하는 우리 몸의 신장 역시 신비롭고 경이로우며 탄성을 자아내게 하는 장기임에 전혀 부족

함이 없다.

신장을 주제로 선택한 만큼, 또 반드시 짚고 넘어가야 할 문제가 있다. 바로 많은 사람들이 잘못 알고 있는, "한약을 먹으면 신장이 나빠진다"라는 이야기의 진위(眞僞) 여부이다. "한약은 간에 해롭다"라는 이야기가 실로 어처구니없는 소리인 것처럼, "한약을 먹으면 신장이 나빠진다"라는 말 또한 진정 터무니없는 소리다. 일용 음식을 포함한 대자연의 모든 천연물이 몽땅 한약인데, 한약을 먹고 콩팥이 나빠진

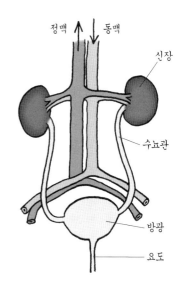

다면 우리들은 모두 만성신부전 환자가 돼야 하지 않겠는가? 그렇다면 이번에는 왜 이런 얼토당토않은 말이 나오게 되었는지 그 배경을 살펴보자.

최초의 보고는 1993년으로 거슬러 올라간다. 당시『란셋(Lancet)』이라는 유명의학잡지에 '한약 관련 신병증(CHN; Chinese Herb Nephropathy)'이란 용어를 사용한 논문[407] 한 편이 발표되었는데, 요지는 벨기에의 비만클리닉에서 약물 치료를 받던 사람들에게 '급속 진행성 간질성 신 섬유화증(Rapidly progressive interstitial renal fibrosis)'이 발생했다는 내용이었다. '살과의 전쟁'을 시도한 젊은 사람들이 중국산 약재가 포함된 체중감량제를 복용했다가 절반 가까이는 결국 투석요법[408]까지 받게 되었다는 비극

---

407) Vanherweghem JL, Depierreux M, Tielemans C, Abramowicz D, Dratwa M, Jadoul M, Richard C, Vanhaelen M. *Rapidly progressive interstitial renal fibrosis in young women: association with slimming regimen including Chinese herbs.* Lancet 1993;341:387-391.

408) 투석요법(透析療法; dialysis therapy) : 혈액 투석·복막 투석 등 인공적으로 혈액 속의 노폐물을 없애 체액의 균형을 유지하는 방법.

적인 사건! 이후 계속된 연구 결과 체중감량 처방에 들어간 '광방기(廣防己; Aristolochia fang chi)'와 '관목통(關木通; Aristolochia manshuriensis)'의 주성분은 '아리스토로킥 산(aristolochic acid)'이며, 이 유독한 '신독성(腎毒性; nephrotoxicity)' 물질이 신장의 세뇨관을 급격하게 손상시켰음이 밝혀졌다. 누가 봐도 "한약을 먹으면 신장이 나빠진다"라는 말이 나올 수밖에 없게 된 것이다.

그러나 기실은 그렇지 않다. 첫째, '한약 관련 신병증'이란 용어 자체를 잘 따져봐야 하기 때문이다. 벽안(碧眼)의 의사가 문제의 체중감량 처방에 들어간 중국산 초근목피(草根木皮)를 두고 아무 생각 없이 '차이니즈 허브'라고 표현했을 따름인데, 이걸 우리말로 번역하면 '한약'이 되는 탓에 부질없는 오해가 생긴 것이다. 미국산 약재였다면 이렇게 억울한 누명을 쓰지 않았을 텐데…… 둘째, '한약 관련 신병증(CHN)'은 최초의 보고 당시 '한약(CH)'이 '신병증(N)'을 일으킨 원인물질로 여겨져 붙여진 잘못된 명칭이기 때문이다. 방금 위에서 언급했듯이, 주범은 바로 '아리스토로킥 산' 아니던가? 따라서 이제부터라도 모호한 '한약 관련 신병증'은 정확한 '아리스토로킥 산 신병증(AAN)'으로 바꿔 불러야 마땅하다. 셋째, 그 무엇보다도 처방에 들어갔다는 약재는 '진짜 한약' '방기(防己; Stephania tetrandra)'와 '목통(木通; Akebia quinata)'이 아니라, '사이비(似而非) 한약' '광방기'와 '관목통'이기 때문이다. 이름이 비슷해서 헷갈린 탓인지 기원식물이 전혀 다른 엉뚱한 놈이 들어가 엄청난 일을 저질렀고, 그 폐해가 지금껏 이어지는 것이다.

이제 요약 정리해 보자. 1993년 최초 보고된 '한약 관련 신병증'은 현재 한의원에서 사용 중인 진짜 한약, '방기'·'목통'과는 전혀 다른 기원식물인 가짜 한약, '광방기'·'관목통'에 의해 유발된 신병증이며, 이후 연구 분석 결과 신장의 세뇨관에 손상을 일으킨 신독성 물질은 이들 사이비 한약의 주성분인 '아리스토로킥 산'으로 밝혀졌다. 따라서 '한약 관련 신병증'이란 용어는 "한약을 먹으면 신장이 나빠진다"라는 오해의 소지가 없도록 '아리스토로킥 산 신병증'으로 바뀌어야 되며, 이런 불상사를 미연에 방지하기 위해서라도 한약 복용 시에는 전문가인 한의사와의 상담을 거쳐 정확한 기원 식물 약재를 사용해야 한다. 한마디로 "약 모르고 오용(誤用) 말고, 약 좋다고 남용(濫用) 말자"라고 할까.

한의학에서는 앞서 잠깐 언급했듯이 신장(腎)이 오행 중 '수(水)'의 속성을 대표하는 장기이다. 『동의보감』·「신장문(腎臟門)」의 첫머리에 나오는 "신장은 두 개가 있는데, 그 형상은 붉은 팥이 서로 나란히 마주 대하는 모습이며, 구부정하게 등의 힘줄에 붙어 있다"[409]라는 내용만 보면 일견 서양의학에서 말하는 콩팥과 진배없는 듯싶지만, 이후 계속되는 신장의 기능에 대한 서술은 엄청난 시각차를 드러낸다. "신장은 굳세게 만드는, 소위 '작강(作强)'의 기관으로서 '기교(伎巧)'가 이로부터 나온다"[410], "신장은 '칩거(蟄居)'를 주관하는 '봉장(封藏)'의 근본으로 '정(精)'이 머무는 곳이다"[411]라고 적혀 있기 때문이다. '오줌제조공장'으로서의 이미지가 강한 서양의학적 시각으로 보면 완전히 귀신 씨 나락 까먹는 소리이지 않은가?

한자 '신(腎)'은 '육달월 부(肉=月)'에 '臤又'이 결합된 회의 문자이다. 대개 파자하면 설명이 가능했었는데, '臤又'이란 글자는 자전에 나오지 않아 풀이하기가 영 쉽지 않다. 하지만 상상의 나래만 펼치면 오히려 추론의 재미가 쏠쏠하다. 우선 인체를 봉건국가에 비유했음을 상기해서, '臤又'은 2명의 신하(臣+又), 곧 두 개의 신장을 뜻한다고 볼 수 있다. 또 "다 흙으로

---

409) 腎臟有二 形如紅豆相幷 而曲附於脊筋
410) 腎者 作强之官 技巧出焉
411) 腎者主蟄 封藏之本 精之處也

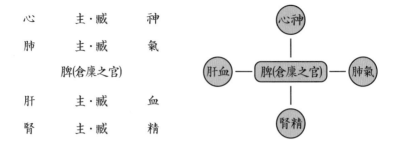

心	主·臟	神
肺	主·臟	氣
	脾(倉廩之官)	
肝	主·臟	血
腎	主·臟	精

말미암았으므로 다 흙으로 돌아가나니……"의 성경 구절에 착안해, '臣又'에 '흙 토 부(土)'를 더한 '굳을 견(堅)'의 의미로도 해석 가능하다. 신장이 굳세게 만드는 이른바 '작강(作强)'의 기관임이 보다 분명해지지 않은가? 나아가 정신적인 측면을 보다 강조하는 한의학의 특성을 감안해, '굳을 견(堅)'에 '심방변(心=忄)'을 더해 '아낄 간(慳)'[412]까지 떠올리면? 몸속 깊이 틀어박혀 '칩거(蟄居)'하면서 밀봉저장(密封貯藏)해 놓은 '정(精)'이 행여 불필요하게 낭비될까봐 아끼고 또 아끼는 짠돌이 신장의 모습이 더욱 뚜렷해진다.

앞에서 누차 살펴보았듯이, '시청언동(視聽言動)'으로 요약되는 인간의 모든 생명활동은 에너지원을 필요로 하는 바, '소천지(小天地)'인 인간은 대자연의 천기(天氣)와 지기(地氣)를 바탕으로 에너지원을 생성한다. 코와 입으로 천지의 기운을 받아들임으로써 육체와 정신이 합일된, 곧 '기혈(氣血)'과 '정신(精神)'이 상호 긴밀히 연관된 인간이 만들어지는 것이다. 이렇게 사람이 '정신기혈(精神氣血)'의 복합체임을 파악하면, 이 '신기혈정(神氣血精)'을 주관하며 저장하는 간심비폐신 오장의 모습이 확연히 드러난다. '정신'을 관장하는 '심신(心腎)'과 '기혈'을 관장하는 '간폐(肝肺)', 그리고 그 사

---

412) 夫腎臟天一 以慳爲事

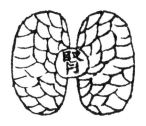

천지 대자연의 기운을 받아들여 마련한 인체 생명활동의 에너지원 중 가장 중요한 에센스(essence; 精髓)만으로 이루어지는 '정(精)'! 이 '정'을 간직하는 장기가 신장인 것이다.

이 정중앙에 위치한 창고 '비(脾)'가 일자로, 혹은 십자로 제 위치를 찾기 때문이다.

이제 신장의 베일은 완전히 벗겨졌다. 천지 대자연의 기운을 받아들여 마련한 인체 생명활동의 에너지원 중 가장 중요한 에센스(essence; 精髓)만으로 이루어지는 '정(精)'! 이 '정'을 간직하는 장기가 신장인 것이다. 당연히 동면(冬眠)하는 개구리마냥 '칩거'하면서 '정'의 밀봉·저장, 즉 '봉장(封藏)'에 힘써야 하지 않겠는가? '작강'의 기관으로서 '기교'가 나온다는 말도 그렇다. 인체가 굳세고 단단하며 튼튼해서 온갖 정교한 기술이나 솜씨를 발휘하려면, 최우선적으로 '정'이 충만해야 하지 않겠는가? 앞의 30장에서 살펴보았듯이, '정'이 충만해야 '기'가 웅장하고·'기'가 웅장해야 '신'이 왕성하며·'신'이 왕성해야 신체가 건강해서 질병에 걸리지 않으니[413], 가장 기초가 되는 '정'을 간직하는 신장이야말로 '작강'의 기관으로서 '기교'가 나오는 곳 아니겠는가?

한의학에서도 신장의 기능은 하나둘이 아니다. 무엇보다 '정'을 저장하면서 인체의 생장·발육·생식·노화에 관여하고[414], 체내의 수액과 진액,

---

413) 精滿則氣壯 氣壯則神旺 神旺則身健 身健而少病
414) 腎藏精 腎者主水 受五臟六腑之精而藏之 故五臟盛 乃能瀉

즉 수분 대사를 주관하며[415], 정상적인 호흡을 위해 '기(氣)'를 섭납(攝納)시키는 작용[416]을 한다. 또한 체내의 모든 뼈를 관장하고[417], 골수(骨髓)를 생성하며[418], 귀가 정상적인 청력을 발휘하게끔 한다[419]. 이외에도 공포의 감정[恐], 머리카락·허리 등의 건강상태 및 타액과 대소변의 상태에도 주도적인 영향력을 끼친다[420]. 여기에 응고력(凝固力)으로 대표되는 오행 중 '수'의 특성이 질량변화를 일으켜 부드러운 물로 되는 이유 등까지 따져가며 소상하게 설명하려면, 이 또한 지면이 부족할 정도이다.

---

415) 腎者水臟 主津液
416) 肺主呼氣 腎主納氣
417) 腎主骨
418) 腎生骨髓
419) 腎主耳
420) 腎在志爲恐 其華在髮 腎主腰 在液爲唾 在竅爲二陰

49

신장
— 부종(浮腫)

기(氣)가 울체(鬱滯)된 병증은 흔히 부종을 동반한다

氣鬱之病 多兼浮腫脹滿 기울지병 다겸부종창만

'부종(浮腫; edema)'이란 알다시피 몸의 어느 부위에 물이 고여 부풀어 오른 상태를 말한다. 본래 인체의 60~70%가량을 차지하는 물은 2/3가량이 세포 속에 들어 있고 그 나머지가 세포 밖에 있는데, 몸이 부을 때는 세포 밖의 물이 특히 많아지기 때문에 손가락으로 무릎 아래 정강이 부분을 누르면 움푹 들어가는 흔적이 만들어지곤 한다. 이렇게 지압(指壓)에 의해 부종을 확인할 정도면 적어도 2~3ℓ 이상의 물이 체내에 고였음을 뜻하는데, 그 이전에도 눈 주위의 부기로 몸이 부었음을 알 수 있다. 자고 난 뒤 눈두덩이 부분이 유독 붓는 까닭은 신체 중 피부의 탄력이 제일 약한 곳이 눈언저리인 탓에 물 또한 쉽게 고이는 것인데, 간혹 사람이 달라 보일 정도로 심하게 붓기도 한다.

육달월(肉=月) 변에 무거울 중(重)이 결합된 '종(肉+重=腫)'의 의미 그대로, 부종이 있으면 고인 물의 무게로 인해 몸이 무겁게 느껴지고 실제로 체중도 증가한다. 또 반지가 꼭 끼는 느낌이 들고, 신발이 작아진 것 같으며, 푸석푸석한 얼굴 때문에 화장도 잘 받지 않는다. 아울러 오줌 색이 진해지고, 양도 줄어들며, 수면 중에 소변 보느라 1~2번쯤 일어나게 되는 것도 간과하기 쉬운 부종의 초기증세이다. 이렇듯 부종은 '삶의 질'을 현저히 떨어뜨림에도 불구하고, 서양의학에서는 부종을 질병으로 간주하지 않는다. 이는 서양의학이 붓는다는 걸 가볍게 여겨서가 아니라 의학관이 그렇기 때문이다. 즉 서양의학에서는 부종이 어떤 질병이 있을 때 그 질병에 수반되어 나타나는 '증상'[421]이나 '징후'[422]일 뿐, 질병 그 자체는 아니라고 생각한다.

　서양의학은 '질병의 유무'에 천착하는 의학이다. 근래에 많이 바뀌고는 있지만, 아직도 의학관·질병관의 주류는 16세기 무렵부터 현미경의 발명과 더불어 확고하게 자리 잡은 세균병리학설인 것이다. 즉, 서양의학에서는 증상이나 징후의 이면에는 반드시 질병이라는 실체가 있다고 전제한 뒤, 이 질병을 찾아내 축출함으로써 건강을 되찾는다는 관점이다. 대개 '만민공통'의 입장에서 숱한 검사를 시행한 후 항생제 투여를 해결책으로 삼는 것이다. 반면에 한의학은 '건강의 여부'에 집중하는 의학이다. 21세기를 살아가는 만큼 세균과 바이러스의 실체를 인정하면서도, 여전히 의학관·질병관의 주류는 2,000여 년 전부터 확립된 사고 ― "내 몸에 바른 기운이 충만하면 삿된 기운이 침범할 수 없다"[423] ― 에 비중을 두는 것이다. 즉, 한의학에서는 증상이나 징후를 각자의 건강에 포커스를 맞추어 판단한 뒤, 혹

---

421) 증상(症狀; symptom) : 환자가 주관적으로 자각하며 호소하는 것.
422) 징후(徵候; sign) : 의사가 진찰 시 객관적으로 파악하는 것.
423) 正氣存內 邪不可干

건강치 못한 '병증(病證)'이라 인식되면 이 병증을 해소시킴으로써 건강한 사람으로 되돌려놓는다는 관점이다. 으레 '각인각색'의 입장에서 개개인의 특성을 파악한 후 취약점 보강에 힘쓰는 것이다.

이러한 한·양방의 관점에 따른 특성을 단순하게 도식화하면, 사람은 결국 세 가지 유형으로 나뉜다. 서양의학에서는 질병 유무에 따라 병이 있는 사람과 없는 사람으로 구분하고 한의학에서는 건강 여부에 따라 건강한 사람과 건강하지 못한 사람으로 구분하지만, 두 의학을 아우르면 병도 없을 뿐더러 건강한 사람, 병은 없다지만 건강하지 못한 사람, 병도 있으면서 건강까지 좋지 않은 사람으로 나뉘는 것이다. 서양의학과 한의학의 관점을 나타내는 막대그래프가 각각 좌우로 치우친 것을 두고 혹 공평하지 않다고 여길 수 있지만, 사실 질병은 건강에 비해 훨씬 협의의 개념이기에 오히려 당연하다. 나는 몸이 불편해 죽겠는데, 병원에 가면 온갖 검사를 시행하고서도 아무런 병이 없다면서 고작 '신경성'이란 꼬리표만 달아주는 경우가 비일비재하지 않던가? 아무튼 이 한·양방 혼합 관점은 치료방법을 선택할 때 특히 유용하다. 병도 없으면서 건강한 사람은 논외이고, '무 질병+불 건강'의 사람은 한방 치료를, '유 질병+불 건강'의 사람은 한·양방 병행 치료를 시행하면 되기 때문이다.

無 질병		有 질병	서양의학적 관점(질병의 有無)
건강		不건강	한의학적 관점(건강의 與否)
無질병+건강	無질병+不건강	有질병+不건강	한·양방 혼합 관점
치료 불필요	한방 치료	한·양방 병행치료	적절한 치료방법

다시 부종으로 되돌아와서, 일반적으로 부종은 물이 고인 부위에 따라 국소성(局所性)과 전신성(全身性)으로 구분한다. 국소성 부종은 염증이나 종양 등으로 인해 그 주위의 혈관이 압박을 받음으로써 혈관 속의 물이 밖으로 빠져 나오기 때문에 생기는데, 모기에 물리거나 벌에 쏘였을 때를 생각하면 금방 이해가 된다. 반면 전신성 부종은 심박출량의 감소 등 여러 가지 요인이 체내 나트륨(염분)의 증가를 유발하기 때문에 몸이 전체적으로 붓는 것인데, 나트륨이 많으면 물을 끌어당기는 힘이 커져서 물이 쉽게 고이는 탓이다. 툭하면 붓는 사람에게 짠 음식 피하라고 조언하는 것도 이런 까닭이다. 어쨌든 이렇게 몸이 전체적으로 부어 오르면 흔히 신장질환을 그 원인으로 생각하는 경향이 많다. 물론 신장은 나트륨의 재흡수를 조절하는 등 인체의 수분대사를 주관하는 장기이므로, 신장에 문제가 생기면 확실히 붓는 경우가 많은 게 사실이다. 그러나 부종은 심장질환, 간장질환, 내분비질환, 그리고 요사이는 보기 드문 영양실조 등에 의해서도 발생하니, 정확한 진단 없이 이뇨제의 복용만으로 부종을 해소하려 해서는 곤란하다.

한편 아무리 복잡·정밀한 검사를 할지라도 신장·심장·간장 및 내분비계의 질환이 발견되지 않으면서 붓는 경우도 있다. 서양의학에서는 붓는 원인을 도대체 알 길이 없다고 해서 이를 '특발성(特發性; idiopathic) 부종'이라고 일컫는다. 주된 증상은 어딘지 모르게 부은 듯한 느낌을 갖는 것인데, 아침에는 얼굴과 손이, 저녁에는 복부와 발이 많이 부으며, 하루 중의 체중 변화가 심해 조석(朝夕)으로도 1.4kg 이상 차이가 난다. 물론 이럴 때는 두 말할 필요 없이 한방 치료를 모색해야 한다. 특발성 부종이야말로 병은 없다지만 건강은 좋지 않은, '무 질병+불 건강'의 대표적 사례이지 않겠는가?

한의학에서는 몸이 붓는 것을 '부종(浮腫)', '수기(水氣)', '수창(水脹)', '부종(附腫)' 등으로 칭한다. 본디 부종은 물이 몰려서 생긴 병증[424]이므로,

이들 용어는 모두 물 기운[水氣]에 의해 살가죽이 늘어난 듯[脹=肉+長]·살이 더 붙은 듯[胕=肉+付]·몸이 무거워진 듯[腫=肉+重] 등등 부었을 때의 느낌을 그대로 표현한 것이다. 구체적인 증상에 대해서는, 부종이 있을 경우 아래 눈꺼풀에서 가장 먼저 부기가 나타나고[425], 피부간에 물이 흘러 넘친 탓에 생긴 것이므로 손으로 눌렀을 때 움푹 들어가는 흔적을 만들어내며, 소변량이 줄면서 색이 진해지고 피부가 얇어져 번들번들하다[426]고 설명했다.

한편 서양의학에서는 주로 신장과 심장의 이상으로 부종이 발생한다고 여기는 것과 달리, 한의학에서는 인체의 수액(水液)대사에 관여하는 비·폐·신(脾·肺·腎)의 기능이 조화롭게 작용하지 못한 까닭에 부종이 생긴다[427]고 파악한다. 근본적으로는 오행 중 '수(水)'에 속해 '수장(水臟)'이라 일컫는 '신'의 문제가 가장 크지만, 체내의 모든 변화는 '기'에 의해 이루어지므로 전신의 '기'를 총괄하는 '폐'의 영향도 무시 못하며, 흙이 물을 빨아들이듯 적절히 제어해야 함에도 불구하고 '토극수(土克水)'의 작용을 제대로 행하지 못한 '비토(脾土)'에도 원인이 있다[428]고 본 것이다.

『동의보감』에서는 부종을 그 양태에 따라 '풍수(風水)'·'피수(皮水)'·'황한(黃汗)' 등으로도 구분했고, 오장(五臟) 별로 나누어 '간수(肝水)'·'심수(心水)'·'비수(脾水)' 등으로도 구분했으며, 원나라 때의 명의(名醫) 주진형(朱震亨)[429]의 주장을 좇아 '음수(陰水)'와 '양수(陽水)'로도 구분했다.

---

424) 浮腫(胕腫)者 聚水而生病也
425) 諸有水氣者 微腫先見於目下也
426) 溢於皮膚 按之陷下 泥而不起也 小便澁黃 皮薄而光
427) 凡水腫等證 乃脾肺腎 三臟相干之病
428) 蓋水爲至陰 故其本在腎 水化於氣 故其標在肺 水惟畏土 故其制在脾
429) 주진형(朱震亨, 1281~1358) : 원나라 때의 유명한 의가. 자(字)는 단계(丹溪). 『격치여론(格致餘論)』, 『단계심법(丹溪心法)』, 『본초연의보유(本草衍義補遺)』등을 저술했다.

또 부종의 치료법에 대해서는, 오미(五味)의 약성(藥性)에 따라 매운맛으로 흩어주고 쓴맛으로 배설시키며 담담한 맛으로 스며나가게 할 것도 제시[430] 했고, 부종의 부위에 따라 허리 이상이 부으면 땀으로 해소시키고 허리 이하가 부으면 소변으로 해소시킬 것도 제시[431]했으며, 무엇보다 부종 치료의 대원칙으로서 '인체의 기운, 특히 중앙의 비토(脾土) 기운을 북돋아 수습(水濕)을 순행시키고 소변이 잘 나오게 할 것'도 제시[432]했다. 모두 중요한 내용이지만 번잡한 면도 없지 않으니, 부종 역시 40장의 '천식(喘息)'처럼 명나라 때의 명의 '장개빈'의 견해를 따르는 게 좋다.

'경악(景岳)'[433]은 복잡다단한 천식을 '실천(實喘)'과 '허천(虛喘)' 딱 두 가지로 구분하듯, 부종 또한 '기분(氣分)'의 부종과 '수분(水分)'의 부종만으로 구분했다. 그는 '기(氣)'와 '수(水)' 두 글자만으로 모든 설명을 할 수 있다[434]면서 '기분(氣分)'의 부종은 공기주머니를 눌렀을 때처럼 손으로 눌렀다 떼면 곧바로 회복되는 것이고, '수분(水分)'의 부종은 물이 '기육(肌肉)' 속에 든 양상이 술지게미나 진흙과 같아서 눌렀을 때 움푹 들어가 나오지 않는 것이다[435]라고 했다. 치료는 더욱 요점만을 콕 찍어, 비록 부종이 물이 몰려서 된 병증이므로 부종을 치료하려면 반드시 '물(水)'을 다스려야 하지만 물을 다스리려면 먼저 '기(氣)'부터 다스려야 한다[436]고 주장했다. 어떤가? 한의학의 정곡을 찌르는 말이지 않은가? "기가 울체된 병증은 흔히 부

---

430) 治浮腫 宜以辛散之 以苦泄之 以淡滲利之
431) 諸有水者 腰以下腫 當利小便 腰以上腫 當發汗乃愈
432) 治腫脹大法 宜補中行濕利小便
433) 장개빈의 호.
434) 惟在氣水二字 足以盡之
435) 病在氣分者 隨按而起 如按氣囊也 病在水分者 必按之窅而不起 此其水在肉中 如糟如泥
436) 治腫者 必先治水 治水者 必先治氣

종을 동반한다"[437]는 사실까지 떠올리면, 정말 너무도 정확한 치료법이지 않은가? 내 온몸을 두루 돌면서 생명을 유지시켜 주는 '기'[438]! 때문에 한편으로는 만병의 근원이기도 한 '기'[439]!

부종에 관한 한·양방적 관점을 이해하고 나면, 퉁퉁 부어오르지 않는 비법은 명약관화하다. 우선 모든 부종은 체액의 순환이 좋지 않아 발생하는 것인 만큼, 심각한 질병에 의한 부종이 아닌 바에야 적극적인 운동으로 혈액순환의 촉진을 도모하는 것이다. 또 부종에는 짠 음식을 피해야 하므로 소금 대신 식초로 간을 맞추는 지혜를 발휘[440]하는 것이다. 아울러 수분 섭취를 줄이는 것도 한 방법이니, 들이켜는 물의 양을 정상 성인의 1일 평균 소변 배설량과 거의 비슷한 1,200~1,500cc 정도로 제한하는 것이다. 이 정도만 유념하면, 부종은 어지간해서는 일어나지 않는다. 또 설혹 부종이 발생했다 할지라도, 더 이상 악화되지는 않는다.

---

437) 氣鬱之病 多兼浮腫脹滿
438) 周流乎一身以爲生者 氣也
439) 諸病皆生於氣
440) 凡水腫 惟忌鹽 若無以爲味 以醋少許 調和飮食

50

허리
── 요통(腰痛)

요통은 모두 신허(腎虛)에 속한다

腰痛總屬腎虛 요통총속신허

신체의 상하를 연결하는 부분, 허리는 '육달월 변(肉=月)'에 '중요할 요
(要)'가 결합된 한자 '요(腰)'의 의미 그대로 인체에서 가장 긴요(緊要)한 부분
이다. 야구에서 마운드를 원활하게 운용하려면 선발과 마무리를 이어주는
중간계투요원의 활약이 필수적이듯, 내 몸을 마음껏 힘차게 움직이려면 상
체와 하체를 이어주는 허리가 튼튼해야 하는 법이다. 그런데 이토록 중요
한 허리가 편치 못해 일상생활에 어려움을 겪는 사람들이 너무도 많다. 인
간이 직립보행을 하면서부터 숙명적으로 앓게 되었다는 요통[441]! 이 운명적
고통에서 벗어날 방법은 없는지, 이번에는 허리 건강의 해법을 찾아보자.

허리가 아프다는 '요통' 하면 일반인들이 가장 쉽게 떠올리는 것은 디

---

441) 요통-(腰痛; lumbago; low back pain) : 허리가 아픈 증세를 통틀어 이르는 말.

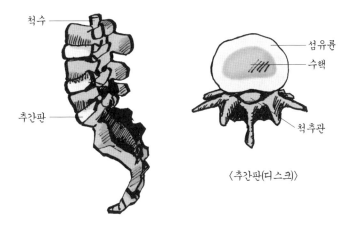

척수

섬유륜
수핵

추간판

척추관

〈추간판(디스크)〉

스크, 정확한 서양의학적 병명으로는 요추간판탈출증[442]이다. 그러나 소위 디스크 등과 같이 허리뼈를 구성하는 기질적(器質的)인 조직의 이상으로 요통이 생기는 경우는 전체의 10% 정도에 불과하니, 대부분은 허리뼈를 지탱하는 근육과 인대에 영향을 주는 과로나 자세불량처럼 간과하기 쉬운 허리 섭생(攝生)의 불량에 의해 발생한다. 특히 자세는 요통과 불가분의 관계에 있으므로, 튼튼한 허리를 지니기 위해서는 일상활동에서 요구되는 가장 기본적인 네 가지 자세, 즉 앉기·서기·물건 들기·눕기를 취할 때 어떤 자세가 좋은지를 이해하고 습관화시켜야 한다. 그럼 우선 올바른 자세에 대해 그 대강의 요지를 알아보자.

먼저 앉아 있을 때는 허리를 펴고 다리를 서로 걸치며 목을 바로 세운 자세가 좋다. 간혹 겸손하게 보이려고 머리 숙여 웅크리거나 등을 구부정하게 구부리는 사람도 있는데, 이런 자세는 대인관계에는 혹 유리할지 몰

442) 요추간판탈출증(腰椎間板脱出症, Hernation of Intervertebral Disk of L-spine) : 허리뼈와 허리뼈 사이에서 완충작용을 하는 추간판(디스크)이 어떤 이유로 밀려나옴으로써 척추강 안을 지나가는 신경을 눌러대는 까닭에 허리·엉치·다리 등에 신경통이 야기되는 것.

라도 허리 건강에는 전혀 도움이 되지 않는다. 또 서 있을 때는 한쪽 발이 다른 발보다 약간 앞으로 나오도록 하면서 무릎을 살짝 굽히는 것이 좋다. 기합이 잔뜩 들어간 군인의 '차려' 자세를 취하는 것은 허리의 S자형 굴곡을 더욱 심화시키는 아주 나쁜 자세이기 때문이다. 셋째로 물건을 들 때는 허리보다는 다리의 힘을 많이 이용하는 것이 좋다. 혹 허리가 삐끗한 요추염좌[443]로 고생했던 경험이 있는 사람은 허리만 숙여 앞으로 구부정한 채 물건을 드는 게 얼마나 위험천만한 행동인지 잘 알 것이다. 그리고 모든 일이 끝나고 집에 가서 누워 쉴 때에는 무릎 뒤의 오금 밑에 베개를 집어넣거나 새우잠을 자듯 옆으로 모로 눕는 게 좋다.

한편 허리를 튼튼히 하려면 이상의 올바른 자세와 더불어 신발에도 주의를 기울여야 하는데, 하이힐과 슬리퍼는 특히 허리 건강에 해로우므로 되도록 신지 않아야 한다. 하이힐은 허리에 압력을 가중시키고 아킬레스건까지도 짧아지게 만들어 걸음걸이를 이상하게 변화시킬 소지가 많다. 또 슬리퍼는 하이힐과 정반대로 굽이 전혀 없어 편할 것 같지만, 지나치게 발가락을 조이게 만들어 자연스런 보행에 악영향을 준다. 이런 이유로 가장 바람직한 신발은 뒷굽이 통째로 연결된 5cm 이하 높이의 운동화인 셈인데, 아무래도 직장 등에서 운동화 신고 근무하기는 어려울 터이니 뒷굽이 적당히 높아 편한 구두를 고르는 게 좋다.

한의학에서는 등허리, 요척(腰脊)이야말로 인체의 가장 큰 관절[444]이라 했다. 우리의 온몸은 허리의 작용을 빌려 구부렸다 폈다 하면서 움직일 수 있다[445]는 것이다. 그런데 허리는 오장 중 신(腎)이 자리잡은 곳이기도

---

443) 요추염좌(腰椎捻挫, sprain of lumbar spine) : 허리뼈 주위의 근육이나 힘줄이 늘어나거나 파열되어 발생하는 요통.
444) 腰脊者 身之大關節也
445) 腰者 一身所恃以轉移開闔者也

해서, 허리를 잘 돌리지 못하면 신의 기운, 곧 신기(腎氣)가 쇠약해진 징후446)라고 여겼다. 인체의 모든 부위는 모두 유기적으로 밀접하게 관계된다고 파악하는 한의학적 관점은, 허리 또한 단순히 상체와 하체의 연결부위에 불과한 게 아니라 신(腎)의 건전(健全) 여부가 외부로 드러나는 곳447)이라고 해석하는 것이다. 이렇게 허리는 신이 주관하는 부위라고 보는 까닭에, 한의사들은 요통은 반드시 신이 허약(虛弱)해진 이후에 그 틈을 타고 삿된 기운이 침입한 결과 발생한 병증448)이라고 인식한다. 허리를 아프고 불편하게 만드는 여러 가지 내·외부적 요인이 있지만, 기본적으로 "요통은 모두 신허(腎虛)에 속한다"449)라고 판단하는 것이다.

『동의보감』에서는 '십종요통(十種腰痛)'450)이라 해서 요통을 원인과 증상에 따라 모두 열 가지로 분류했다. 가령 무거운 걸 들다가 허리를 상했거나 삐끗하며 접질렸거나 높은 데서 떨어져 생긴 요통은 '좌섬요통(挫閃腰痛)'451)이고, 넘어졌거나 부딪쳐 피가 맺혀서 생긴 요통은 '어혈요통(瘀血腰痛)'452)으로서 그 통증이 낮에는 덜한 반면 밤에는 더한 특징이 있으며, 찬 기운 곧 한사(寒邪)가 침범해서 허리를 움직이기 어려운 요통은 '한요통(寒腰痛)'453)으로서 뜨겁게 하면 통증이 줄다가도 차갑게 하면 다시금 통증이 나타난다고 했다. 또 지대가 낮고 습한 곳에서 오래 지내거나 비와 이슬을 맞아 허리에 돌을 매달아놓은 것처럼 무겁고 아프며 얼음같이 차가운

---

446) 腰者 腎之府 轉搖不能 腎將憊矣
447) 腰者 腎之外候
448) 腎主腰 諸經貫於腎 絡於腰脊 雖外感內傷種種不同 必腎虛而後邪能湊之
449) 腰痛總屬腎虛
450) 腰痛有十 有腎虛 有痰飮 有食積 有挫閃 有瘀血 有風 有寒 有濕 有濕熱 有氣 凡十種
451) 擧重勞傷 或挫閃墜落以作痛 挫閃腰痛也
452) 跌撲墜墮 以致血瘀腰痛 晝輕夜重者 是瘀血痛也
453) 寒傷腎經腰痛 不能轉側 見熱則減 遇寒則發

느낌이 드는 건 '습요통(濕腰痛)'[454]이고, 평소 고량진미(膏粱眞味)를 탐하는 사람에게 많이 나타나는 요통으로서 걸어다니는 기상청마냥 흐린 날씨에 통증이 나타나는 것은 '습열요통(濕熱腰痛)'[455]이며, 마음먹은 일이 뜻대로 되지 않아 기가 울체(鬱滯)되어 생긴 요통은 '기요통(氣腰痛)'[456]이라고 하는 등등. 그러나 허리는 신의 거처 공간인 만큼, 임상적으로 가장 중요하고 가장 많이 나타나는 경우는 역시 '신허요통(腎虛腰痛)'[457]이다.

신허요통은 한마디로 쑤시는 듯이 아파 오는 욱신거림이 좀체 가시지 않는 요통[458]이다. 환자들은 흔히 밤에 잠을 푹 자고 일어나서도 허리가 뻣뻣하다고 느끼고, 2~3시간만 서다 걷다를 반복해도 허리가 빠져나갈 듯 아파서 괴로워하기 일쑤이다. 또 다리에 힘이 빠져 걷기를 무척 힘들어하고, 걸핏하면 귀에서 웅웅 매미 우는 소리가 나며, 시쳇말로 정력도 약하다. 따라서 요추간판탈출증에 수반되기 마련인 다리로의 방산통(放散痛)도 없고, X-ray 소견상 큰 이상이 없음에도 불구하고 늘 허리가 뻐근하게 아픈 사람, 특히 남성은 한 번쯤 이 신허요통을 의심해 봐야 한다.

그럼 요통의 대다수를 차지하는 신허요통의 원인은 무엇일까? 한의학에서는 다름 아닌 '방노(房勞)'라 했다. '방노', 곧 성관계가 신을 손상시키는 주범[459]이라는 것이다. 즉 성행위로 신에 밀봉저장해 놓은 정(精)을 소모시킨 결과 정혈(精血)이 부족해져 힘줄을 자양하지 못하는 까닭에 허리가 은은히 아프게 된다[460]는 말이다. 물론 이를 서양의학적 시각으로 보면

---

454) 濕腰痛 久處卑濕 雨露浸淫 腰重痛如石 冷如氷

455) 濕熱腰痛 平日膏粱厚味之人 腰痛 皆是濕熱陰虛 遇天陰或久坐而發者是也

456) 凡人失志 則心血不旺 不養筋脈 氣滯腰痛 不能久立遠行

457) 腎虛腰痛者居多

458) 腎虛者 疼之不已者是也

459) 房勞傷腎

460) 房慾傷腎 精血不足養筋 陰虛悠悠痛

수긍하기 어려울 수도 있다. 1회의 성교로 소모되는 총 에너지량을 환산하면 6~7Kcal에 불과하다지 않은가? 또 남성이 쏟아 내는 정액이래야 80% 이상의 수분과 약간의 유기물질, 그리고 단백질 등이 혼합된 액체일뿐더러, 그 양도 고작 5~6ml 남짓이라지 않은가?

그런데 서양의학에서 분석한 성행위 시 남성의 성반응 — 온몸의 광범위한 혈관충혈과 특유의 근육긴장·180 이상에 달하는 심박수·혈압 상승 (평상시의 수축기 때보다 40~100mmHg, 확장기 때보다 20~50mmHg)·호흡 촉박에 따른 과도호흡·자율신경 흥분에 의한 발한 반응 및 피부 홍조(紅潮) 등 — 을 곰곰 생각하면, 그렇게 의아할 일이 아니다. 생각해 보라! 몸은 잔뜩 굳어져[근육 긴장] 간간이 경련을 일으키고, 전신의 핏줄은 터질 듯이 팽창되며[혈관 충혈], 비 오듯 흐르는 땀에 뒤범벅된[발한반응] 상태에서 쿵쾅대는 가슴을 부여잡고 가쁜 숨을 몰아쉬고는[심박수 증가와 과도호흡], 시뻘겋게 달아오른[피부 홍조] 고혈압[혈압 상승]의 남성을……

성행위는 무척 고된 육체노동이다. 이런 까닭에 몇 방울 되지 않는 정액을 배출하며 몇 칼로리 되지 않는 에너지를 소모한다는데도, 성관계가 유인(誘因)이 되어 급작스레 사망하는 성교사(性交死)[461], 속칭 복상사(腹上死)도 생기는 것이다. 양방에서는 또 복잡다난한 원인별 병리기전을 들며 여러 가지로 설명하겠지만, 쉽게 말해 성행위로 정을 빼앗겨 기가 끊어진 때문[462] 아니겠는가? 서양의학에서는 으레 신체의 온갖 변화상을 기계적으로 수치화·계량화 — 확실히 장점도 많다 — 하곤 하지만, 사람이 기계는 아니지 않은가?

원인만 알면, 치료법은 간단하다. 성행위가 요통의 단초인 만큼 성행

---

461) 성교행위가 유발요인으로 작용해서 성교 중, 혹은 성교 후에 발생하는 내인적 급사.
462) 交合精奪 氣絶或死

위를 자제하면 되는 것이다. 과음으로 생긴 병은 최우선 술을 끊어야 하듯, 신허요통은 무엇보다 '정'의 보존이 필요하기 때문이다. 이런 까닭에 한의학에서는 정이야말로 우리 몸의 근본이니, 항상 욕망을 절제해서 정을 저축[463] 할 것을 강조했다. 그렇다면, 이미 정이 많이 소모되어 허약해진 신은 어떻게 해야 할까? 이 역시 간단하다. '보신(補腎)'하는 약물과 음식으로 '신허(腎虛)'한 상태를 교정하면 되는 것이다. "모자라면 보충하고 가득 차면 깎아낸다"[464]라며 중용을 추구하는 것이 한의학 치료법의 최근간이지 않던가?

약물은 한의사의 몫이니 일반인들은 음식섭취에만 신경 쓰면 되는데, 『동의보감』에서는 쌀·보리·조·콩·기장, 소위 '오곡'[465]의 섭취와 함께 밤·호두·참깨 등을 권유했다. 값이 비쌀 뿐더러 구하기도 힘든 무슨 희귀하고 진귀한 '보신' 식품이 특별히 따로 있는 게 아니라 시쳇말로 삼시 세 끼 먹는 밥이 보약이라는 것이다. 여기에 응용의 지혜를 살짝 발휘해, 밥은 이왕이면 여러 가지 곡물을 섞은 잡곡밥으로, 반찬은 콩나물·두부·된장·청국장 등 콩 종류 반찬 및 전통 발효음식으로, 간식은 흔히 명절 때 먹는 견과류(堅果類) 등으로 식단을 꾸민다면 금상첨화일 것이다.

올바른 자세, 적당한 뒷굽의 신발, 적절한 음식물의 섭취, 절제 있는 성생활! 이 네 가지를 지혜롭게 지켜나간다면 허리 아파서 고생할 경우는 거의 없다. 활기찬 생활을 위해 허리 섭생에 더욱 주의를 기울이도록 하자!

---

463) 精爲身本 節慾儲精
464) 虛則補之 實則瀉之
465) 오곡(五穀) : 다섯 가지 주요 곡식. 시대·식생활·지역에 따라 종류가 조금씩 다른데, 우리나라에서는 흔히 쌀·보리·조·콩·기장을 오곡이라 부른다. 한의학에서는 "세상의 모든 음식물 중 오곡만이 바른 맛을 지닌다(世間之物 有五穀 得味之正)"라고 하며 담담한 단맛(甘淡味)의 오곡이 인간에게 가장 좋은 음식이라 했다.

51

자궁
— 월경(月經)

여성의 병을 치료할 때에는 마땅히 월경부터 다스려야 한다

治婦人之病 當以經血爲先 치부인지병 당이경혈위선

여성은 10대 초의 초경(初經) 때부터 40대 말 혹은 50대 초의 폐경(閉

經) 때까지 근 40년 동안 달의 삭망주기(朔

望週期)[466]에 가까운 평균 28일을 주기로 월

경을 되풀이한다. 물론 월경은 정상적인 여

성에게 일어나는 지극히 생리적인 현상이다.

자궁(子宮; uterus)에서 매달 수정란의 착상

을 위해 잔뜩 부풀려놓은 자궁 내 점막을 수

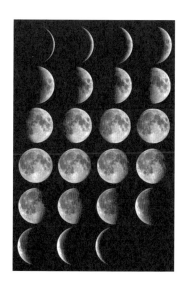

---

466) 음력(陰曆)은 달이 차고 기우는 가시적 움직임을
시간의 단위로 삼은 역법(曆法)이다. 이 음력에서 비롯
된 '삭망주기'는 초승달에서 보름달까지, 그리고 다시
보름달에서 초승달까지의 기간인 29.53059일이며, 이
를 흔히 1달이라 한다.

정이 이루어지지 않자 자연스레 탈락시킨 것이기 때문이다.

월경전증후군(月經前症候群; PMS; premenstrual syndrome)은 여러 가지 신체적·정서적·행동적 증상들이 월경 주기에 따라 반복적으로 나타나는 현상이다. 가임기(可姙期) 여성의 절반 정도가 경험한다는 이 증후군의 증세는 알려진 것만도 150여 가지가 넘는데, 주된 증상은 우울·불안·초조·긴장·짜증·피로감·유방통·두통·어지러움·부종·집중력 저하 등이다. 대개 월경 4~10일 전에 나타났다가 월경 시작과 함께 호전되는 게 보통이지만, 5%가량은 그 정도가 너무 심해 일상생활조차 힘들어한다. 배란과 연관된 여성호르몬의 변화가 크게 작용했으리라 여길 뿐 원인 불명이므로 치료는 대증요법에 의존할 수밖에 없다.

한편, 월경곤란(月經困難; dysmenorrhea)은 한마디로 생리통이다. 월경 때 으레 수반되는 메스꺼움·구토·피로감·요통·어지러움·설사·두통 등의 전신증상도 고통스럽지만, 가장 참기 힘든 것은 불필요한 점막을 배출하려는 자궁의 수축 및 경련에 의해 발생하는 통증이기 때문이다. 조사통계에 따라 적게는 15%에서 많게는 85%가 겪는다는 이 월경곤란, 즉 생리통은 골반 내에 통증을 일으키는 원인질환의 유무에 따라 흔히 원발성 생리통과 속발성 생리통으로 구분한다.

원인질환이 없는 원발성 생리통은 대개 젊은 미산부(未産婦)에게 많다. 아무런 질환이 없으면서도 자궁의 입구가 좁은 까닭에 월경혈을 밀어내려는 자궁의 움직임 자체를 통증으로 느끼는 것인데, 한 가지 이상의 전신증상이 동반되고, 경련성 통증이 있을지라도 3일 이상 지속되지 않으며, 아픈 곳을 압박하거나 몸의 자세를 바꾸면 통증이 훨씬 완화된다는 특징이 있다. 다행히 80~90%는 분만 후 저절로 소실되니, 이는 만삭 분만으로 자궁근층이 늘어나면서 신경말단부위가 파괴되기 때문이다. 통증이 심할 때 임시방편으로 진통제를 사용한다지만, 안정·생활환경 및 식사 개선·적당한 운동 등으로도 호전되는 경우가 많으므로 아프다고 무작정 약만 찾기보다는 생활 관리에 치중하는 것이 더욱 바람직하다.

이에 반해 30대 중반에게 많이 나타나는 속발성 생리통은 프로스타글란딘(prostaglandin)이라는 자궁 수축 호르몬의 과다 생성, 자궁경관의 폐쇄, 자궁 내의 질환 등에 의해 이차적으로 발생하는 생리통이다. 주된 특징은 월경 기간 중에도 통증이 계속되고 심지어는 월경이 끝난 이후에도 통증이 지속된다는 점인데, 가장 대표적인 질환은 자궁근종[467]과 자궁내막증[468]이다. 물론 이 속발성 생리통도 진통제나 경구피임약 등의 투여로 통증이 완화된다지만, 원인질환에 의해 이차적으로 자궁에 과도한 긴장성 수축이 생겨서 유발되는 통증인 만큼, 역시 원인이 되는 질환 자체를 치료하는 게 원칙이다.

한의학에서는 '포(胞)'가 자궁을 위시한 여성의 생식기에 해당한다. 그리고 너무나 당연한 이야기이지만, 여성은 이 '포'를 통해 잉태(孕胎)하는 까닭에 '포'야말로 인체가 태어나고 자라는 '생화(生化)'의 근원이라 했다[469].

---

467) 자궁근종(子宮筋腫; myoma of the uterus) : 자궁의 근층을 이루는 평활근과 결합조직섬유의 이상증식으로 발생하는 양성 종양. 자궁근종이 전혀 없는 여성은 드물 정도로 매우 흔한 질환인데, 특히 35~50세의 임신 경험이 없는 여성에게 많이 나타난다. 전체의 90%는 자궁체부의 근종이며, 주된 증상은 월경과다 및 부정출혈에 따른 빈혈이다. 난소의 기능이 왕성할 때 근종이 잘 자라는 반면, 폐경기 이후에는 발생이 드물 뿐더러 크기가 감소하는 점 등으로 보아 에스트로젠(estrogen)에 의존해서 성장하는 것으로 추측한다.
468) 자궁내막증(子宮內膜症; endometriosis) : 자궁내막조직이 자궁내강표면 이외의 곳에서 증식하는 질환으로 이소성(異所性) 자궁내막증이라고도 한다. 원인은 아직까지 불명확하지만, 자궁내막의 절편이 월경혈과 함께 역류하거나 내막소파(內膜搔爬)·자궁수술 등을 시행할 때 난관을 통해 난소나 복막면에 이식되어 증식하는 것으로 추측한다. 초기에는 자각증상이 없거나 미약하지만 병변이 커짐에 따라 증상도 강하게 나타나며, 주된 증상은 생리통이다. 또 부정출혈이나 과다월경, 불임 등도 초래한다.
469) 婦人繫胞有孕 故爲生化之原

또 '포'는 후에 새 생명인 태아(胎兒)의 거주 공간이 되므로 일명 '자궁(子宮)' 혹은 '명문(命門)'이라고도 하며, '생명의 붉은 씨앗이 숨쉬는 곳'이라는 의미에서 '적궁(赤宮)' 혹은 '단전(丹田)'이라고도 부른다[470]. 아울러 '포'는 피[血]가 모인 방[室], 곧 '혈실(血室)'임과 동시에 영위(營衛)가 정지하는 곳·체내의 경맥(經脈)이 흘러드는 곳인 까닭에 그득해져서 가득 차면 때맞추어 넘쳐 나오기 마련인 바 이것이 바로 '월경(月經)'이라 했다. '월수(月水)'·'월신(月信)'·'월사(月事)' 등의 각종 별칭에 꼭 '달 월(月)'을 붙인 이유는, 달이 차면 이지러지는 것을 본떴기 때문이다[471].

혹 한의원에서 진료를 받아본 여성이라면, 한의사들은 양의사들에 비해 유난스러울 정도로 월경에 주의를 기울인다고 여길 것이다. 한의사치고 월경의 기·량·색·통(期·量·色·痛)에 대해 꼬치꼬치 묻지 않는 경우는 거의 없기 때문이다. 가령 월경주기가 빨라지는지 늦어지는지, 생리혈이 많은지 적은지, 색깔은 어떤 색인지, 통증이 있는지 없는지 등등을 자세히 물을 뿐만 아니라, 통증이 있다면 월경 전에 아픈지 도중에 아픈지 후에 아픈지까지 일일이 따지는 것이다. 도대체 한의사들은 월경에 왜 그리 관심을 보이는 걸까?

월경은 애당초 우리가 먹고 마신 음식물로부터 뽑아 낸 소중한 에센스였고, 이 에센스가 매달 배출되는 것은 정상적인 생리 현상이다. 즉, 월경은 수곡(水穀)의 정수(精髓)로서 오장육부의 정상 기능 — 어려운 옛 표현을 그대로 빌리면, 비(脾)의 생화(生化)·심(心)의 총통(總統)·간(肝)의 수장(收藏)·폐(肺)의 선포(宣布)·신(腎)의 시설(施泄) — 에 따른 총체적 결과물[472]인

---

470) 胞者 婦人胎之所居, 一名子宮, 一名命門, 一名赤宮, 一名丹田
471) 胞爲血室 血室者 血之所居也 營衛停止之所 經脈流會之處 故有積而能滿 滿者以 時而溢 謂之信 卽 月水也 以象月盈則虧也

것이다. 따라서 월경은 마땅히 기·량·색·통에 아무 문제없이 순조롭게 이루어져야 하며, 이렇게 순조로우려면 몸의 기능 또한 정상이라야 한다. 마치 대변의 성상과 배변 양상으로 소화기능 전반을 유추하듯, 월경의 기·량·색·통으로 여성의 전체적인 건강상태를 유추하는 것이다.

음양론을 대입하면, 한의사들이 월경을 중시하는 이유가 더욱 두드러진다. 남녀(男女)와 기혈(氣血)을 음양(陰陽)으로 구분하면 양에 속하는 남성은 '기'를 위주로 삼고 음에 속하는 여성은 '혈'을 위주로 삼기 마련인데, 월경은 여성이 위주로 삼는 '혈'의 건전(健全) 여부를 그대로 가시화(可視化)시켜 드러낸 것이기 때문이다. 이런 까닭에 한의학에서는 여성의 임신 가능 여부와 전체적인 몸의 건강상태는 모두 순조로운 월경으로부터 비롯되며, 여성의 병을 치료할 때에는 당연히 월경부터 다스려야 한다[473]고 주장했다. 한의사라면 모름지기 월경의 기·량·색·통을 철저히 따질 수밖에 없는 것이다.

한의학에서는 순조롭지 않은 월경을 통칭해서 '월경부조(月經不調)'라 한다. 그리고 엄밀히 말하면 월경이 아예 나오지 않는 '경폐(經閉)'와 월경이라고 말하기엔 너무 왕창 쏟아지거나 찔끔찔끔 오랫동안 계속되는 '붕루(崩漏)' 역시 '월경부조'에 속하지만, 이들은 그 양상이 훨씬 심하고 상당히 달라 따로 구분해 놓았다. 아무튼 기·량·색·통에 문제가 있는 월경은 모두 '월경부조'에 해당하며, 한의사들은 월경주기의 빠름과 늦음·생리혈의 많고 적음 및 그 색깔·통증의 유무 등을 중요한 가늠자로 삼아 환자의 전

---

472) 經血爲水穀之精氣 和調於五臟 灑陳於六腑 乃能入於脈也. 凡其源源而來 生化於脾 總統於心 臟收於肝 宣布於肺 施泄於腎 以灌漑一身 在婦人則上爲乳汁 下歸血海而爲經脈.

473) 女人以血爲主 血旺則經調 而子嗣身體之盛衰 無不肇端於此 故治婦人之病 當以經血爲先

체적인 상태를 파악한다.

　대강의 요지를 언급하면, 우선 월경주기는 예정일보다 앞당겨지면 열(熱)·늦추어지면 허(虛)한 경우가 많다[474]. 생리혈은 양이 적으면서 연한 빛을 띠면 혈허(血虛)·많으면 기허(氣虛)인 경우가 많고[475], 월경색은 자줏빛이면 풍(風)·검은빛이면 심한 열(熱甚)·덩어리가 지면서 검붉은 빛이면 혈열(血熱)·멀겋고 연한 빛이면 허(虛)·그을음 섞인 물 같거나 누런빛이면 습담(濕痰)인 경우가 많다[476]. 또 월경을 하려고 할 때의 통증은 기체(氣滯)·월경을 끝마친 이후의 통증은 기혈구허(氣血俱虛)·월경 때마다 늘 아프면 혈적(血積)인 경우가 많다[477].

　'습담'·'기체'·'혈적' 등의 생소한 용어 탓에 정확히 이해하기는 힘들지만 그래도 뉘앙스 정도는 느껴지지 않는가? 월경의 기·량·색·통에서 드러나는 특징을 조사해 환자의 상태를 파악하려는 의지가 물씬 풍겨나지 않는가? 최종적으로는 환자의 체격·연령·맥상(脈象)·과거력(過去歷)·현병력(現病歷) 등을 종합해서 판단해야겠지만, 월경만으로도 환자의 건강상태를 상당 부분 알아낼 수 있는 것이다. 따라서 이제껏 무작정 참거나 미봉책인 진통제에만 의존했다면, 전체적인 몸 관리 차원에서라도 한의학의 도움을 받는 게 좋다.

　한편, 월경이 아예 나오지 않는 '경폐'는 두 가지로 나뉜다. 수도꼭지를 틀어도 수돗물이 나오지 않는 것은 수원지가 메말랐거나 수도관이 막혔기 때문이듯이, 때가 되어도 월경 소식이 없는 것은 피가 고갈된 '혈고(血

---

474) 先期而至者 血熱也 後期而至者 血虛也
475) 少而淡者血虛也 多者氣虛也
476) 經色紫者風也 黑者熱甚也 成塊色紫黑者血熱也 淡白者虛也 如烟塵水者 如屋漏水者 如豆汁者 或帶黃者 濕痰也
477) 將行而痛者 氣之滯也 行後作痛者 氣血俱虛也 常時作痛者 爲血積

枯)'이거나 흐름이 막힌 '혈격(血隔)' 때문인 것이다[478]. 가령 정상 분만 혹은 유산으로 피를 많이 흘린 뒤 월경이 없다면 '혈고'가 분명하고, 미혼 여성이 부글부글 속을 끓인 이후 갑자기 월경이 없다면 '혈격'일 확률이 높다. 그리고, 치료 시에는 이를 잘 구분해 확연히 다른 처방을 사용해야 한다[479].

　　마지막으로 '붕루'는 '붕중(崩中)'과 '루하(漏下)'를 결합한 말이다. 문자 그대로 마치 산이 무너지듯 갑자기 하혈(下血)하거나 그치지 않고 조금씩 계속되는 병증이 '붕루'인데[480], 정도 차이만 있을 뿐 이 또한 넓은 의미에서는 월경부조에 속한다. 물론 짐작하듯 일반적인 월경부조보다는 월경의 흐트러짐이 한층 심한 상태인데[481], 정신적인 측면을 더욱 강조하는 한의학의 특성 때문인지 '붕루' 역시 우울·분노·비애·노심초사 등이 주된 원인[482]이라 했다.

---

478) 血枯與血隔 本自不同 蓋隔者 阻隔也 枯者 枯竭也 阻隔者 因邪氣之隔滯 血有所逆也 枯竭者 因衝任之虧敗 源斷其流也.

479) 正牛産後 失血多經閉 宜十全大補湯 室女勞心血閉 宜澤蘭湯

480) 非時血下 淋瀝不止 謂之漏下 忽然暴下 若山崩然 謂之崩中

481) 崩漏不止 經亂之甚者也 蓋亂則或前或後 漏則不時妄行 由漏而淋 由淋而崩 總因血病 而但以其微甚耳.

482) 若素多憂鬱不調之患 而見此過期阻隔 便有崩決之兆. 悲傷胞絡而血下崩 怒動肝火而血沸騰

52

소아
— 소아(小兒)

아이들에겐 주위 환경이 매우 중요하다

養子十法 양자십법

사람이 만들어 낸 여러 발명품 중, 지도(地圖)처럼 쓰임새가 많은 도구도 흔치 않다. 우리가 발 딛고 사는 땅덩어리[地]를 일정한 비율로 줄여 약속된 기호로 평면에 그려놓은 그림[圖]! 이 지도의 발명과 발전 덕택에 우리는 세계 곳곳의 지형·지질·기후·인구 분포·역사·특산물·관광지 등을 한 눈에 파악할 뿐더러, 마음먹으면 달랑 지도 한 장만 들고서도 직접 찾아 다닐 수 있으니……. 그때가 언제쯤 일지는 모르겠지만, 온 누리 방방곡곡을 3D 영상으로 생생하게 체험할 날도 그리 멀지 않을 것이다. 평면상의 한계를 넘어 입체감까지 살린 미니어처, '지구의(地球儀)'가 나온 지도 꽤 되지 않았는가?

그런데 실제 거리를 축척(縮尺)을 사용해 도면 상에 표현한다는 생각, 실제 사물을 닮은꼴의 작은 모형으로 입체화시킨다는 생각! 거듭 곱씹어도 획기적인 생각이건만, 때로는 이런 생각이 오히려 판단착오의 근원으로 작용한다. 지도와 모형으로는 절대 동일하게 구현하지 못함에도 불구하고, 표면적과 부피의 차이를 간과한 채 실제와 거의 똑같다고 여기기 때문이다. 이런 잘못·오류는 한두 가지가 아니겠지만, 대표적인 예는 소아를 성인의 축소판이라 간주하는 것일 게다.

단도직입적으로 말해서, 어린이는 결코 어른의 소형 판박이가 아니다. 자식이야 엄마·아빠를 빼다 박기 마련이지만, 똑같이 이목구비(耳目口鼻) 달고 나와 시청언동(視聽言動)하는 건 마찬가지지만, 어린이는 절대 어른과 같지 않다. 남녀 모두 사람임에도 남성과 여성은 많이 다르듯이, 어린이 어른 할 것 없이 모두 사람임에도 소아와 성인은 많이 다른 것이다. 이런 사실은 주·색·재·권(酒·色·財·權)[483]으로 요약되는 인간의 모든 욕심을 떠올리면 더욱 명백해진다. 술·섹스·재물·권세에 대한 탐닉은 어른이 되고서야 비롯되는 것이지, 시쳇말로 호적에 잉크도 마르지 않은 애들이 좇는 게 아니지 않은가?

어른과 아이를 구분하는 기준은 사회적·법적 등등 해당 분야에 따라 조금씩 다르지만, 의학적으로는 흔히 출생 후부터 14~15세의 사춘기까지를 소아로 간주한다. 물론 소아기(小兒期)를 세분하면 생후 1주까지의 신생아기(新生兒期), 1세까지의 영유아기(嬰乳兒期), 6세까지의 유아기(幼兒

---

483) 사상의학의 창시자로 알려진 동무 이제마는 그의 저서『동의수세보원』중「광제설(廣濟說)」부분에서 "술·섹스·재물·권세는 예로부터 경계했던 바, 비유컨대 사람을 가두는 감옥의 네 개의 벽과 같다. 단지 한 사람의 장수나 요절, 한 가정의 축복이나 재앙에만 관계되는 게 아니라 온 천하의 다스려짐과 어지러워짐 역시 이것들에 달려 있다. 따라서 만약 술·섹스·재물·권세를 잘 제어한다면 요순시대처럼 태평성대한 세상에 근접하게 될 것이다. (酒色財權 自古警戒 謂之四堵墻 而比之牢獄 非但一身壽夭 一家禍福之所系也 天下治亂 亦在於此 若使一天下酒色財權 無乖戾之氣 則庶幾近於堯舜周召南之世矣)"라고 말했다.

期), 10세까지의 학동기(學童期), 이후의 사춘기 및 청소년기로 나뉘므로, 요즘의 대학병원에서는 '소아과'라는 명칭을 '소아청소년센터'로 바꾸는 추세이다. 어린이도, 또 어른도 아닌 탓에 주변에서 서성일 수밖에 없는 소위 '주변인'[484]에 속하는 청소년들이 아플 때면 언제든지 마음 편히 병원에 올 수 있도록 도와주자는 취지인데, '산부인과'를 '여성의학센터'로 개칭하는 이유 역시 대동소이하다. 언어에 대한 소쉬르[485]의 기호 이론을 들먹이지 않더라도, 으레 이름은 개념을 규정하기 때문이리라!

소아의 특징은 한마디로 '성장 중'이라는 점이다. 어린이를 새싹에 비유하는 가장 큰 이유도 바로 무럭무럭 자라기 때문인데, 이런 까닭에 소아는 성인과 똑같은 병명의 질병을 앓을지라도 증세·경과·예후 등에서 커다란 차이를 나타낸다. 비록 석가세존께서는 하루하루 삶을 더해 가는 게 오히려 죽음의 문턱에 보다 근접하는 거라며 생사불이(生死不異)라 갈파하셨지만, 소아는 나날이 커가는 힘으로 똘똘 뭉친 덕택에 성인으로서는 도저히 흉내낼 수 없는 뛰어난 생명력(生命力)을 발휘하곤 한다. 바위 틈·돌담 틈을 헤집고 솟아 나오는 여린 새싹들을 보라! 물 한 모금 얻기 어려운 척박한 환경을 이겨내고서 파릇파릇 앳된 모습을 기어이 드러내고야마는 그 빼어난 힘! 이 힘이 곧 생명력 아니겠는가?

외양이 어른의 소형 판박이로 보일지라도, 체내 장부 또한 성인과 똑같이 갖추었을지라도, 소아는 여전히 미성숙한 형체와 불완전한 기능의 소

---

484) 독일의 심리학자 레빈(Lewin)이 사용한 심리학 용어. 오랫동안 소속되었던 집단에서 다른 집단으로 옮겼을 때, 이전 집단의 사고방식이나 행동양식을 금방 버릴 수도 없고, 새로운 집단에도 충분히 적응되지 않아 어정쩡한 상태에 있는 사람을 지칭하는 데서 온 말로서 흔히 청소년을 뜻함.
485) 소쉬르(Ferdinand de Saussure; 1857~1913) : 근대 구조주의 언어학의 시조로 불리는 스위스의 언어학자. 언어학의 중요 개념 중 공시언어학(synchronic linguistics)과 통시언어학(diachronic linguistics)을 최초로 도입했다.

유자이다. 비록 어른들과는 비교할 수 없는 무서운 생명력을 지녔음에 분명하지만, 형체와 기능은 모두 취약하고 불충분한 상태인 것이다. 따라서 소아의 질병을 치료할 때에는, 또 미연에 예방할 때에는, 이와 같은 소아의 특징을 항상 명심해야 한다. 소아는 뛰어난 생명력으로 계속 성장 중이라는 사실! 역으로 또 그만큼 취약하고 불완전하다는 사실!

한의학에서는 인간의 모든 병이 외·내부적 원인에 의해 발생하는 '외감(外感)'이나 '내상(內傷)'이라 했다. 앞에서 '경항(頸項)'을 설명할 때에도 언급했지만, 외부적 원인은 질병을 유발하는 삿된 기운, 즉 사기(邪氣)가 밖으로부터 침입한 경우로서 한마디로 기후의 변화이다. 즉 바람불고·춥고·덥고·축축하고·뜨겁고·건조한 날씨 및 제철에 걸맞지 않은 날씨 탓에 병이 발생하는 것이다[486]. 한편 내부적 원인은 질병이 몸속에서 저절로 생기는 경우인데, 이는 다시 네 가지로 나뉜다. 가령 칠정(七情), 즉 '희로우사비공경(喜怒憂思悲恐驚)'의 과불급(過不及)에 의해서, 지나치게 과로하거나 권태롭게 생활한 까닭에, 음식물 섭취가 부적절한 탓에, 주색(酒色) 과도에 따른 피로 등으로 인해 병이 발생하는 것이다[487]. 그렇다면 소아에게는 어느 쪽의 영향이 클까? 당연히 외인(外因)이다. 위에서 말했듯이 술·섹스 등과 같은 내인(內因)은 성인이 된 이후에 탐닉하지 않겠는가?

확실히 아이들은 — 나이가 어릴수록 — 걸핏하면 소위 '풍한감모(風寒感冒)'에 걸려 열 나고 콧물 흘리며 기침하곤 한다. 기후가 바뀌기 마련인 환절기에 차가운 바람만 살짝 불면, 땀띠 날까 염려되어 옷을 조금만 얇게 입히면, 영락없이 바람 기운[風]이나 찬 기운[寒]에 감촉(感觸)되는 이른바 '감기'에 걸리는 것이다. 어른들의 감기 역시 기후 변화의 영향을 적지 않게

---

486) 邪氣之自外而入者也. 凡風寒暑濕火燥, 氣有不正, 皆是也.
487) 凡病自內生, 則或因七情, 或因勞倦, 或因飮食所傷, 或爲酒色所困.

받지만, 어른들은 찰떡궁합마냥 감기 뒤에 늘 '몸살'이 뒤따른다는 사실에서도 드러나듯, 기후 변화보다는 과로나 스트레스가 보다 직접적인 원인이기 때문이다. 즉, 성인은 내인에 의한 '내상'이 많은 반면, 소아는 외인에 의한 '외감'이 많은 것이다.

이렇게 소아의 질병이 대부분 '외감'이라는 말은, 아이들에겐 주위 환경이 매우 중요하다는 말과 진배없다. 물론 아이를 둘러싼 환경에는 바람불고·춥고·덥고 등의 외부적 기후 환경뿐만 아니라 부모에 의해 조성되는 소위 '육아(育兒)환경'도 포함되는데, 보다 중요한 것은 당연히 후자이다. 엄동설한(嚴冬雪寒)의 차가운 한기(寒氣)도, 염천지절(炎天之節)의 뜨거운 열기(熱氣)도, 부모와 함께 있는 집 안에서는 그 위세가 꺾일 수밖에 없지 않은가? 포근하고 안락한 부모의 품속에서는 외부의 어떤 위해도 여지없이 차단되지 않던가? 따라서 소아, 특히 최소 6세까지의 유아(幼兒)에게는 부모가 만든 주거환경·교육환경·심리환경 등의 '육아환경'이 아이의 강건(康健)과 병약(病弱)을 좌우하는 법이다. 부모는 아이가 세상의 전부라지만, 아이에겐 부모가 세상의 전부인 것이다.

53

전음(前陰)

— 음위(陰痿)

음위(陰痿)는 체내의 기운을 너무 과도하게 소모시켜서

간근(肝筋)이 손상된 까닭이다

陰痿者 皆耗散過度 傷於肝筋所致

음위자 개모산과도 상어간근소치

　직업이 다르면 쓰는 말도 다르다. 일하는 분야별로 소위 '전문 용어'
라는 게 있기 때문이다. 어떤 집단이나 학문에서는 자연스럽게 통용될지라
도, 다른 분야에서는 도통 이해하기 힘든 단어나 어휘 등이 있는 것이다.
당연히 한의학에도 '전문 용어'가 꽤 많다. 한의학에서만, 또 한의사들만 쓰
는 말의 범주를 딱 부러지게 정하기는 어렵지만, 한의학 관련 종사자가 아
닌 바에야 말뜻을 헤아리기 쉽지 않은 용어들이 상당한 것이다. 그렇다면
한의학에서의 대표적인 전문 용어는 무엇일까? 학설이 분분한 '명문(命
門)'[488]도 생소하겠지만, 이번 장의 제목인 이 '전음(前陰)'도 아마 금시초문
일 것이다.

---

488) 생명의 관건·관문이라는 뜻이 있다. 한의학에서는 무형의 장부로서 선천적인 기
(氣)가 저장된 곳으로 간주한다.

한의학에서 일컫는 '전음'은 글자 그대로 신체 전(前)면의 가장 음(陰)적인 부분을 뜻한다. 음양론에 따라 "위는 양이고, 아래는 음이다."[489], "등은 양이고, 배는 음이다."[490]라며 인체의 위와 아래·등과 배를 음양으로 나누었을 때, 음이 두 번 겹치는 아랫배가 신체 전면의 가장 음적인 부분이기 때문이다. 아랫배 쪽의 은밀한 살 부위에는 뭐가 있는지 다 알 것이다. 한의학에서의 '전음'은 비뇨생식기(泌尿生殖器)를 지칭한다. 남성의 경우 '음경(陰莖; penis)'이, 여성의 경우 '질(膣; vagina)'과 '요도(尿道; urethra)'가 '전음'인 것이다. 그렇다면 '후음(後陰)'은? 짐작했겠지만, 당연히 '항문(肛門; anus)'이다. '전음'이 소변을 배출하는 곳이라면, '후음'은 대변을 배출하는 곳이지 않겠는가?

전음은 방금 언급했듯이 비뇨와 생식을 모두 담당하는 기관이다. 그럼에도 비뇨기보다는 생식기로서의 의미가 훨씬 더 강하다. 『동의보감』에서도 비뇨와 관련된 내용들은 따로 「소변문(小便門)」에 수록해 놓았고, 「전음문(前陰門)」에서는 오로지 성과 생식에 관련된 병증들만 설명해 놓았으니, 전음은 전적으로 생식기라고 간주해도 무방할 것이다.

「전음문」에 기재된 병증들은 매우 많다. 여성의 병증을 제외한 남성만의 병증, 게다가 범위가 너무 넓어 서양의학의 질병명과 일대일로 대응시키기 곤란한 것들을 제외하더라도, 「전음문」에 수록된 병증은 발기부전(勃起不全; erectile dysfunction)에 해당하는 '음위(陰痿)'를 위시해 서혜부 탈장(鼠蹊部 脫腸; inguinal hernia)인 '호산(狐疝)', 음낭수종(陰囊水腫; hydrocele)인 '수산(水疝)', 음경지속발기증(陰莖持續勃起症; priapism)인 '목신(木腎)' 등 한두 가지가 아니다. 그 많은 병증을 다 살펴볼 수는 없고, 여기서는 '음위'

---

489) 上爲陽 下爲陰
490) 背爲陽 腹爲陰

에 대해서만 알아보려고 한다.

　‘음위(陰痿)’는 문자 그대로 음경[陰]이 병적으로 커지지 않는[痿] 것이다. ‘음(陰)’은 ‘음경(陰莖)’이고, ‘위(痿)’는 ‘병들어 기댈 녁(疒)’+‘벼 화(禾)’+‘계집 녀(女)’로 이루어졌다는 사실에서 드러나듯 병적으로 커지지 않음을 뜻하기 때문이다. 고래의 문헌들을 살펴보면, ‘음위’를 한편으로는 ‘양위(陽痿)’, ‘음위(陰萎)’, ‘양불거(陽不擧)’, ‘음기불용(陰器不用)’이라고도 했다. ‘양(陽)’은 남성의 물건인 ‘양물(陽物)’을 의미한 것일 테고, ‘위(萎)’는 풀[艸]이 시들고 메말랐음[委]을 뜻해 음경의 발기상황이 시원치 않음을 빗댄 것일 테니 그렇다 쳐도, ‘불거’와 ‘불용’은 솔직히 좀 유감스럽다. 병증을 명명(命名)할 때 증상까지 잘 드러나도록 하려는 선현들의 배려로 여겨지지만, ‘일으켜지지 않는다’는 ‘불거(不擧)’는 너무 직설적이고, ‘사용할 수 없다’는 ‘불용(不用)’ 또한 너무 심하기 때문이다. 남성의 음경은 생식기임과 동시에 비뇨기이지 않은가? 오줌은 멀쩡하게 눌 수 있는데도 ‘사용불가’ 판정을 내리는 것은 아무래도 지나쳤다는 생각이다.

　음위는 “음경이 위약(痿弱)해서 잘 일어서지 않는 것으로 성관계를 가지려 할 때 발기가 잘 안 되고, 간혹 되더라도 충분히 단단하지 않으며, 혹 단단하더라도 오래 지속되지 않는 것”[491]으로 정의된다. 비록 실제 성관계 시의 발기능력까지는 측정할 수 없지만, ‘야간음경팽창검사’[492]는 수면 중에 일어난 음경의 변화상황을 낱낱이 알려주기에, 신체의 기본적인 발기력

---

491) 陰莖痿弱不起 或臨房不擧 或擧而不堅 或堅而不久

492) 야간음경팽창검사(夜間陰莖膨脹檢査, NPTM; nocturnal penile tumescence monitoring) : 수면 중의 발기현상을 평가하는 검사. 환자는 전자 센서가 부착되어 30초마다 오므라졌다 펴졌다를 반복하는 두 개의 둥근 고리를 음경의 귀두부와 기저부에 끼우고서 잠만 청하면 된다. 환자가 단잠에 빠져 있을 때 검사기는 수면 중 있었던 발기의 총 횟수, 발기 시 음경 귀두부와 기저부의 팽창도 및 강직도, 각 발기 때마다의 지속시간 등을 모두 기록한다.

을 평가할 때 매우 유용한 방법이다.

　서양의학에서는 음위의 원인을 우선 '심인성(心因性)'과 '기질성(器質性)'으로 대별한 뒤, 기질성 음위는 다시 혈관장애성·신경장애성·내분비장애성으로 구분한다. 발기를 본디 혈관계·신경계·내분비계가 복합적으로 작용해서 일어나는 일종의 반사현상으로 간주하는 까닭에 이렇게 분류하는데, 기질성 음위의 대부분은 혈관장애성이다. 음경 동맥으로의 혈액 유입이 불충분하거나, 충분히 유입되었더라도 정맥으로 자꾸 누출되기 때문에 발기가 원활치 않은 것이다. 과거에는 이를 치료하기 위해 발기유발제 주사, 음경혈관재건수술, 심지어는 음경보형물 삽입술까지 시도되었지만, 요즘엔 '비아그라'[493]로 대표되는 간편한 경구용 발기부전 치료제가 개발되었다.

　한의학에서는 "체내의 기운을 너무 과도하게 소모시켜서 '간근(肝筋)'이 손상된 까닭에 음위가 발생한다"[494]고 파악한다. 서양의학의 분석적·국소적 관점과 달리 한의학의 종합적·전체적 관점이 어김없이 드러나는 견해인데, 아무튼 한의학에서는 여러 가지 이유로 신체의 기운이 지나치게 깎여서 '간근'까지 상한 탓에 음위가 초래된다고 해석한다. 서양의학에서는 음경을 성인 평균 7~12cm의 길이의 해면체(海綿體; corpus cavernosum) 덩어리로 간주하지만, 한의학에서는 음경을 "신체의 중추적인 기틀로서 '음정(陰精)'의 성쇠(盛衰)를 살피는 곳이며 '진액(津液)'의 통로이다"[495]라며 극히

---

493) 비아그라(Viagra) : 미국의 제약회사인 '파이저(Pfizer)'가 개발한 남성 발기부전 치료제의 상표명. 원료인 실데나필(Sildenafil)은 남성이 성적으로 흥분할 때 생성되는 화학물질인 '사이클릭 GMP'의 분비를 촉진함과 동시에 발기저해물질인 'PDE 5'를 분해함으로써 발기를 유발한다. 부종·상열감·오한·무기력·알레르기 등의 가벼운 부작용이야 괜찮지만, 심혈관계·신경계 등의 부작용은 사망을 초래하기도 한다.

494) 陰痿者 皆由耗散過度 傷於肝筋所致

495) 莖垂者 身中之機 陰精之候 津液之道也

중요하게 여기는 것이다. 우리 몸의 가장 중요한 기관이 제대로 작동하려면 체내의 기운이 충만해야 되지 않겠는가?

'간근(肝筋)'의 손상으로 음위가 발생한다는 것에 대해서는 약간의 설명이 필요하다. 남성의 음경, 곧 전음은 "체내의 으뜸 힘줄, 즉 '종근(宗筋)'이 모인 곳이다"[496]라는 것부터 밝혀야 하기 때문이다. 물론 한의학에서 일컫는 '간(肝)'은 온몸의 '힘줄[筋]'을 주관해서 인체의 모든 움직임에 관여함으로써 운동기능의 근본이 되는 장부[497]라는 46장 말미의 내용을 기억하는 분들은 무슨 말인지 금방 이해할 것이다. 전음이 '종근'이 모인 곳이라면 '간근'이라고 표현할 수도 있겠구나 하면서……. 아울러 '간근'이 손상되면 발기가 시원찮은 음위의 발생은 당연지사 아니냐면서…….

이제 간단히 종합·정리해 보자. 한의학에서는 음위가 결국 과다한 기운 소모 탓에 발생한다고 판단한다. 신체의 가장 중요한 기틀이 제대로 작동하려면 먼저 체내의 기운이 충만해야 된다고 생각하는 것이다. 한마디로 심신(心身)의 누적된 피로가 음위의 주범이라는 말이다. 원인이 밝혀지면 치료는 자명해진다. 인체 모든 활동의 원천이 되는 기운, '정력'이라 해도 좋고 '원기'라고 해도 좋을 이 기운·기력이 회복되도록 심신의 휴식을 도모하는 것이다. 한의학에서 일침·이구·삼약(一鍼·二灸·三藥)으로 요약되는 침·뜸·약물 요법을 시행하는 것도 궁극적으로는 체내 장부·경락의 기능을 정상화시켜 건강을 되찾으려는 목적 아니런가?

---

496) 前陰者 宗筋之所聚
497) 肝主筋 人之運動 由乎筋力 運動過勞 筋必罷極 肝者 罷極之本

54

전음(前陰)

— 소변(小便)

방광이 순조롭게 통하지 않으면 융(癃)이 되고,
잘 약속(約束)하지 못하면 유뇨(遺尿)가 된다

膀胱不利爲癃 不約爲遺尿 방광불리위륭 불약위유뇨

    소변(小便; urine)은 콩팥(腎臟; kidney)에서 걸러진 혈액 속의 노폐물과 수분이 요관(尿管; ureter)을 타고 내려와 방광(膀胱; urinary bladder) 속에 잠시 괴어 있다가 요도(尿道; urethra)를 통해 몸 밖으로 배출되는 액체이다. 오줌을 배설하는 횟수나 양은 사람마다 약간씩 다르지만, 대략 1일 평균 6~10회의 배뇨로 1,200~1,500cc 정도를 배출하는 게 정상이다. 물론 배뇨량은 섭취한 음식물의 수분 함량 및 소변의 농축·희석 등에 따라 달라지지만, 아무리 적어도 1일 600~800cc 이하이거나 아무리 많아도 2,500cc 이상이면 병적인 현상으로 봐야 한다.

    정상적인 배뇨를 위해서는, 소변의 저장과 배설이 원활해야 된다. 방광 속에 소변을 충분히 저장했다가 오줌이 마렵다는 요의(尿意)가 생겼을 때 한꺼번에 한 방울 남김없이 깨끗이 배설해야 정상인 것이다. 즉, 방광 안에 200~400cc 정도의 소변이 고여서 방광 내 압력이 15~20cmH₂O가 되었을 때 지각신경에 의해 요의가 발생하면, 시원한 배설의 쾌감을 만끽해야 되는 것이다. 물론 필요에 따라서는 요의가 좀 있더라도 방광 바깥쪽의 괄약근[498]을 의식적으로 조여서 소변을 참는, 소위 '인뇨(忍尿)'의 능력을 발휘해야 한다.

'배뇨장애(排尿障碍; voiding dysfunction)'는 소변의 정상적인 저장과 배설에 지장이 생겨 초래되는 일체의 비정상적 배뇨형태이다. 곧, 배뇨장애란 배뇨가 원활하지 않은 여러 가지 증상을 통틀어 일컫는 것으로 이른바 '증후군'[499]에 해당되는데, 이는 다시금 저장장애와 배설장애로 구분된다. 잡다한 증상들 중 오줌이 너무 쉽게 나오는 경우는 저장장애이고, 오줌이 잘 나오지 않는 경우는 배설장애라며 단순화시켜야 훨씬 일목요연하기 때문이다.

소변의 저장에 문제가 생겨 오줌이 너무 쉽게 나오는 배뇨장애는 여성과 어린이에게 많으며, 대표적인 예는 요실금(尿失禁; incontinence)과 야뇨증(夜尿症; nocturia)이다. 우선 요실금은 한마디로 오줌을 참지 못하고 지리는 것이다. 여성들에게 요실금이 많은 까닭은 외방광 괄약근이 남성에 비해 덜 발달되어 배뇨를 일시적으로 멈추게 하는 힘이 약하고, 요도의 길이가 3~5cm 정도(남성은 20~25cm)로 짧으며, 분만 등으로 요도가 쉽게 손상 받기 때문이다. 특히 기침이나 재채기·심호흡·달리기 등으로 방광내압과 복압(腹壓)을 상승시키는 조건까지 가세하면, 방광출구의 문지기인 괄

---

498) 괄약근(括約筋, sphincter) : 항문이나 요도 등 관상(管狀)의 기관을 에워싸고 배출을 조절하는 근육. 이 근육이 수축 혹은 이완됨으로써 기관의 개폐(開閉)작용이 이루어진다.

499) 증후군(症候群; syndrome) : 의학에서 몇 가지 증후가 늘 함께 나타나지만, 그 원인이 불분명하거나 단일하지 않은 병적 증상들을 통틀어 이르는 말.

약근이 저항을 이기지 못해 소변이 질금질금 새어 나오게 된다. 야뇨증은 만 6세가 지나서도 수면 중에 무의식적인 배뇨가 발생하는 것이다. 물론 야뇨증의 90% 이상은 유아의 방광이 성인의 방광으로 완전히 성숙되지 못한 까닭에 발생하므로, 대개는 커갈수록 호전되는 경과를 밟는다. 하지만, 나머지 10%는 애정결핍에 따른 투정의 형태로 나타나는 정신적 야뇨증이므로, 걸핏하면 밤에 지도를 그리는 자녀들에 대해서는 더욱 세심한 배려가 필요하다.

한편, 소변의 배설에 문제가 생겨 오줌이 잘 나오지 않는 배뇨장애는 비교적 남성들에게 많다. 호소하는 증상은 한두 가지가 아니어서 오줌줄기가 가늘어 방울방울 떨어지는 세뇨(細尿)와 요점적(尿點滴), 뻔질나게 화장실을 오가게 만드는 빈뇨(頻尿), 배뇨를 시작하기까지 많은 시간이 소요되는 지뇨(遲尿), 오줌이 일단 마렵기 시작하면 도저히 참지 못하는 요급(尿急), 배뇨 후 곧바로 요의(尿意)가 생기면서도 실제로는 오줌이 나오지 않는 재뇨의(再尿意) 및 배뇨 시의 동통(疼痛)·작열감(灼熱感) 등 무척 다양한데, 이들 증상은 단독으로보다는 복합적으로 나타나면서 괴로움을 배가시킨다. 이런 복잡다단한 증상들을 유발하는 가장 흔한 원인질환은 전립선염과 전립선비대인데, 만약 여성이라면 흔히 '오줌소태'라고도 일컫는 방광염이다.

한의학에서는 대소변의 형성과정을 설명할 때 우리가 먹고[食] 마시는[飮] 음식물(飮食物), 곧 '수곡(水穀)'에서부터 시작한다. 대변(大便)이나 소변(小便)이나 모두 사람[人]에 의해 크고[大] 작게[小] 모습이 바뀐[便] '수곡'의 '조박(糟粕)', 곧 음식물의 찌꺼기라고 간주하기 때문이다. 물론 음식물 중 유동형(流動形)의 '마실 것'은 양(陽)에 속해 무형(無形)의 양기(陽氣)를 북돋고 고형(固形)의 '먹을 것'은 음(陰)에 속해 유형(有形)의 음기(陰氣)를 기른다[500]는 음양론을 염두에 두면, 들이마신 음물(飮物)의 찌꺼기인 오줌은 청희(清稀)해서 전음(前陰)인 요도로 나갈 테고 먹어 삼킨 식물(食物)의 찌꺼기인 똥은 농탁(濃濁)해서 후음(後陰)인 항문으로 나가리라는 것을 짐작할 수 있다. 유유상종(類類相從)을 떠올리면 된다는 것을 너무 복잡하게 풀이했나? 아무튼 대소변의 형성에 대한 『동의보감』의 견해를 들어보자.

『동의보감』에서는 "수곡(水穀)이 위에 들어가 소화를 거치며 생성된 것 중 제일 탁(濁)한 찌꺼기는 유문(幽門)·소장·대장을 거쳐 똥이 되어 '곡도(穀道)', 즉 항문으로 나간다. 영양물질에 비견되는 맑은[清] 것은 인체에 필요한 기(氣)로 변하는데, 이중 지극히 맑고 정미(精微)로운 것은 혈맥(血脈)의 움직임을 돕고 우리 몸의 기력(氣力)을 돋우면서 생명활동을 영위하게 한다. 그 맑은 것 중에서도 탁한 것은 방광으로 내려가 오줌이 되어 '수도(水道)', 즉 요도로 나간다. 아직 방광에 들어가지 않은 것은 탁기(濁氣)의 상태이며, 방광에 들어간 뒤라야 소변이 된다."[501]라고 설명했다. 해부학적 지식이 갖추어지지 않은 시기의 기록임을 감안하면, 너무나도 명쾌하지 않은가?

정상적인 배뇨 및 이를 벗어난 배뇨장애에 대한 해석도 아주 간단하다. "방광은 수액(水液)이 모이는 '주도(州都; 물가 혹은 삼각주)'와 같은 기관으로서 진액(津液)을 저장하고 있다가 기화(氣化)를 통해 소변을 체외로 배출시킨다"[502]라고 하면서, "방광이 순조롭게 통하지 않으면 '융(癃)'이 되

---

500) 飲養陽氣 食養陰氣
501) 水穀入胃 其濁者爲渣滓 下出幽門 達大小腸而爲糞 以出於穀道. 其淸者倏然而化 爲氣 依脾氣而上升於肺 其至淸而至精者 由肺而灌漑乎四體 而爲汗涎津唾 助血脉 益 氣力 爲生生不息之運用也. 其淸中之濁者 下入膀胱而爲尿 以出乎小便耳. 其未入而在 膀胱之外者 尙爲濁氣 旣入而在膀胱之內者 卽化爲水也.
502) 膀胱者 州都(州渚)之官 津液臧焉 氣化則能出矣

고, 잘 약속(約束)하지 못하면 '유뇨(遺尿)'가 된다"[503]라고 했기 때문이다. 곧 각종 배뇨장애를 방광의 배설기능에 장애가 생기면 '융'이란 병증으로, 저장기능에 장애가 생기면 '유뇨'란 병증으로 대별한 것이다. 물론 '융'과 '유뇨'는 증상의 경중(輕重)에 따라 다시금 '소변불리(小便不利)'와 '소변불통(小便不通)' 및 '소변실금(小便失禁)'과 '유뇨(遺尿)'로 나누어야 한다.

　　방광이 순조롭게 통하지 않은 '융'은 '융폐(癃閉)'의 약어(略語)로 여겨진다. 소변이 잘 나오지 않는 것도 그 정도에 따라 '융'과 '폐', 즉 시원찮을 지라도 찔끔거리며 나오는 '소변불리'와 아예 통 나오지 않는 '소변불통'으로 나뉘기 때문이다. 그런데 이 '융폐'를 글자만의 의미로 따지면 오늘날의 전립선비대와 매우 유사함을 알 수 있다. '병들어 기댈 녁(疒)'에 '솟을 융(隆)'이 결합된 '융(癃)'은 본디 요곡배륭(腰曲背隆), 곧 허리는 굽고 등은 불룩 솟아 나온 노인의 모습을 형상한 한자이므로 노인성 질환을 뜻하고, '폐(閉)'는 문(門)에 빗장[才]을 걸어 막는 것처럼 통로가 어떤 이유로 인해 막혔음을 뜻하기 때문이다. 노화에 따른 전립선의 비대로 요로(尿路; urinary tract)가 좁아진 탓에 오줌줄기 또한 약해질 수밖에 없는 늙은 남정네의 처연한 모습이 그려지지 않은가?

　　방광이 오줌을 잘 묶어놓지 못해 발생하는 '유뇨' 역시 정도의 차이에 따라 재분류된다. 어린이들에게서 많이 나타나는 '야뇨(夜尿)', 곧 '야간유뇨(夜間遺尿)'는 밤에 잠들었을 때 자신도 모르는 사이에 오줌이 흘러나오는 경우[504]이고, 중년기 이후의 여성에게서 자주 보이는 '소변실금'은 오줌이 흘러나온다는 걸 알면서도 참아내지 못하는 경우[505]이기 때문이다.

---

503) 膀胱不利爲癃 不約爲遺尿
504) 不知不覺而尿出 必於睡眠中 醒則不尿
505) 知而不能固 雖醒而猶出尿 不能禁之 無約束之狀

한편, 통증을 위주로 하는 배뇨장애는 따로 '임증(淋證)'으로 분류했다. 수풀[林] 속의 나무에서 이슬이 맺혀 물[水]이 한 방울씩 똑똑 떨어지는 모습을 빗댄 글자가 '임(淋)'이므로 '임증'이 꼭 유통성 배뇨장애라고 단정할 수는 없겠지만, 예로부터 "임증은 소변이 방울방울 떨어지면서 잘 나오지 않고 아프며, 그칠 듯 말 듯하다가 그쳤다가는 다시 나오는 병증이다."[506]라며 통증이 있음을 언급했기 때문이다. 임증의 종류는 노림(勞淋)·혈림(血淋)·사림(沙淋)·석림(石淋) 등 한두 가지가 아닌데[507], 요즘으로 따지면 요로결석(尿路結石; urinary stone)의 범주에 해당되리라 여겨진다. 이들 임증은 모두 신(腎)이 허약하면서 방광에 열(熱)이 있기 때문에 발생한다[508]는 한의학적 병리기전까지 입증할 수 있다면 더욱 좋으련만……

이외에도 『동의보감』의 「소변문」에서는 소변 보기가 힘들다는 '소변난(小便難)', 오줌 눌 때 깔깔하다는 '소변삽(小便澁)' 등과 함께, 임신부에게서 자주 나타나는 병증으로서 부풀어오른 자궁에 오줌보가 눌려 원활한 배뇨가 힘든 '전포증(轉脬證)[509]' 역시 배뇨장애에 포함시켰다. 아울러 흥미롭게도 "정상적인 배뇨에 장애가 있는 사람들은 코끝이 누렇다"[510]라며 배뇨장애에 대한 소위 '불문진단법(不問診斷法)'도 수록해 놓았다.

---

506) 淋者 小便淋瀝澁痛 欲去不去 去而又來

507) 淋病有五 一曰勞淋 二曰血淋 三曰熱淋 四曰氣淋 五曰石淋. 淋病有八 五淋之外 又有膏淋·沙淋·冷淋 合爲八也

508) 諸淋所發 皆腎虛而膀胱有熱也

509) 轉脬證候 孕婦多有之 臍下急痛 小便不通

510) 候其鼻準色黃者 知其小便難也

55

후음(後陰)

— 변비(便秘)

인체 내에 진액이 충분해야 대변을 정상적으로 볼 수 있다

津液潤則 大便如常 진액윤칙 대변여상

변비(便秘; constipation)는 누구나 알면서도 쉽게 정의 내리지 못하는 질환이다. 혹자는 대변의 횟수와 양이 적은 것이라 말하고, 혹자는 비정상적으로 장내에 대변이 오래 머무는 상태라 주장하며, 혹자는 배변 시 무리한 힘이 요구된다는 점을 강조하는 등 학자들마다 의견을 달리 하기 때문이다. 이렇듯 일치되는 공통의 기준이 없어 상당히 모호하지만, 대개 딱딱하게 굳은 대변을 내보내느라 많은 힘을 필요로 하거나, 일주일에 2회 이하의 횟수로 배변하거나, 배변 후에도 상쾌하지 않거나 하면 변비라 할 수 있다. 물론 보고 나서도 뒤가 무지근한 후중감(後重感), 다 밀어낸 것 같은데 왠지 남아 있는 듯한 잔변감(殘便感), 며칠 못 본 탓에 나타나는 아랫배의 불쾌감(不快感) 등도 모두 포함된다.

우리가 먹고 마신 음식물은 입에서 항문까지 7~8m에 이르는 소화관

을 16~27시간 동안 통과한 뒤 대변으로 탈바꿈되어 빠져 나오는 게 정상이다. 하루 한 번씩 일정한 시각에 배변하는 습관을 지닌 사람이 건강하다고 말하는 까닭은 이런 인체의 생리기전에 근거한 것인데, 이왕이면 매일 아침 대변이 마려울 때마다 참지 않고 배변하는 버릇을 길러야 한다. 대변이 장내에 장시간 체류하면, 수분을 많이 빼앗겨 건조해지고 딱딱하게 굳어 배출을 더욱 어렵게 만들기 때문이다. 배변의 양 또한 평균적이라고 알려진 150~200g 정도라야 이상적인데, 계란 1개가 50g 전후이니 관심만 가지면 누구나 자신의 대변량을 가늠해 볼 수 있다. 또 토끼 똥이나 염소 똥마냥 누는 사람들의 90% 이상은 원인불명의 특발성 혹은 기능성 변비이므로, 무작정 약에 의존하기보다는 끼니를 거르지 않고 일정량의 식사를 하되 김치·고구마 등 섬유질이 많은 식품을 섭취하는 게 좋다.

한편, 대변은 흔히 고체와 액체가 뒤섞인 반고형(半固形)의 배설물 덩어리로 인식하지만, 실제로는 액체인 수분의 함량이 훨씬 많다. 건강한 때깔의 미끈하고 굵은 대변은 70% 정도가 수분이고, 나머지 약 30% 정도만이 음식물 찌꺼기·세균·무기물·지방·장 상피세포 등으로 이루어져 있기 때문이다. 따라서 수분이 너무 많아 80%를 넘기면 무른 변의 상태를 지나 설사에 이르고, 너무 적어 60% 아래로 떨어지면 단단한 정도를 넘어 딱딱하게 굳는 변비에 이르게 된다. 결국 변비 해결에 대한 열쇠는 적절한 수분 함량의 유지에 달린 것이다.

『동의보감』에서는 바로 앞 54장에서 소변의 생성과정을 설명할 때와 같이, "입으로 들어간 '수곡'이 위에서 어느 정도 소화되어 소장으로 진입하면, 소장의 아래에서 청탁(淸濁)을 분별해 맑은 수액은 방광으로 들어가 소변이 되고, 탁한 찌꺼기는 대장으로 들어가 대변이 된다."[511]라고 했다. 그리고 이런 이유로 한의학에서는 "소장(小腸)은 '수성(受盛)'의 기관으로서 '화물(化物)'이 나오고, 대장(大腸)은 '전도(傳導)'의 기관으로서 '변화(變化)'가 나온다."[512]라고 설명한다. 상당히 관념적인 내용이라 여기겠지만, 어려워도 여러 번 곱씹으면 용어의 뉘앙스가 느껴지며 의미하는 바를 이해할 수 있으리라!

군이 부연하면, 소장은 위에서 소화되느라 잔뜩 버무려진 음식물을 [盛] 받아들여[受] 다시 소화·흡수시키므로 '수성'의 기관이라 했고, 맑고 탁한 것을 구별해 맑은 수액(水液)인 소변은 '전음'으로 배출시키고 탁한 조박(糟粕)인 대변은 '후음'으로 배출시키게 되므로 변화된[化] 음식물이[物] 나온다라고 표현한 것이다. 또 대장은 소장에서 소화·흡수된 뒤 형성된 '화물'이 이후 전해져[傳] 이끌려[導] 온 곳이므로 '전도'의 기관이라 했고, 전해받은 '화물'이 분변(糞便)으로 완전히[變] 바뀌어[化] 배출되므로 '변화'가 나온다라고 설명한 것이다. 이해가 잘 안 되면 그냥 건너뛰는 게 좋다. 자세한 해설을 덧붙이려면 소위 '변화'의 한의학적 의미[513]에서부터 장광설을 늘어놓아야 하는데, 이는 정말 어렵기 때문이다.

한의학에서는 변비를 '대변비결(大便秘結)'이라 한다. 앞뒤의 글자 '대(大)'와 '결(結)'을 쏙 잡아 빼면 '변비'만 남지 않는가? 물론 대변이 마치 비밀결사단체라도 조직한 것마냥 제 모습을 잘 드러내지 않는 병증이라고 이해해도 무방하다. 그런데 대변이 잘 나오지 않는 이 변비 또한, 증세의 경중(輕重)에 따라 비교적 가벼운 '대변조결(大便燥結)'과 더 심한 상태인 '대변불통(大便不通)'으로 나뉜다. 소변이 잘 나오지 않을 때에도 그 정도에 따라 '융'과 '폐', 곧 '소변불리'와 '소변불통'으로 재분류하지 않았던가?

---

511) 水穀入口 胃中腐熟 傳入於小腸 自小腸下口 泌別淸濁 水液入膀胱而爲溲尿 滓穢入大腸而爲大便.
512) 小腸者 受盛之官 化物出焉. 大腸者 傳導之官 變化出焉.
513) 物生謂之化 物極謂之變

'대변조결'은 대변이 항상 건조해서 여간해서는 내보내기 어려운 것 [514]이고, '대변불통'은 며칠 동안 대변을 보지 못해 아랫배가 꽉 막히고 그득 차서 불룩해진 것[515]이다. 사실 정도의 차이만 있을 뿐 보기 힘든 건 마찬가지인데, 원인은 모두 과로나 매운 음식의 과다섭취 등으로 핏속에 화열(火熱)이 쌓여 '진액(津液)'[516]이 부족해지기 때문[517]이라 했다. 앞서 대변의 구성 성분 등을 언급하며 변비 해소의 열쇠는 수분이 쥐고 있다고 했는데, 한의학에서는 오래 전부터 인체 내에 '진액'이 충분해서 촉촉하게 적셔줘야 대변을 정상적으로 볼 수 있다[518]고 판단한 것이다.

원인만 밝혀지면 치료법은 저절로 도출되니, 변비는 오직 '윤조(潤燥)'라는 두 글자면 족하다. 땡볕에 바짝 메마른 논에는 양수기로 물 대는 게 급선무이듯이, 뻘 속에 빠진 배가 나아가려면 밀물이 밀고 들어와야 하듯이, 물기 없어 딱딱하게 굳은 대변을 시원하게 내보내려면 바로 진액이 충분해야 하기 때문이다. 물론 보다 근본적으로는 진액의 소모가 발생한 이유를 철저히 따져야겠지만, 당면 목표는 진액의 원상회복 아니겠는가?

『동의보감』을 위시한 여러 문헌에서는 진액이 부족하게 된 근본원인에 따라 변비를 '풍비(風秘)'·'기비(氣秘)'·'허비(虛秘)'·'열비(熱秘)'·'한비(寒秘)' 등으로 구분했다. 특별히 틀리진 않았어도 번잡스런 측면 또한 없지

---

514) 大便燥結者 常常乾燥而 艱難放下也.
515) 大便不通者 累日不得通 閉塞脹滿也.
516) 체내의 모든 수액(水液)을 지칭한다. '진(津)'과 '액(液)'은 보통 함께 칭하지만, 이들의 성질·분포부위·기능 등은 다르다. 비교적 맑고 깨끗한 '진'은 근육과 피부에 분포하면서 이들을 윤택하고 따뜻하게 하는 것이고, 비교적 끈기가 있으며 흐린 '액'은 관절과 인체의 여러 구멍에 분포하면서 이들을 부드럽게 자양하는 것이다. 진액(津液)이 '물 수 변(水)'에 낮과 밤, 곧 '주야(晝夜)'가 더해진 글자임을 떠올리면, 이 역시 음양론에 따라 구분한 것임을 알 수 있다.
517) 若飢飽勞役 或食辛熱 火邪伏於血中 耗散眞陰 津液虧少 故大便結燥.
518) 津液潤則 大便如常

않으니, 변비에 대한 분류는 40장의 '천식'처럼 명나라 때의 명의(名醫) 장개빈(張介賓)의 견해를 따르는 게 좋다.

장개빈은 '건조(乾燥)'는 반드시 '화열(火熱)'로부터 비롯된다고 여겼던바, 이 '화열'의 유무(有無)에 따라 일체의 대변비결을 '양결(陽結)'과 '음결(陰結)' 딱 두 가지로 나누었다[519]. 아울러 '양결'은 '화열'이 넘쳐 진액이 메마른 경우이므로 대황[520]망초[521] 등의 사하제(瀉下劑)로 공격하면 되고, '음결'은 단지 진액이 부족한 경우이므로 당귀[522]·육종용[523] 등의 자윤제(滋潤劑)로 보충하면 된다[524]고 했다. 정말로 간단명료하지 않은가?

하지만 변비를 호소하는 환자가 노인이라면, 절대 대황과 같이 설사시키는 사하제를 함부로 투여해서는 안 된다. 노인의 변비는 그 주름진 피부에서도 드러나듯 거의 다 진액 부족에 기인하는데, 사하시키면 진액이 다 없어져서 반드시 변비가 다시 나타날 뿐 아니라 이전보다 더욱 심해지기 때문이다. 따라서 변비가 있는 노인에게는 되도록 대장을 촉촉이 적셔주는 이른바 '윤장(潤腸)'의 효능이 있는 식품, 예를 들어 '우유(乳酪)'나 '참기름(脂麻汁)' 등을 장기간 복용하도록 권하는 게 좋다[525].

---

519) 燥必由火 有火者 便是陽結 無火者 便是陰結
520) 대황(大黃) : 마디풀과에 속하는 다년생초본으로서 금문대황(錦紋大黃) 계열인 장엽대황(掌葉大黃)·장군풀 등의 뿌리 및 뿌리줄기를 약용으로 사용한다.
521) 망초(芒硝) : 황산염류 광물인 망초족의 芒硝 Na₂SO₄·10H₂O를 가공·정제해서 얻은 결정체를 사용한다.
522) 당귀(當歸) : 우리나라에서는 산형과에 속하는 다년생 초본인 숭엄초(참당귀, 土當歸)와 日當歸(東當歸)의 뿌리를 사용하지만, 중국에서는 당귀(西歸)를 기원으로 본다.
523) 육종용(肉蓯蓉) : 열당과 식물 육종용의 건조한 鱗葉이 달린 肉質莖을 사용한다.
524) 陽結者 邪有餘 宜攻宜瀉者也 陰結者 正不足 宜補宜滋者也.
525) 老人藏府秘澁 不可用大黃. 緣老人津液少 所以秘澁. 若服大黃以瀉之 津液皆去 定須再秘甚於前. 只可服滋潤大腸之藥 常食乳酪脂麻汁爲妙.

예로부터 잘 먹고 잘 자고 잘 싸면 건강하다고 했다. 쾌식(快食)·쾌면(快眠)·쾌변(快便)을 건강의 3대 조건으로 간주한 셈인데, 요즘처럼 영양과잉의 시대에는 잘 먹는 것보다는 잘 싸는 게 훨씬 더 중요하다.

56

수족(手足)
─ 사지(四肢)
팔·다리는 인체 모든 생명활동의 근본이다

四肢者 諸陽之本也 사지자 제양지본야

자신을 낮춤으로써 상대방을 높이는 인사예절의 대명사는 절이다. 때와 장소에 따라 고개만 살짝 까닥이기도 하고, 선 채로 목을 허리와 함께 수그리기도 하며, 무릎까지 바닥에 대고 머리를 조아리기도 하는 게 바로 절인데, 이런 절 중의 으뜸은 당연히 '오체투지(五體投地)'[526]이다. 이 큰절의 방법은 상대에게 최대의 존경을 표시하고자 자기 신체의 다섯 부분, 곧 이마와 양 팔꿈치 및 양 무릎을 아무렇지도 않은 듯 내팽개쳐 땅바닥에 찰싹 붙이는 것이기 때문이다.

큰절을 할 때 땅에 직접 맞대는 신체부분이 이마·양 팔꿈치·양 무릎

---

526) 불교 신자가 불·법·승(佛·法·僧) 삼보(三寶)께 올리는 큰절. 고대 인도에서 행해지던 예법(禮法) 가운데 상대방의 발을 받드는 접족례(接足禮)에서 유래한 것으로, 중생이 빠지기 쉬운 교만을 떨치고 어리석음을 참회하는 예법이다.

인 까닭에 '오체투지'라 부른다고 하지만, 일반적으로 사람 몸을 다섯으로 구분한다면 머리와 두 팔다리로 나눠야 마땅하다. 역사에서 주로 대역죄를 지은 자에게 내린 극형을 '오살(五殺)'이라 이름한 것도, 죄인의 머리를 찍어 죽인 다음 양 팔다리를 베어냄으로써 사람을 다섯 갈래로 찢어 죽였기 때문 아닌가? 이마·양 팔꿈치·양 무릎이 특별히 거론되었을 뿐, '오체'의 실상은 머리와 양팔, 양다리인 것이다. 그런데 여기서 한 걸음 더 나아가면, 땅바닥에 붙이는 '오체'는 결국 내 몸뚱이 전체임이 드러난다. 머리는 몸통 속 오장 간·심·비·폐·신(肝·心·脾·肺·腎)의 대행자가 눈·혀·입·코·귀 [目·舌·口·鼻·耳]의 형태로 빠끔히 얼굴을 내민 곳에 다름 아니고[527], 양 팔다리 '사지(四肢)' 역시 '체간(體幹)'에서 뻗어 나온 두 쌍의 가지에 불과하기 때문이다.

'오체투지'에 대한 이야기를 따라가다 보니, 갑자기 생소한 논리와 마주치게 되었다. 자유롭게 놀릴 수 있는 내 양 팔다리가 사실은 미동조차 하기 힘든 내 몸통에서 비롯되었다는……. 하지만 위아래로 기다랗게 늘어진 기럭지, 상지(上肢)와 하지(下肢)는 생김새와 달리 뭉뚝한 몸통이 근원이다. 인간을 한갓 나무에 비유한다는 게 조금 찜찜하지만, 몸통은 나무 기둥을 닮아서 '체간'이라 하고 양 팔다리는 나무 줄기를 닮아서 '사지'라 하지 않겠는가? 또 다리가 팔보다 굵고 팔이 다리보다 가는 것도, 밑동일수록 굵고 위로 올라갈수록 가늘어지는 나무의 모습과 비슷하지 않은가? 아울러 손가락이 발가락보다 기다란 것 역시 땅 위쪽의 줄기가 땅 밑쪽의 뿌리보다 기다란 나무와 제법 닮은꼴이지 않은가? 팔다리는 몸통을 본떠 만들어진 것이다.

---

527) 肝開竅於目 心開竅於舌 脾開竅於口 肺開竅於鼻 腎開竅於耳

마음대로 움직이고 마음대로 말한다는 사실을 제외하면, 사람도 나무와 거의 비슷하다. 나무가 뿌리로 수분을 흡수하고 줄기 및 줄기에서 뻗어 나온 잎으로 태양광선을 받아들여 생명활동을 영위하듯이, 사람은 두 팔다리와 두 손발을 부지런히 놀려 음식물을 섭취함으로써 생명활동을 영위하기 때문이다. 생명활동 영위에 필요한 에너지원을 외부로부터 벌어들인다는 측면에서는, 사람의 팔다리 및 손발이 나무의 뿌리 및 잎줄기와 똑같은 것이다. 이런 까닭에 한의학에서는 "사람의 양 팔다리는 인체 모든 생명활동의 근본이다"[528]라고 했다.

이렇게 에너지 대사의 관점에서는, 사람의 팔다리나 나무의 잎줄기나 별반 다르지 않다. 양 팔다리의 모체는 역시 몸통이라는 말이다. 그런데 알다시피 몸통에는 간·심·비·폐·신 오장이 담겨 있다. 그리고 41장 '해역(咳逆)' 편에서 설명한 바와 같이, 몸통은 횡격막을 경계로 삼아 천지상하(天地上下)로 나뉘는 까닭에, 천상(天上)의 가슴에는 천기(天氣)인 공기가 들어가는 심폐(心肺)가 자리 잡고, 지하(地下)의 배에는 지기(地氣)인 음식물이 들어가는 간신(肝腎)이 자리 잡으며, 비(脾)는 마치 몸통의 주인공마냥 정중앙에 자리 잡고 있다. 그렇다면 팔과 다리, 곧 '상지'와 '하지'는 몸통 속 오장, 특히 몸통 위쪽 '심폐'와 몸통 아래쪽 '간신'의 다른 모습이지 않을까?

『주역(周易)』에서 64괘(卦) 중 첫 번째에 등장하는 중천건괘(重天乾卦)를 설명한 단전(彖傳)[529]의 내용 중 "하늘에 바탕을 두는 자는 위로 친하고 땅에 바탕을 두는 자는 아래로 친한다. 각기 자기와 같은 무리를 따르기 때문이다"[530]라는 구절을 상기하면, '상지'는 상부의 '심폐'로부터 비롯되었

---

528) 四肢者 諸陽之本也
529) 64괘의 괘의(卦義)·괘덕(卦德)·괘문(卦文)·괘명(卦名) 등을 통괄적으로 논한 것으로 괘사(卦辭)라고도 한다. 단(彖)은 단(斷)과 통하는 글자로 괘의 의미를 단정하는 논술이라는 의미를 지닌다.

고 '하지'는 하부의 '간신'으로부터 비롯되었음이 더욱 분명해진다. '심폐'가 자리한 천상의 가슴, 곧 몸통 위쪽에서는 두 팔이 나와 하늘을 찌르고, '간신'이 자리한 지하의 배, 곧 몸통 아래쪽에서는 두 다리가 나와 땅을 내딛기 때문이다. 이런 사실은 내 몸통을 지지하는 뼈대를 대입해 살펴봐도 고개가 절로 끄덕여진다. 척추는 등뼈를 중심으로 위쪽의 목뼈와 아래쪽의 허리뼈로 나뉘는데, 팔을 지배하는 신경은 상부의 경추(頸椎)에서 나오고, 다리를 지배하는 신경은 하부의 요추(腰椎)에서 나오지 않은가? 지나친 비약이라 하겠지만, 팔과 목은 '심폐'로부터, 다리와 허리는 '간신'으로부터 비롯된 것이다.

이러한 관점은 질병의 진단과 치료에도 고스란히 응용된다. 『황제내경』에서는 "폐(肺)와 심(心)에 삿된 기운이 있으면 그 병적인 기운이 양 팔꿈치 부위에 머물고, 간(肝)에 삿된 기운이 있으면 그 병적인 기운이 양 겨드랑이 부위에 머물며, 비(脾)에 삿된 기운이 있으면 그 병적인 기운이 양 넓적다리 부위에 머물고, 신(腎)에 삿된 기운이 있으면 그 병적인 기운이 양 오금 부위에 머문다"[531]라고 했으니, 한의사들은 진료 시 이렇게 사지관절이 굴신(屈伸)하는 부위의 건전 여부를 예의주시(銳意注視)함으로써 오장의 건강 상태까지 유추 해석하곤 하기 때문이다. 진료 시 환자의 팔다리를 구부렸다 폈다 하면서도 건강과 질병에 대한 정보를 캐낼 수 있다는 이야기! 독특하면서도 재미나지 않은가?

그런데 한편으로는, '사지'가 '몸통'을 본떴다는 게 별로 수긍이 가지 않는다. 드럼통처럼 뭉뚝한 몸통과 기다란 기럭지의 양 팔다리는 어느 한

---

530) 本乎天者 親上 本乎地者 親下 則各從其類也
531) 肺心有邪 其氣留於兩肘 肝有邪 其氣留於兩脇 脾有邪 其氣留於兩髀 腎有邪 其氣留於兩月國

구석도 닮지 않았기 때문이다. 아무리 팔과 다리는 '심폐'와 '간신'의 페르소나[532]라고 주장할지라도, '체간'을 벗어나 사방으로 확 펼쳐진 '사지'와 몸통 속에 꼭꼭 틀어박힌 심폐·간신에서 동질성을 발견하기란 너무 어렵지 않은가? 비록 양 팔다리의 근원은 몸통이라지만, 양 팔다리와 몸통은 확실히 다른 것이다.

사지와 몸통이 전혀 다르다는 것은 우선 그 구조에서 확연히 드러난다. 몸통과 달리 팔다리는 크게 3개의 관절(關節; joint)[533] 구조를 형성하기 때문이다. 먼저 팔은 손가락이 팔뚝을 거치고서 알통을 넘어 어깨에 이르지 않는가? 순서대로 팔은 수관절(手; 손 수) – 주관절(肘; 팔꿈치 주) – 견관절(肩; 어깨 견)로 이루어지는 것이다. 또 다리는 발가락이 정강이와 장딴지를 거치고서 허벅지를 넘어 엉덩이에 이르지 않는가? 순서대로 다리는 족관절(足; 발 족) – 슬관절(膝; 무릎 슬) – 고관절(股; 넓적다리 고)로 이루어지는 것이다.

팔다리는 이처럼 3개의 관절을 이루면서 형성된 덕분에 몸통과는 아예 비교 자체가 불가능할 정도로 자유로운 움직임을 연출한다. 그리고 이렇게 자유로운 움직임이 가능한 탓에 팔다리는 몸통과 달리 또 다른 이름을 부여받는다. 한의학에서는 팔다리를 동작성의 유무에 따라 각각 '완(腕; 팔 완)'과 '각(脚; 다리 각)', '고(股; 다리 고)'와 '굉(肱; 팔 굉)'으로 부른다는 것이다. 동정(動靜)에 따라 움직임이 없으면 '고굉(股肱)'으로, 움직임이 있으

---

532) 페르소나(persona) : 인격·위격(位格) 등의 뜻을 지닌 라틴어. 본디 연극배우가 쓰는 탈·가면을 가리키지만, 철학적으로는 사회적 자아, 곧 사회에서 요구하는 인간 각 개인의 외면을 의미한다.
533) 관절은 2개 이상의 뼈가 만나는 곳에서 형성된다. 인체 내에는 모두 200개 이상의 관절이 있지만, 관절의 존재 목적—운동성—을 잘 보여주는 것은 수관절·주관절·견관절·족관절·슬관절·고관절이므로 이들을 인체의 6대 관절이라 한다.

면 '완각(腕脚)'으로 표현하기 때문이다. 42,195km를 지칠 줄 모르고 뛰는 마라토너는 그야말로 '건각(健脚)'의 주인공이라 하고, 상대를 단 한 방에 KO시키는 복서는 정말 대단한 '완력(腕力)'의 소유자라고 하지 않는가? 그렇다면 옛날의 군주들이 자신의 팔다리와도 같은 신하들, 소위 '고굉지신(股肱之臣)'들을 죽였던 까닭은 그들이 전혀 움직이지 않고 '복지부동(伏地不動)'만을 일삼은 탓이었을까?

그러나 팔다리가 제아무리 기다란 기럭지에 뛰어난 운동성을 지녔다 해도, 몸통과 독립적으로 움직일 수는 없다. 멀쩡한 팔과 다리의 연원은 결국 '심폐'와 '간신', 곧 몸통이기 때문이다. 그렇다면 심폐·간신의 부모이자 팔다리의 조부모는 도대체 무엇인가? 한의사들이 입에 달고 사는 말—"인신(人身)은 소천지(小天地) 혹은 소우주(小宇宙)이다"—을 떠올리면, 팔다리는 그 족보(族譜)상 결국 우주 천지 대자연에까지 거슬러 올라가고 만다. 하지만 범위를 내 몸으로 제한시키면, 비로소 '비(脾)'가 다소곳이 등장한다. '비'야말로 몸통의 정중앙에서 위로 '심폐'를 봉양하고 아래로 '간신'을 양육하는 장본인이기 때문이다.

팔다리의 궤적을 거슬러 추적한 결과, 그 근원은 몸통 한 가운데에 위치한 '비'임이 밝혀졌다. 사방상하로 펼쳐진 손·발가락이 손·발목을 거치고 팔꿈치·무릎을 지나 어깨·엉덩이에 이른 다음 심폐·간신의 관문까지 통과하고서 마침내 '비'에 다다른 것이다. 그렇다면 당연히 "인체의 사지 양 팔다리를 주관하는 장기는 '비'이다"[534]라고 해야 하지 않겠는가? 덧붙여 "'비'가 허약하면 팔다리를 제대로 놀리지 못한다"[535], "사기(邪氣)가 '비'를 손상시키면 팔다리를 잘 들지 못한다"[536]라고 주장해야 하지 않겠는가?

---

534) 脾主四末
535) 脾虛則四肢不用

이상의 한의학 이론은 혹 대수롭지 않게 평가될 수도 있다. 오장 중 '비'는 서양의학의 소화기계에 해당되는 장기라 했으므로, 위의 논리는 소화 기능이 좋아서 음식물을 잘 섭취해야 팔다리도 힘차게 놀릴 수 있다는 아주 단순한 말 아니냐면서……. 맞는 말이다. 하지만 실제 임상에서의 유용성은 그 정도 차원을 훌쩍 뛰어 넘는다. 가령 진료 시 환자가 손가락 하나 까딱할 기운이 없다고만 호소해도 '비'의 허약함을 염두에 두고, 소위 '사태'[537]라 일컫는 팔뚝과 장딴지의 살덩이를 힐끔 한 번 쳐다보기만 하고서도 '비'의 건강 여부[538]를 파악하며, '오십견'[539]처럼 갑자기 팔을 쭉 뻗어 올리지 못할 때에는 '비'와 연관된 경락(經絡)의 혈(穴)에 놓는 침 한 방으로도 말끔히 치료되는 경우가 다반사이기 때문이다. 그럼에도 팔다리와 '비'의 관계를 꼭 "내가 먹고 마신 음식물을 소화시키는 게 '비'이고, 우리는 이렇게 먹고 살기 위해 팔품·다리품을 팔아야 한다"로만 이해하겠는가?

---

536) 邪傷脾則四肢不擧

537) 소의 오금 밑에 뭉치로 붙은 살덩이. 사태 중에서도 특히 중앙에 붙은 살덩어리를 '아롱사태'라 한다. 한자로는 '腒(사태 군)'이라 하는데, 『동의보감』에서는 "사태란 팔꿈치나 무릎 뒤쪽 위아래의 살덩어리를 말한다(腒爲肘膝後肉如塊者)"고 했다.

538) 脾主腒

539) 오십견(五十肩; frozen shoulder) : 50세 이후 특별한 원인 없이 나타나는 탓에 '오십견'이라는 이름이 붙었다. 어깨 관절을 둘러싼 관절 막이 퇴행성 변화를 일으키면서 염증을 유발하는 질병으로서 주된 증상은 심한 운동제한 및 통증이다.

57

기육(肌肉)
— 비만(肥滿)

비만한 사람은 중풍에 걸리는 경우가 많다

肥人多中風 _{비인다중풍}

  사람들은 대개 뚱뚱해서 체중이 많이 나가는 게 '비만(肥滿; obesity)'
이라고 생각한다. 하지만 의학적으로는 '신체에 지방이 과잉으로 축적되어
골격상 및 육체상 요구의 한계 이상으로 체중이 증가된 상태'를 비만이라고
정의한다. 또 체중에서 지방이 차지하는 비율이 남자는 20%, 여자는 30%
이상인 경우를 비만으로 분류한다. 비만은 외형이나 체중보다는 체내에 축
적된 지방량을 기준으로 삼아야 하는데, 지방량 측정기계는 값이 비쌀 뿐
더러 계측 역시 쉽지 않으므로, 일반적으로는 표준체중을 설정한 뒤 표준
보다 체중이 20~30% 더 나갈 때를 비만이라고 판정한다.

  표준체중은 잘 알다시피 '(키-100)×0.9'라는 간단한 공식에 의해 산
출하는데, 혹 자신의 몸무게가 평균에 의거한 표준치를 넘는다고 해서 비
만이라 단정할 필요는 없다. 왜냐하면 표준체중보다 무겁더라도 지방의

보유량이 적은 경우엔 과체중(過體重)일망정 비만은 아니기 때문이다. 체중이 좀 나가더라도 기름기 없이 근육으로만 다져진 운동선수들을 보면서 비만하다고 느끼는 사람은 없지 않은가? 물론 올해부터는 병무청에서도 신체등위 판정 시 표준체중 대신 신체질량지수[540]를 기준으로 삼는다고 하니, 보다 정확하게 비만도를 체크할 요량이면 '체중(kg)÷신장(m)²'이라는 공식을 사용해야 한다.

비만은 지방세포의 증가 타입, 분포양상, 원인 등에 따라 여러 가지로 분류된다. 먼저 지방세포의 증가 타입에 따라 구분하면, 비만은 증식성(增殖性) 비만과 비대성(肥大性) 비만으로 나누어진다. 증식성 비만은 지방세포가 증식한, 곧 지방세포의 숫자 자체가 증가한 것으로 어린이에게 많으며 치료가 쉽지 않다. 따라서 소아 비만은 조짐이 보이는 즉시 치료를 서둘러야 한다. 반면에 비대성 비만은 지방세포 하나 하나가 커져서 부피가 늘어난 것인데, 성인의 비만은 거의 여기에 해당되며 본인의 노력 여하에 따라 얼마든지 치료가 가능하다.

둘째, 비만은 지방의 분포양상에 따라 중심성 비만과 말초성 비만으로도 구분한다. 중심성 비만은 배꼽을 중심으로 복부에 과량의 지방이 축적된 것으로 허리와 엉덩이의 둘레 비율[541]이 남자는 1.0 이상, 여자는 0.9 이상인 경우를 말한다. 이런 중심성 비만은 중년기 이후에 많다. 그 이유는 42장 '배꼽[臍] 편'에서 살펴본 바와 같이 배꼽은 인체의 무게중심인 탓에 그

---

540) 신체질량지수(BMI; Body Mass Index) : 신장·체중의 측정치로 영양상태를 판정하는 것으로 원래는 유유아(乳幼兒)의 균형 체격을 나타내고자 고안되었다. '카우프 지수(Kaup index)'라고도 하는 체중(kg)을 키(m)의 제곱으로 나눈 숫자로서, 신체의 지방량과 잘 맞아떨어진다. 30 이상이면 고도 비만, 25~29.9이면 비만, 23~24.9이면 과체중, 18.6~22.9이면 정상, 18.5 이하면 저체중으로 판정한다.
541) (WHR; Waist Hip Ratio); 허리둘레/엉덩이둘레

렇지 않아도 움직임이 제일 적은 부분인데, 나이 들어 운동량이 부족해지면 배꼽노리 주변으로의 지방 축적이 더욱 심해지는 까닭이다. 한편 말초성 비만은 허리와 엉덩이 비율이 각각 1.0과 0.9 미만이면서 엉덩이나 허벅지, 어깨나 장딴지 등에 지방이 축적된 경우이다. 뚱뚱하기는 마찬가지이지만 아랫배가 튀어나오진 않아서 겉보기엔 꽤 균형 잡힌 모습을 보이는데, 이 또한 적극적인 자세교정 및 유산소 운동542)으로 얼마든지 치료가 가능하다.

마지막으로, 비만은 유발원인에 따라 증후성 비만과 단순성 비만으로도 나눌 수 있다. 증후성 비만은 쿠싱증후군543)이나 갑상선기능저하증544)에서와 같이 어떤 질병에 수반되어 비만이 나타나는 것인데, 원인 질환을 치료하면 비만 역시 자연히 해소된다. 이에 비해 단순성 비만은 유전적인 소질(素質)에 과식과 운동부족이 더해져서 체내에 필요 이상의 지방이 쌓인 것이다. 전체 비만의 95% 이상은 이런 단순성 비만이라고 한다.

혹자는 비만의 주범이 지방이니, 우리 인체에 지방세포만큼 불필요한 세포가 또 있겠느냐 여기겠지만 사실은 그렇지 않다. 우선 지방은 우리 몸이 필요량보다 많은 에너지가 섭취되었을 때 남은 에너지를 만약을 위해 비

---

542) 유산소운동(有酸素運動; aerobic exercise) : 1968년 미국의 케네스 쿠퍼(Kenneth Cooper)가 심장병 치료의 일환으로 고안한 운동요법으로, 숨을 멈추고 한 순간에 힘을 집중시키는 운동(무산소 운동)이 아니라 인체에 산소를 공급하면서 하는 걷기·달리기·수영·에어로빅 등의 운동을 말한다. 이런 유산소 운동은 몸 안의 지방을 분해시켜 에너지로 사용하므로 체지방을 감소시키는 효과가 있다.

543) 쿠싱증후군(Cushing's syndrome) : 부신피질호르몬의 과다로 발생하는 증후군. 얼굴·목·가슴·배 등에 지방이 축적되는 중심성 비만 및 월상안(月狀顔; moon face)이 주된 특징이다. 다양하게 표현되는 스테로이드제제 — 부신피질호르몬·코르티코이드·하이드로코티손·면역억제제·덱사메타존·소염진통제 등 — 의 장기 복용에 의해 발생하는 경우가 대부분이다.

544) 갑상선기능저하증(hypothyroidism) : 갑상선호르몬의 부족으로 인한 증상들의 총합으로 대표적인 원인은 하시모토 갑상선염이다. 인체의 전반적인 대사 속도가 늦어지므로 부종·체중증가·비만 등이 나타난다.

축하는 에너지 저장 탱크의 역할을 한다. 또 지방은 외부의 충격으로부터 혈관이나 신경을 보호하는 완충작용도 하고, 신체의 열이 밖으로 도망가지 못하게끔 단열재의 구실도 한다. 그러니 어찌 지방이 나쁘다고만 하겠는가?

한의학에서는 '비인(肥人)', '고인(膏人)', '비반(肥胖)' 등의 표현이 비만에 해당한다. 서양의학처럼 비만에 대한 정의나 기준을 딱 부러지게 수치화해서 제시하진 않았지만, 글자 그대로 '살찌고[肥·胖] 기름진[膏] 사람[人]'이 비만한 사람이지 않겠는가? 물론 한자의 훈(訓)만으로 지레짐작해서는 안 된다. 왜냐하면 '지(脂; 기름 지)'라는 형용사 접두어가 붙은 '지인(脂人)' 같은 경우도 언뜻 보기엔 비만한 사람에 대한 호칭으로 여겨지지만, 실은 앞의 55장에서 잠깐 언급했던 '사태', 곧 '군육(䐃肉)'이 견실하고 피부가 충만한 건강체를 일컬어 '지인'이라고 했기 때문이다[545]. 우리말로는 똑같이 기름일지라도 '지(脂)'와 '고(膏)'는 이토록 다르니, 자칫하면 헷갈릴 수밖에……

비만의 원인은 서양의학의 관점과 다르지 않다. 서양의학에서도 단순성 비만을 유발시키는 원인으로 유전·심리적 요인·과식·운동부족 등을 손꼽듯이, 한의학에서도 달고 기름기 많은 음식물의 과다섭취[546]·운동량 부족[547]·유전적 소질[548]·스트레스[549] 등을 중요시했기 때문이다. 비만에 따른 합병증에 대한 견해 역시 서양의학적 소견과 대동소이하니, 한의학에서도 비만한 사람은 장수(長壽)하지 못하고[550], 체내의 불순한 노폐물에 해당

---

545) 䐃肉堅 皮滿者 脂
546) 必數食甘味而多肥也, 甘肥貴人則 膏粱之疾也
547) 久臥, 久坐, 少勞
548) 所稟之體, 土形之人 其爲人黃色 圓面 大頭 美肩背 大腹 美股脛 小手足 多肉……
549) 內傷七情

되는 '습담(濕痰)'이 많을뿐더러 기운도 약하며[551], 흔히 중풍이라 일컫는 '뇌졸중'에 걸리는 경우가 많다[552]고 했기 때문이다. 또 당뇨병과 유사한 병증인 '소갈(消渴)'도 잘 유발시키고[553], 여성의 경우에는 임신과 관련된 '경맥(經脈)'에 악영향을 끼쳐 불임까지 초래된다[554]고 여겼기 때문이다. 서양의학에서도 비만은 고혈압·당뇨병 등 각종 생활습관병의 주범이지 않던가?

그럼 비만을 예방하고 치료하려면 어떻게 해야 할까? 한마디로 체지방의 원천이 되는 음식물의 섭취를 조절하는 한편 에너지 소모량을 섭취량보다 늘려서 체내에 필요 이상으로 지방이 쌓일 기회를 주지 않는 것이다. 음식 섭취량을 줄이는 데는 끼니를 거르기보다는 매끼 일정량을 섭취해야 하며, 배가 고프다는 느낌, 곧 공복감(空腹感)을 느끼지 않도록 칼로리는 적으면서도 양이 많은 것을 선택하는 게 좋다. 특히 한의학에서 '의이인(薏苡仁)'이라 일컫는 율무는 체내의 '습담' 제거 효과가 뛰어날 뿐더러 공복감까지 해소시키므로 다이어트 식품으로 아주 그만이다. 또 에너지 소모량을 늘리기 위해서는 운동이 반드시 필요한데, 지방감소에 효과적인 운동은 속보·등산·조깅·사이클·에어로빅 등의 유산소 운동이므로, 이왕이면 자신의 취향·기호에 맞는 것을 선택해서 최소 1주 4~5일가량 꾸준히 하는 버릇을 길러야 한다. 체중의 감량이 아닌 지방량의 감소에 목표를 두고, 1주일에 0.5~1.0kg이라는 이상적인 감량속도를 꾸준히 지켜나간다면, 건강한 몸매는 보장받은 거나 다름없다.

---

550) 穀氣勝元氣 其人肥而不壽
551) 肥人多濕, 肥人多痰乃氣虛也 虛則氣不能運 故痰生之
552) 肥人多中風
553) 肥者令人內熱 甘者令人中滿 故其氣上溢 轉爲消渴
554) 婦人體質肥盛 恣食厚味 痰濕內生 流注衝任胞脈或因體脂過盛 壅塞胞絡和胞宮
而致不孕

"바뀌지 않는 건 아무 것도 없다"라는, 즉 "세상 모든 게 변한다"라는 『주역』의 핵심 사상은 만고불변의 진리이다. 자신의 수명을 갉아먹는 우를 범하지 않으려면, 역시 적당히 먹으면서 운동해야 한다.

58

피부

— 피부병(皮膚病)

기혈이 조화되어 기육(肌肉)이 윤택해지면 가려움증은 저절로 낫는다

血和肌潤 痒自不作 <small>혈화기윤 양자부작</small>

피부(皮膚; skin)는 포장지처럼 우리 몸 표면 전체를 덮고 있다. 어른이라면, 1.6m² 가량의 넓이에 3.5~4.5kg 정도의 무게를 지닌, 인체에서 제일 크고도 무거운 기관이 피부인 것이다. 이렇게 덩치도 크고 무겁지만, 피부는 외려 신체의 다른 어떤 기관보다도 성장이 빠르고 평생 '일신우일신'[555]을 외치며 늘 새롭게 변화한다. 속상한 일이 있으면 하룻밤 사이에 얼굴이 까칠하게 바뀌는 것도, 피곤하면 속칭 '다크 서클(dark circle)'이 곧

---

555) 일신우일신(日新又日新) : '날마다 새롭다'는 뜻으로서 유교 경전 『대학(大學)』에 나오는 말. 원문은 "湯之盤銘에 日 苟日新이면 日日新하고 又日新이라". 옛날에 탕왕(湯王)이 날마다 잘못을 고쳐 '덕(德)' 닦음을 게을리하지 않으려 다짐하면서 반명(盤銘) ─ 제사 때 손을 씻기 위한 대야에 자신을 돌아볼 수 있는 경구를 적어 넣은 것으로 일종의 좌우명(座右銘) ─ 으로 새긴 문구. 진실로 날로 새롭게 하면 나날이 새로워지리라!

장 눈 밑에 검푸르게 끼는 것도, 피부가 신체 내·외부의 상태에 따라 천변만화(千變萬化)하는 조직이기 때문이다.

　　피부는 표피(表皮; epidermis)와 진피(眞皮; corium)로 나뉜다. 간혹 피하조직(皮下組織; subcutaneous fat)까지 피부에 포함시키지만, 피하조직은 문자 그대로 피부[皮] 밑[下]의 조직일뿐더러 거의 지방질 덩어리이므로 엄밀히 말하면 피부가 아니다. 겉껍질 표피는 다시 바깥쪽과 안쪽으로 구분된다. 바깥쪽은 케라틴 층[556]이라고도 일컫는 각질층인데, 이 핵이 없는 죽은 세포층이 비늘처럼 떨어져 나가면 '때'라는 이름을 얻는다. 간혹 "때를 빡빡 문질러 벗겨낼 때 목욕의 희열을 느낀다"는 분들이 계시는데, 이는 굉장히 잘못된 것이다. 수분유출을 방지해 보습역할을 할 뿐만 아니라 병원균의 침입까지 막아주는 각질층을 보호하진 못할망정 망가뜨려서야 되겠는가?

　　표피 안쪽과 진피에는 멜라닌[557]을 만드는 세포가 점점이 놓여 있다. 인체에 해로운 자외선을 차단함으로써 살갗 안쪽을 지켜주기 위함이다. 강한 햇볕을 쬐면 멜라닌이 많이 만들어져서 표피가 검게 그을려지는데, 이렇게 표피를 희생양 삼아 피부 내부를 보호하는 것이다. 인종별 각각의 피부색은 멜라닌을 만들어내는 양의 유전적 차이 때문인데, 아프리카 원주민이라도 피부에 분포된 멜라닌 색소를 모두 모으면 채 1g이 되지 않는다고 한다. 고작 이 정도 분량 때문에 인종차별·민족갈등이 빚어진다니……

　　속껍질 진피(眞皮)는 명실상부 진짜[眞] 피부[皮]이다. 체내의 혈관·신

---

556) 케라틴층(Keratin layer; 角質層) : '케라틴'으로 이루어진 층. 동물체의 표피·모발·손톱·발톱·뿔·발굽·깃털 따위의 주성분인 단단한 성질의 단백질을 통틀어 '케라틴'이라고 한다.

557) 멜라닌(melanin) : 동물의 조직에 있는 검은색이나 흑갈색의 색소. 양에 따라 피부나 머리카락, 망막의 색깔이 결정된다.

경·분비샘[腺]·지방질 등이 불거져 나오거나 흘러내리지 못하도록 포장지처럼 잘 감싸안은 조직이기 때문이다. 이들을 얼마나 촘촘하게 담고 있는지는 부위에 따라 다르지만, 표면 1cm²의 진피에는 평균적으로 약 10개의 모낭(毛囊), 15개 정도의 피지선(皮脂腺), 90cm가량의 혈관, 3m 내외의 신경, 100여 개의 땀샘, 수백 개의 신경다발 등이 담겨 있다. 온도·통각·촉각 등을 받아들이는 감각신경과 더불어 피부색을 결정하고 체온까지 조절하는 등 실로 중요한 일을 하는 세포들이 엄청나게 가득 들어 있는 것이다.

여드름·땀띠·사마귀·기미·주근깨 등을 제외하면, 대표적인 피부질환은 역시 '건선(乾癬; psoriasis)'과 '아토피 피부염(atopic dermatitis)'이다. 20대 전후에 많이 발생하는 건선은 주로 팔꿈치·무릎·엉덩이 등에 좁쌀처럼 작은 발진[558]이 생기면서 새하얀 비듬 같은 각질이 겹겹이 쌓이는 피부병이다. 가려움증은 그리 심하지 않지만, 몸 여기저기에서 하얀 분가루를 바른 듯 경계가 뚜렷한 마른버짐이 반복적으로 나타난다. 원인은 아직 완전히 밝혀지지 않아 대증치료에 의존할 수밖에 없으니, 증상 완화는 물론 예방 차원에서라도 피부 보습(保濕)에 치중해야 한다.

유병률이 인구의 20%라는 보고까지 있을 정도로 최근 폭발적 증가 추세의 아토피 피부염은 주로 유아기 혹은 소아기에 시작되는 피부병이다. 유아기에는 얼굴과 팔다리의 펼쳐진 쪽에, 성장하면서는 팔과 무릎이 접혀지는 곳에 특징적인 습진[559]이 나타나는데, 어른들은 유·소아기에 비해 얼

558) 발진(發疹; eruption) : 피부에 홍반(紅斑)·구진(丘疹)·수포(水疱)·궤양(潰瘍) 등이 나타난 것에 대한 통칭.

559) 습진(濕疹; eczema) : 공통적인 임상적·조직학적 특징을 보이는 피부 질환군을 통칭하는 용어로서 흔히 피부염과 동의어로 사용된다. 초기에는 주로 가려움증과 함께 물집·구진·홍반·부기 등이 관찰되며 만성기에는 부기·물집은 줄어드는 대신 피부가 두꺼워지는 태선화·비늘·색소 침착 등을 보인다.

굴에 습진이 생기는 경우가 많고 접히는 부위에는 마치 이끼 낀 것처럼 피부가 두꺼워지는 태선화(苔癬化; lichenification) 현상이 나타난다. 주요 증상은 심한 가려움증과 피부건조증 및 특징적인 습진인데, 이들은 흔히 악순환처럼 반복된다. 피부건조증은 가려움증을 유발·악화시키고, 가려움증은 낮 동안에는 간헐적으로 나타나다가 밤중에 더욱 심해지며, 빡빡 긁어대면 습진성 피부 병변이 생겨 더 심한 가려움증을 일으키는 것이다. 아토피 피부염 또한 원인이 아직 밝혀지지 않아 대증치료에 의존할 수밖에 없는데, 흔히 건조한 피부의 보습과 함께 피부염 치료를 위한 부신피질호르몬제와 면역조절제, 가려움증 치료를 위한 항히스타민제 등이 동원된다.

한의학에서는 거죽[皮]과 살갗[膚]에 대한 합칭인 '피부(皮膚)'를 한편으로는 '주리(腠理)'라고도 일컫는다. 체내의 진액이 땀의 형태로 스며나가고 살결이 고스란히 드러나는 곳이 피부이기 때문이다[560]. 또 피부의 건강 여부는 거의 전적으로 '폐'가 주관한다[561]고 파악한다. 이는 폐가 체내의 오장육부 중 가장 높은 곳에 위치하면서 햇볕 가리개마냥 아래의 장기들을 감싸안듯이[562] 피부는 전신의 기육(肌肉)·근맥(筋脈)·장부(臟腑)·골격(骨骼) 등을 모두 꺼안아 보호하는 역할을 하기 때문이다. 물론 피부의 윤택과 건조·연약함과 딱딱함·팽팽함과 주름짐 등은 오장육부 전체의 영향을 받겠지만, 온몸 구석구석까지 관통된 '경맥(經脈)'의 흐름은 오직 폐에 의해 이루어지므로[563], 피부는 폐가 주관한다고 여긴 것이다.

역대 문헌에 기록된 피부 병증은 워낙 많아 일일이 열거하려면 적어도 10페이지 이상을 할애해야 한다. 따라서 요즘의 건선이나 아토피 피부염에

---

560) 皮膚亦曰腠理 津液滲泄之所曰腠 文理縫會之中曰理
561) 肺主皮毛, 又云 在藏爲肺 在體爲皮毛
562) 肺形 懸於五藏之上而爲華蓋
563) 肺朝百脈

서 볼 수 있는 증상과 연관해서 몇 가지만 소개한다. 먼저, 피부 위에 아무 것도 돋아나지 않으면서 색소 변화만 있으면 '반(斑)'[564], 피부 위에 좁쌀마냥 과립이 부풀어오르면 '진(疹)'[565], 피부색이 갑자기 붉은 칠을 한 것처럼 선홍색으로 변하면 '단(丹)'[566]이라 했다. 또 피부에 작은 물집이 생기면 '두(痘)'[567], 피부 여기저기에 혹은 둥근 모습으로 혹은 옆으로 비뚤어진 모습으로 이끼가 번져나가는 양상으로 보이면서 혹 가려워서 긁으면 은백색 비늘 가루가 날리거나 분비물이 나오는 것은 '선(癬)'[568], 피부가 손상을 입은 것으로 살이 아프고 가려우며 짓무르면 '창(瘡)'[569]이라고 했다. 이 정도면 건선과 아토피 피부염에서 나타나는 마른버짐·발진·물집·피부색 변화·가려움증·습진 등의 증상이 거의 포괄되지 않는가?

흔히 피부를 오장육부의 건강상태를 비춰주는 거울이라고 부르는 까닭은, 겉으로 드러나는 피부 병증이 체내 기혈(氣血)의 변화 상황을 속속들이 반영한 결과이기 때문이다. 피부에 마른버짐이 피거나 건조해서 가렵거나 습진 등으로 진물이 줄줄 흐르는 것 등은 몸속 기혈에 난조가 생겼음을 의미하는 것이다. 따라서 각종 피부 병증을 치료하려면 다름 아닌 기혈을 조정해야 하는데, 한의학에서는 모든 가려움증은 기혈이 기육(肌肉)과 피부를 영양하지 못한 탓이므로 음혈(陰血)만 자보(滋補)하면 기혈이 조화되고 기육이 윤택해지면서 가려움증은 저절로 낫는다[570]고 했다.

한편, 『동의보감』에서는 피부, 그중에서도 얼굴을 볼썽사납게 만드는

---

564) 斑乃有色點而無頭粒者是也
565) 疹爲浮小而有頭粒者
566) 丹者 人體忽然焮赤如丹塗之狀 故謂之丹
567) 痘者 小水疱隆起也
568) 癬之狀 起于肌膚瘙疹 或圓或斜 或如苺苔走散 搔則出白屑 搔則多汁
569) 瘡者 傷也 肌肉潰爛而痛 痒而有汁
570) 諸痒爲虛 血不營肌腠 所以痒也. 當以滋補藥以養陰血 血和肌潤 痒自不作

병증들을 '면상잡병(面上雜病)'이라 해서 따로 수록해 놓았다. 간단히 명칭만 살펴보면, '풍자(風刺)' 혹은 '분자(粉刺)'는 여드름에 해당되고, '좌비(痤痱)'는 땀띠이며, '주사(酒齄)' 혹은 '폐풍창(肺風瘡)'은 술꾼임을 암시하는 '딸기코'이다. 또한 '흑지(黑痣)' 혹은 '염자(黶子)'는 크기에 따라 구분한 검정 사마귀이고, '작반(雀斑)' 혹은 '작자반(雀子斑)'은 참새 알에 새까만 알갱이가 점점이 박힌 모습의 주근깨이며, '간증(䵟䵌)' 혹은 '여흑간암(黧黑䵥黯)' 혹은 '면진(面塵)'은 얼굴에 검은 기운의 빛깔이 먼지처럼 끼어 있다는 기미를 뜻한다. 비록 말미에 중국의 전설적 미인 서시[571]의 이름을 딴 '옥용서시산(玉容西施散)' 등의 세안약(洗顔藥)까지 제시했지만, 이들 병증 역시 근본적으로 치료하려면 체내 기혈을 조정해야 한다.

---

571) 서시(西施) : 저라산(苧羅山) 근처에서 나무장수의 딸로 태어난 중국 춘추시대 월(越)나라의 미녀.

59

체질
― 체질(體質)

가장 좋은 약은 현명함을 사랑하고 선(善)한 행동을 즐겁게 하는 것이다

好賢樂善 天下之大藥也 호현낙선 천하지대약야

술에 대한 기호는 사람마다 다르다. 안주 불문하고 소주만 마시는 사람, 입가심 핑계 대며 항상 맥주를 찾는 사람, 양주 스트레이트 '원샷'만을 일삼는 사람, 땀부터 빼고서 반드시 막걸리로 배 채우는 사람 등등. 어디 그뿐인가? 음주에 따른 반응 역시 제각각이다. 가장 흔한 주량인 소주 1병을 채 비우기 전에 알딸딸 취기가 도는 사람이 있는가 하면, 폭탄주 몇십 잔 말아먹고서도 끄떡없는 두주불사(斗酒不辭)의 사람도 있으며, 밀밭·보리밭 근처만 거닐고서도 '주사비'[572]마냥 코끝이 빨갛게 변하는 사람도 있지 않은가? 일반적인 상식으로는 도무지 설명·이해가 불가능한 현상인

---

572) 주사비(酒齄鼻) : 비적(鼻赤)·폐풍(肺風)·주조비(酒糟鼻)·딸기코(rosacea)라고도 한다. 음주(飮酒)로 인해 생긴 비위(脾胃)의 습열(濕熱)이 위로 폐(肺)를 훈증(熏蒸)시켜 발생한다.

데, 우리는 으레 한마디 말만 내뱉으며 자연스럽게 받아들이곤 한다. "체질인가 봐!"

　사실 '체질(體質)', 곧 '신체[體]의 성질[質]'에 대한 관심은 양(洋)의 동서(東西)를 불문하고 의학의 초창기부터 지대했다. 가령 서양의학의 아버지라 일컫는 히포크라테스는 '4체액설'을 주장하며 사람을 다혈질·점액질·담즙질·흑담즙질(우울질) 등으로 구분하지 않았던가? 또 동양의학의 최고전(最古典)『황제내경』에서는 음양오행 이론에 근거해 사람을 스물다섯 가지 유형으로까지 나누지 않았던가? 물론 요즘에도 체질에 대한 궁금증은 전혀 줄어들지 않은 느낌이다. 일종의 '바넘 효과'[573]일 뿐인데도 사람 만날 때마다 꼭 ABO식 혈액형을 따지는 사람이 있지 않던가? 그렇다면 가장 믿을 만할 뿐더러 건강에 실제적으로 도움이 되는 체질론은 무엇일까? 두말할 것도 없이 동무(東武) 이제마(李濟馬)의 '사상체질(四象體質)' 이론이다.

　이제마는 그의 저서『동의수세보원』에서 사람을 태양인(太陽人)·소양인(少陽人)·태음인(太陰人)·소음인(少陰人)의 네 가지 유형으로 구분하면서 각 체질에 따라 체내 장부(臟腑)의 기능에 허실강약(虛實强弱)의 편차가 있다고 설명했다. 수천 년의 의학경험이 집약된 고래의 의서(醫書)들을 낱낱이 연구·분석하고, 자신의 수십 년 임상경험을 결합시켜 전대미문의 독창적인 체질론을 주창한 것이다. 역사상 최초로 체질론이 의학에 본격적으로 도입

---

573) 바넘효과(Barnum effect) : 사람들이 보편적으로 지닌 성격이나 특징을 자신만의 특성으로 여기는 심리적 경향. 사람들은 보통 막연하고 일반적인 특성을 자신의 성격으로 묘사하면, 다른 사람들에게도 그러한 특성이 있는지의 여부는 생각하지 않고 자신만의 독특한 특성으로 믿으려는 경향이 있다. 이런 경향은 자신에게 유리하거나 좋은 것일수록 강해지는데, 이처럼 착각에 의해 주관적으로 끌어다 붙이거나 정당화하는 경향을 '바넘 효과', 혹은 '포러 효과(Forer effect)'라고 한다.

된 셈인데, 아무튼 동무공(東武公)은 똑같은 사람일지라도 체질에 따라 생리·병리가 다르며 치료법 또한 다르다는 것을 강력히 주장했다.

문제는 체질 감별 기준이다. 물론 동무공은 머리·어깨·허리·엉덩이로 이어지는 전체적 체형에서 드러나는 모양과 기운, 얼굴 모습에서 풍겨지는 심성이나 끼, 내면적인 특성이나 성질 및 재주나 솜씨, 평소의 사소한 증상 및 병을 앓을 때의 특징적 증상 등을 자세히 관찰하면 누구나 판별이 가능하다고 했다. 사상체질의학 전문용어로 두(頭)·견(肩)·요(腰)·둔(臀)에서 드러나는 '체형기상(體形氣像)'을 위시해 '용모사기(容貌詞氣)', '성질재간(性質才幹)', '소증병증(素證病證)' 등을 종합해서 판단하면, 체질 구별이 그리 어렵지 않다는 것이다. 하지만 이들이 요즘의 혈액검사처럼 칼로 무 자르듯 분명하게 판가름하는 잣대는 아니지 않은가? 이 때문에 체질을 판단하는 기준에 대해서는 한의계 내에서도 아직껏 논란이 많은데, 이에 대한 시시비비는 일단 접어두고 우선 각 체질별 용모·체형·피부·행동·태도·성격 등의 특징과 조심해야 할 질병 및 식이요법 등을 살펴보자.

먼저 '폐대간소(肺大肝小)'한 태양인은 목덜미나 뒷머리가 발달한 편이며, 반짝반짝 빛나는 눈에 넓은 이마를 갖춘 둥근 얼굴의 모습이 많다. 뛰어난 두뇌에 깔끔·단아하면서도 강직한 성품이 장점이지만, 독창적인 의욕이 지나치면 주위와 쉽게 화합하지 못해 독선적이라는 비난을 면하기 어렵다. 극히 드문 이 태양인 체질의 사람은 흔히 허리부위가 약해서 오랫동안 앉거나 서 있지 못하고 기대거나 눕기를 좋아하며, 안질(眼疾)·하체무력·트림 등의 질환을 앓기 쉬운데, 약물로는 모과(木瓜)·오가피(五加皮) 등이, 음식물로는 메밀·다래·앵두·포도·조개·굴·소라 등이 건강에 이롭다.

소양인은 '비대신소(脾大腎小)'라 했는데, 상체가 발달한 반면 하체, 특히 엉덩이 부분이 빈약해서 걸음걸이가 날렵하면서도 안정감이 적어 다소 경망스러워 보인다. 똑똑 명쾌함을 표방하는 날카로운 눈매에 낭랑한 음성을 지닌 급한 성격의 소유자로 화도 잘 내지만 쉽게 풀어져서, 경솔한 듯하면서도 시쳇말로 뒤끝 없는 솔직 담백함이 매력으로 어필되곤 한다. 또 자신에게는 소홀하면서도 남의 일에는 희생을 아끼지 않고, 불의를 보면 물불 가리지 않고 처리하려는 강직한 면도 많아서 무척 의리 있는 사람으로도 보인다. 전체의 약 20~30%를 차지한다는 이 소양인형은 비뇨생식기 계통이 약해 여성은 다산(多産)하지 못하고 남성은 성기능이 왕성하지 못한 경향이 있는데, 건강을 위해서는 숙지황(熟地黃)·구기자(枸杞子) 등의 약물과 돼지고기·해삼·게·새우·전복·수박·참외·배추·오이·가지·보리·팥·녹두·참깨 등의 음식물을 섭취해야 한다.

　'간대폐소(肝大肺小)'한 태음인은 근육과 골격이 굵고 비대한 편이며, 피부가 거칠어 겨울에는 손발이 잘 트는 경향이 있다. 땀이 많은 편이지만 어느 정도 땀을 흘려야 정상이며, 윤곽이 뚜렷한 이목구비에 회거나 검은 피부가 매력적이다. 좀처럼 속마음을 드러내지 않고 한 번 시작한 일은 소처럼 꾸준히 노력해서 성취하는 지구력의 소유자이지만 지나치면 우둔하다는 눈총을 받기 쉬운데, 굵은 허리에 배까지 나온 비만형이면 거만하다는 인상까지 주기에 충분하다. 전체의 절반 정도를 차지한다는 이 태음인 체질은 생활습관병이라 일컫는 고혈압·변비·심장병·간장질환 등에 걸리기 쉬운데, 녹용(鹿茸)·웅담(熊膽)·갈근(葛根) 등과 쇠고기·우유·배·밤·호두·은행·무·연근·도라지·고사리·마·토란·밀·콩·율무 등이 건강 유지에 적합한 약물 및 음식물이다.

　마지막으로 '신대비소(腎大脾小)'한 소음인은 대개 작은 체구에 상하의 균형이 잘 잡힌 몸매를 지니는데, 용모 또한 크지 않은 이목구비가 오밀조밀 잘 짜여져 있다. 아울러 땀이 적은 부드러운 피부에, 자연스럽고 얌전한 걸음걸이를 지녔으며, 말을 할 때는 눈웃음을 짓는 경우까지 많다. 전형적인 외유내강형으로 겉으로는 온순하면서도 속으로는 조직적이고 치밀해서 사무직에 능하지만, 소극적이고 내성적인 성격은 한번 '꽁' 하면 여간해서 풀리지 않아 조직생활을 원활하게 꾸려나가는 데 어려운 면도 있다. 이 소음인형은 소화기 계통에 지장만 없다면 병이 없다고 말할 정도로 각종 소화기 질환을 앓기 쉬우며, 인삼(人蔘)·부자(附子)·닭고기·미꾸라지·뱀장어·사과·시금치·당근·쑥갓·파·마늘·생강·찹쌀·조 등을 섭취하는 게 건강에 도움이 된다.

한편, 이상의 내용들과는 상당히 다른 체질별 성격 유추 방법도 있다. 『동의수세보원』의 광제설[574]에 입각한 방식인데, 요지는 사람의 생애를 춘하추동의 사계절처럼 유소장로(幼少壯老)의 네 시기로 나눈 뒤 동무공이 정의한 각 시기별 특징을 태소음양인의 체질별 성격으로 추측하는 것이다. 즉, '보고 듣는 걸 좋아하며 사랑하고 공경하는 걸 잘 한다'는 유년기[575]의 특징으로 태양인의 성격을 유추하고, '날쌔고 거친 걸 좋아하며 날아가듯 내달리기를 잘 한다'는 소년기[576]의 특징으로 소양인의 성격을 유추하며, '서로 정답게 사귀기를 좋아하며 몸을 닦고 스스로 삼가기를 잘한다'는 장년기[577]의 특징으로 태음인의 성격을 유추하고, '잘 헤아려 방책 내기를 좋아하며 숨기고 감추는 걸 잘한다'는 노년기[578]의 특징으로 소음인의 성격을 유추하는 것이다.

---

574) 광제설(廣濟說) : 『동의수세보원』에 수록된 글의 편명. 이제마는 이 글에서 사람의 장수(長壽)와 요절(夭折)은 모두 그 사람의 윤리적 생활의 조율에 달려 있다고 주장했다.

575) 初一歲至十六歲 曰幼 幼年 好見聞而能敬愛

576) 十七歲至三十二歲 曰少 少年 好勇猛而能騰捷

577) 三十三歲至四十八歲 曰壯 壯年 好交結而能修飾

578) 四十九歲至六十四歲 曰老 老年 好計策而能秘密

이렇게 인생을 사계절로 나누어 각 시기별 특징으로 태소음양인을 따지는 방법에는 또 다른 이점도 있다. 왜냐하면 체내 모든 힘의 향방이 유년기에는 머리에, 소년기에는 가슴에, 장년기에는 복부에, 노년기에는 아랫배에 집중된다는 사실을 살짝 감안하면, 각 체질별 성격뿐만 아니라 체형까지도 자연스레 유추할 수 있기 때문이다. 배꼽을 중심으로 인체를 상하로 양분했을 때, 태양인·소양인 등의 양인(陽人)들은 아무래도 머리·가슴 등의 상체가 발달한 체형일 테고, 태음인·소음인 등의 음인(陰人)들은 아무래도 허리·아랫배 등의 하체가 발달한 체형이지 않겠는가? 물론 단점도 없지 않다. 현재 자신의 나이에서 느껴지는 특징적 상황도 함께 고려해야만 올바른 판단이 가능한 까닭이다. 가령 내가 '소양'의 시기인 20세의 팽팽하고 혈기왕성한 젊은이라면, 소양인이라 착각하기 쉽지 않겠는가?

자, 지금껏 사상체질의학의 요체를 파악했으니, 이제 본인이나 가족, 친지의 체질을 한번 가늠해 보라! 너무도 확연하게 구분되는가? 아니면 아무리 되뇌어도 잘 모르겠는가? 이상스레 들릴지 모르겠지만 체질이 명확히 드러난다면 오히려 병적이고, 사실은 알쏭달쏭해서 도무지 구분이 되지 않는다고 해야 신체의 조화가 이상적으로 이루어진 건강한 사람이다. 왜냐하면 한의학의 대전제는 평형과 조화가 곧 건강이요, 어느 한쪽으로 치우침이 즉 질병인 까닭이다. 그런데도 나는 무슨 체질일까 너무 궁금해하면서 '무슨 체질에 이롭다더라'는 말만 믿고서 편향된 성질의 음식이나 약물에 병적으로 집착하는 사람들이 있다.

원래 동무공의 사상의학에서는 체형이나 용모, 기호식품보다는 인간의 본 마음이라 할 수 있는 성품과 감정, 곧 '성정(性情)'에 따라 체질이 나뉜다고 했는데, 사람의 마음을 알기가 어디 그리 쉽던가? 오죽하면 사상의학을 창시한 동무공도 환자의 체질이 아리송할 때면 갑자기 뺨도 때리고 옷도 벗겨가며 그 환자의 반응을 살폈겠는가? 자신의 체질을 따지기 앞서 "세상에서 가장 큰 병은 남의 현명함을 질투하고 능력이 있음을 시기하는 것이고, 가장 훌륭한 약은 현명함을 사랑하고 선한 행동을 즐겁게 하는 것이다"[579]라는 그의 유지(遺旨)를 가슴에 아로새겨야 한다. 내 몸뚱이를 이끌고 다니는 건 바로 마음이 아니던가?

---

579) 妬賢娭能 天下之多病也 好賢樂善 天下之大藥也

60

의학
— 동서의학(東西醫學)

이미 병든 이후에 치료하는 의학(醫學)은 껍데기[粗略]에 불과하고,
아직 병들기 이전에 치료하는 수도(修道)야말로 정수(精髓)이다

醫得其粗 道得其精 의득기조 도득기정

인체에 대한 한의학과 서양의학의 관점(觀點; point of view)을 서로
비교하며 파악하는 일은 대단히 중요하다. 각각의 의학 체계를 구성하는
본질부터 철저히 살펴봐야만 한·양방 각 의학의 특장점은 무엇이고, 취약
점은 어떠하며, 한계는 어디까지인가 등을 정확히 알 수 있기 때문이다. 그
럼에도 이에 관심을 갖는 사람들은 그리 많지 않다. 의료 계통 전공자들조
차 자신의 전문분야에 매진하느라 으레 의철학[580] 연구자의 몫으로 돌리기
일쑤이니, 일반인들에게 관심 갖기를 기대하는 것 자체가 일견 무리이다.
하지만, 모든 사람은 혹 지금 당장 아프진 않더라도 언젠가는 늙어죽을 수
밖에 없는 탓에 모두 잠재적인 환자이며, 당연히 한의학이든 양의학이든 의

---

580) 의철학(醫哲學) : 의학과 철학의 합성어. 인체에 대한 의학이론을 철학적으로 설
명하고 그 의미를 부여하는 학문 분야.

료 서비스를 필요로 한다. 물론 환자의 관점에서야 한·양방 불문하고 저렴한 비용으로 부작용 없이 빠른 시일 안에 건강을 되찾게 해주는 의학이 가장 좋을 것이다. 그러나 동서의학 중 과연 어떤 의학을 선택해야 하는가는 온전히 환자 자신의 몫이지 않은가?

알다시피 서양의학은 근대 과학의 형성기인 16~17세기 이후 본격적으로 발전한 의학이다. 세상의 모든 현상이 '신학(神學; theology)'에 종속되어 설명되던 1,000년 이상의 중세 암흑기를 벗어나, 인간의 합리적 이성이 빛을 발하던 시기에 기초가 마련된 의학인 것이다. 자연히 의학적 방법론은 데카르트·베이컨·뉴턴 등이 주창한 수리과학과 실험과학을 뒤좇기 마련이었고, 그에 따라 소위 '기계론적 인간관'이 확립되어 오늘날까지도 계속되는 중이다. 비록 최근 들어 인체를 일종의 기계로 간주했던 방식의 한계와 부작용 등을 자각하고서 세계 각국의 전통의학에도 새롭게 눈길을 돌리고 있지만, 여태껏 인체에 대한 서양의학적 관점은 이른바 '기계적 환원주의'이다.

근대 과학의 '기계적 환원주의'는 어떤 대상을 파악할 때 우선 세세히 분해해서 각 부품을 철저히 조사한 뒤 재조립함으로써 전체를 이해하는 방식을 취한다. 모호하지 않은 아주 명쾌한 방법이지만, 부분에 대한 조사가 먼저 이루어지는 탓에 시간이 많이 걸릴 뿐더러 전체에 대한 이해는 늦어지기 마련이다. 특히 부분의 수가 많고 복잡할수록 전체적인 이해도는 떨어질 수밖에 없는데, 근대 과학적 방법론에 입각한 서양의학도 이와 별반 다르지 않다. 숱한 검사를 통한 분석에 능하면서도, 10만 분의 1mm 남짓한 바이러스까지 찾아내면서도, 질병의 실체를 밝혀냈을 뿐 그 질병을 앓는 인격체로서의 환자에 대한 이해는 한참 부족하기 때문이다. 최근 인체 게놈 프로젝트에 의해 유전자 지도를 모두 찾아냈을지라도, 그게 환자의 전반적인 건강상태와 어떤 연관성을 갖는지는 아직도 모르지 않는가? 마치 어떤 음악의 악보를 알았다고 해서 그 음악의 전부를 알았다고 말할 수는 없듯이…….

이런 분석적 관점이 형성된 데에는 근대 과학 발전의 와중에 발명된 현미경이 기여한 바가 크다. 그간 육안으로는 볼 수 없었던 미생물을 현미경을 통해 보게됨으로써, 폐결핵 등 각종 전염성 질환의 원인이 눈에 보이지 않던 세균임을 밝혀냈기 때문이다. 물론 이렇게 미시적인 관찰이 가능해지면서부터, 또 보다 근원적인 것을 찾아내려는 물리학·화학 등의 연구 추세에 발맞추어, 의학적 연구 대상의 크기는 계속해서 급격히 줄어들었다. 1.5m 이상의 인체에서부터 시작해서 몇 cm 몇 mm에 불과한 기관 → 조직 → 세포 등을 거쳐, 요즘엔 크기가 100만 분의 1mm가량인 유전자 DNA까지 관찰하는 수준에 이르지 않았는가? 결국 16세기 이후 비약적으로 발전한 서양의학은 질병의 원인을 눈으로 직접 보기 위한 노력으로 점철된 의학이며, 발견된 유해한 세균이나 바이러스를 항생제 등으로 해소함으로써 질병을 치료해 온 의학임을 알 수 있다. 마치 약이라는 무기를 갖고서 질병이라는 사냥감을 찾아내고자 노력해서, 보이면 쏘아 죽이는 '수렵(狩獵)의학'과 비슷하다고 할까?

수렵의 장점은 한두 가지가 아니다. 사냥감이 눈에 띄기만 하면 사살이 가능하고, 또 가끔씩은 사냥감을 면밀히 관찰해 습성을 파악함으로써 포박할 수도 있기 때문이다. 하지만 단점 역시 적지 않다. 우선 사냥감의 시체 처리부터가 문제이다. 쓰고 남은 약 찌꺼기 등과 함께 박멸당한 세균이나 바이러스는 환자 스스로의 힘 — 해독·배설을 담당하는 간장과 신장 — 에 의해 몸 밖으로 배출되어야 하기 때문이다. 또 보이지 않는 사냥감은 잡기 어려울 뿐더러, 혹 보이더라도 조준을 잘못하면 엉뚱한 놈만 맞히

기 십상이다. 군이 항암제의 폐해를 일일이 나열하지 않더라도 무슨 이야기 인지 짐작할 것이다. 그리고 무엇보다도 대자연의 섭리는 절대 거스를 수가 없다. 가령 각종 노인성 질환의 원인인 노화를 방지하기 위해 아무리 애를 쓴다 해도, 사람인 이상 생로병사(生老病死)의 자연스런 과정을 벗어날 수 는 없지 않은가?

한편, 우리나라의 한의학(韓醫學)은 기원전 200년경 중국 한나라 시 대에 형성된 한의학(漢醫學)이 모태이다. 전 세계적으로 유일무이하게 한의 사제도가 있는 나라이고, 이제마의 사상의학(四象醫學)이라는 특출한 체질 의학이 발달한 나라인지라 일본이나 중국의 동양의학과는 꽤 다르지만, 역 시 그 근본바탕은 음양오행설에 입각한 고대 중국의 한의학인 것이다. 따 라서 인체에 대한 한의학적 관점은 이 글 1장에서부터 지금의 60장까지 누 누이 강조하듯 "인간의 신체는 대우주의 한 고리인 동시에 그 자체가 소우 주이다"라는 입장을 견지한다. 밖으로는 인간과 자연의 조화를 지향하고, 안으로는 신체 모든 부분의 균형을 모색함으로써 전인적 건강체로서의 인 간을 희구하는 것! 이 점이 바로 과학문명의 그릇된 여파가 날이 갈수록 크 게 다가오는 현 시대에 한의학이 더욱 각광받는 이유이다.

음양오행설에 따른 한의학의 '전일적(全一的) 정체관(整體觀)'은 2,000 여 년의 세월을 지나면서도 크게 바뀌지 않았다. 공자·맹자로 대표되는 유 가의 인본주의(人本主義) 사상이 의학에도 그대로 적용된 덕택일까? 질병의 원인 파악보다는 여러 가지 불편한 증상을 호소하는 환자 자체를 중요시 하며 시대를 거듭했으니, 곧 사람이라면 누구나 지니게 마련인 각자 나름 의 생명력을 극대화시킴으로써 스스로 병적인 증상을 이겨내도록 하는 방 식이 계속 이어져 온 것이다. 따라서 한의학적 의학관·질병관·인체관의 핵 심은 49장의 '부종' 편에서도 이미 언급했듯이, "내 몸에 바른 기운이 충만하면 삿된 기운이 침범할 수 없다"[581]라는 한 문장으로 집약된다. 물론 이 글의 앞뒤를 뒤집어 "삿된 기운이 침범하는 까닭은 내 몸의 기운이 허약하기 때문이다"[582]라는 문장도 마찬가지이고……. 결국 2,000년 이상의 전통이 면면히 이어내려 온 한의학은 병적 증상을 호소하는 환자 자체에 초점을 맞춘 의학이며, 인체의 생명력을 북돋움으로써 환자가 병고(病苦)로부터 벗어나게 해주는 의학임을 알 수 있다. 마치 흙으로 이루어진 우리의 몸뚱이를 비옥한 토지로 만들고자 부지런히 신체를 갈아 일구는 '농경(農耕) 의학'에 가깝다고 할까?

농경의 가장 큰 장점은 역시 자신의 노력 여하에 달려 있다는 점이다. 좀 메마른 땅일지라도 열심히 일군다면 옥토로 바뀌는 건 시간 문제이지 않은가? 애초에 좋은 땅을 가진 사람과 그렇지 않은 사람과는 차이가 있지만, 기름진 밭이 되느냐 마느냐는 결국 농사꾼에 따라 결정되지 않던가? 하지만 농경에는 단점도 적지 않다. 우선 피땀 흘려 경작한 농작물과 농토를 위협하는 각종 해충과 짐승으로부터 자유롭지 못하다. 참새나 족제비 같은 사소한 동물들의 침입이야 허수아비를 세우거나 쟁기·보습 등을 휘둘러 쫓아낸다지만, 덩치 크고 사나운 멧돼지 등의 맹수가 들이닥치면 영락없이 밭을 망칠 수밖에 없지 않은가? 한의학이 강력한 세균이나 바이러스에 의한 전염성 질환에 취약한 이유이다. 또 애당초 밭의 상태가 제각각이므로, 밭을 일구는 방법이나 정도 역시 사람마다 달리 적용해야 한다. 각 개인별 특성을 파악하지 않고서 일률적으로 적용했다가는 엉뚱한 결과를 초래할 수도 있기 때문이다.

수백 수천 년의 역사를 지닌 한·양방 각각의 의학을 단 몇 문장으로

---

581) 正氣存內 邪不可干
582) 邪氣所湊 其氣必虛

요약해서 파악하기란 불가능하다. 그러나 인체라는 연구 대상을 바라보는 한의학과 서양의학의 관점, 그리고 그에 따른 장단점과 한계 등은 충분히 이해했을 것이다. 거듭 강조하지만, 똑같이 인체를 대상으로 삼으면서도 동과 서의 두 의학 사이에는 이토록 큰 시각차가 존재한다. '분석적 기계주의'에 입각한 서양의학과 '종합적 인본주의'에 바탕한 한의학! '질병을 치료'하는 서양의학과 '병자(病者)를 치유'하는 한의학! '수렵'과 유사한 서양의학과 '농경'과 비슷한 한의학! '질병의 유무'에 천착하는 서양의학과 '건강의 여부'에 집중하는 한의학! "네 탓이오"를 외치는 서양의학과 "내 탓이오"로 돌리는 한의학! 자연을 '극복'하려는 서양의학과 자연에 '순응'하자는 한의학!

이렇게 인체에 대한 한·양방 두 의학의 관점 — 인체관·질병관·의학관 — 이 다르다는 사실을 이해하고 또 인정하면, 이후부터는 만사형통이다. 환자 입장에서는 자신의 건강상태에 따라 각 의학의 특장점이 발휘되는 쪽을 선택하면 되고, 의료인 입장에서는 그들 의학이 지닌 장점은 더욱 신장시키고 단점은 더욱 보완시키면 되기 때문이다. 의학 본연의 목표와 존재 가치는 한·양방 가리지 않고 인간을 병고로부터 해방시키고 건강을 가일층 증진시키는 데 있지 않은가?

그러나 인간이 '의학'을 필요로 하는 가장 근원적인 이유는 바로 인간이라는 존재 자체 때문이다. 기실 '나'라고 일컫는 존재가 있는 탓에, '나'의 질병을 치료하고 건강을 회복시키는 의학도 필요한 것 아니겠는가? 이런 까닭에 옛 성현들께서는 "이미 병든 이후에 치료하는 '의학(醫學)'은 '껍데기[粗略]'에 불과하고, 아직 병들기 이전에 치료하는 '수도(修道)'야말로 '정수(精髓)'이다"[583]라고 일갈하시면서 '나'라는 존재 자체를 잊어버리라고 말씀하셨다. 사람이 '정·기·신(精·氣·神)'으로 이루어진 존재라고 했을 때, '형체[形≒精]를 잊음으로써 '기(氣)'를 기르고, '기'를 잊음으로써 '정신[神]'을 기르며, '정신'을 잊음으로써 '텅 빈 마음[虛]'을 기른다면 결국 아무것도 없는 상태에 이르게 된다[584]면서……

본디 아무것도 없는데, 어디에 티끌이 쌓이겠는가?

本來無一物 何處惹塵埃 본래무일물 하처야진애

---

583) 醫得其粗 道得其精
584) 忘形而養氣 忘氣而養神 忘神而養虛 只此忘之一字 則是無物也

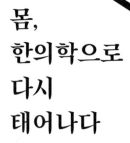

몸, 한의학으로 다시 태어나다

한의학으로
밝힌
우리 몸
건강백과

ⓒ 안세영, 조정래

초판 발행 2010년 5월 28일
개정판 3쇄 발행 2024년 6월 20일

지은이 안세영, 조정래
펴낸이 조동욱
책임편집 이현호

펴낸곳 와이겔리
등록 제2003-000094호
주소 03057 서울시 종로구 계동2길 17-13(계동)
전화 (02) 744-8846
팩스 (02) 744-8847
이메일 aurmi@hanmail.net
블로그 http://blog.naver.com/ybooks

ISBN 978-89-94140-39-1   03510